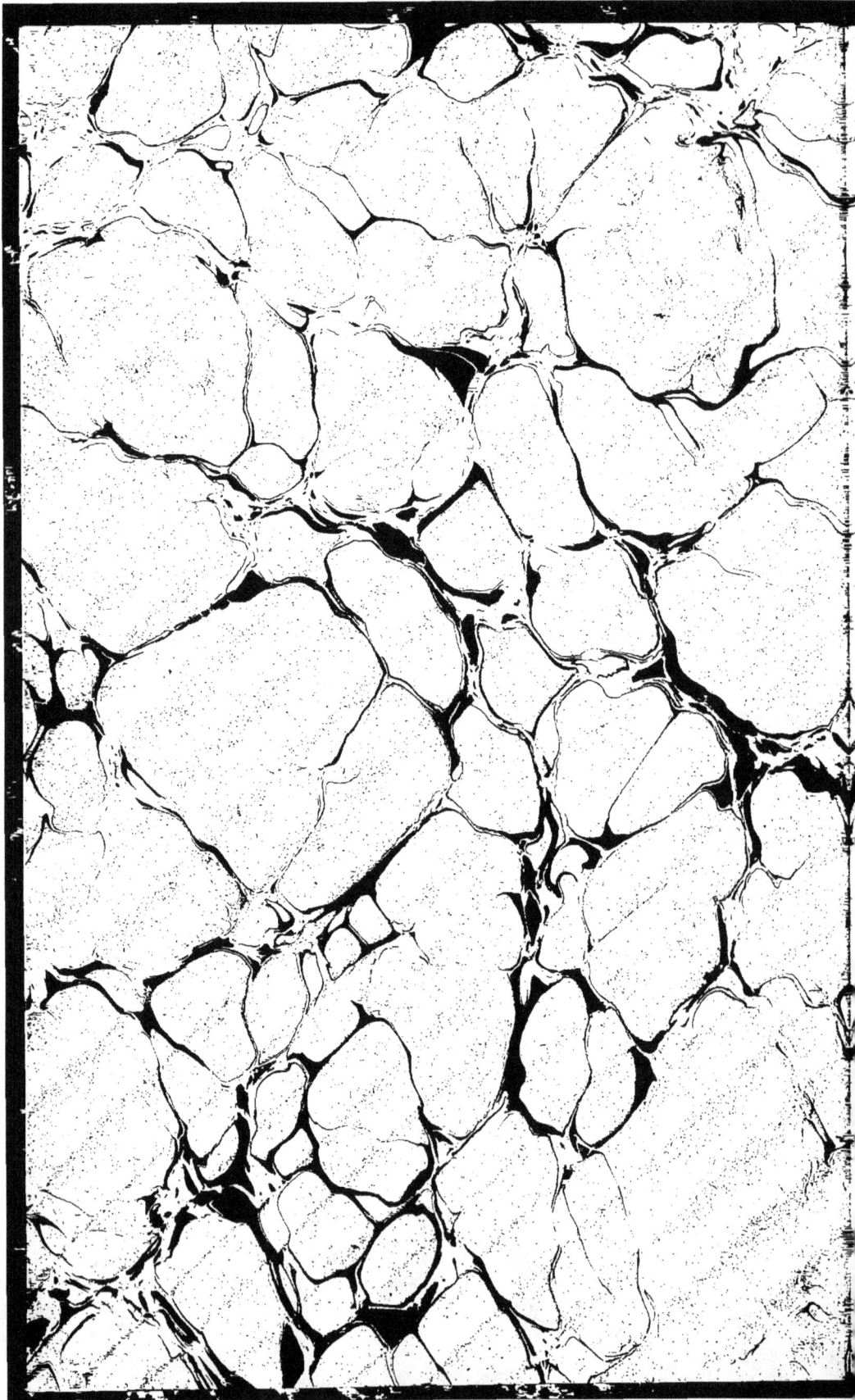

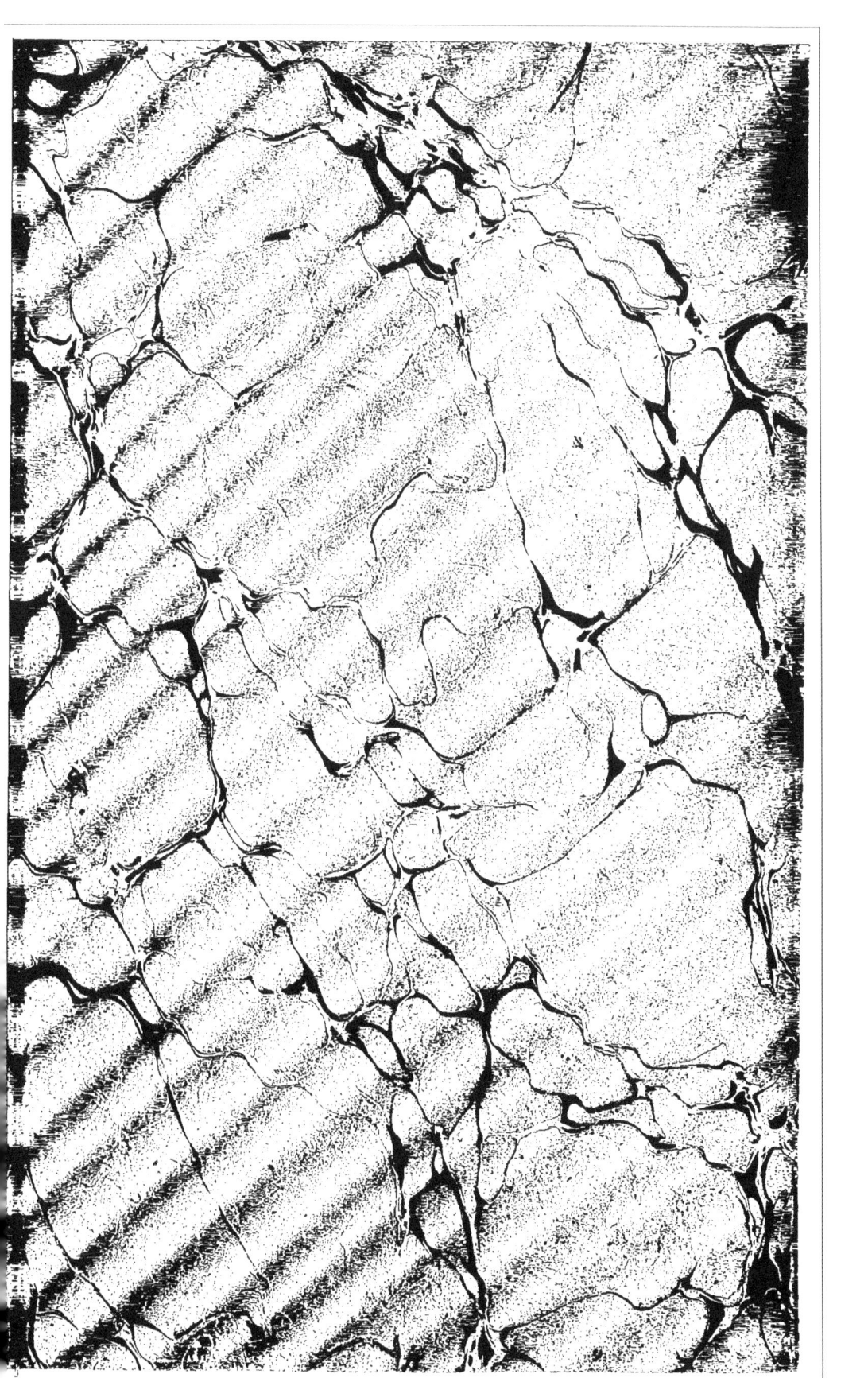

(Conserver la Couverture)

GLYCOGÉNIE

ET

ALIMENTATION RATIONNELLE

AU SUCRE

ÉTUDE D'HYGIÈNE ALIMENTAIRE SOCIALE

ET DE RATIONNEMENT DU BÉTAIL

PAR

J. ALQUIER

INGÉNIEUR-AGRONOME, CHIMISTE-EXPERT PRÈS LES TRIBUNAUX DE LA SEINE
ATTACHÉ AU LABORATOIRE DE RECHERCHES DE LA COMPAGNIE GÉNÉRALE DES VOITURES, A PARIS

ET

A. DROUINEAU

MÉDECIN-MAJOR DE 2ᵉ CLASSE AU 2ᵉ ESCADRON DU TRAIN DES ÉQUIPAGES

TOME PREMIER

AVEC 16 FIGURES ET GRAPHIQUES

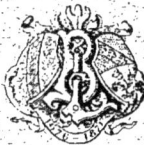

BERGER-LEVRAULT ET Cⁱᵉ, ÉDITEURS

PARIS	NANCY
5, RUE DES BEAUX-ARTS, 5	18, RUE DES GLACIS, 18

1905

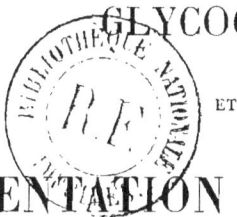

GLYCOGÉNIE

ET

ALIMENTATION RATIONNELLE

AU SUCRE

GLYCOGÉNIE

ET

ALIMENTATION RATIONNELLE

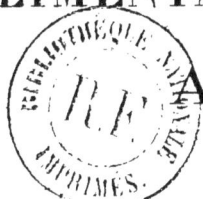

AU SUCRE

ÉTUDE D'HYGIÈNE ALIMENTAIRE SOCIALE

ET DE RATIONNEMENT DU BÉTAIL

PAR

J. ALQUIER

INGÉNIEUR-AGRONOME, CHIMISTE-EXPERT PRÈS LES TRIBUNAUX DE LA SEINE
ATTACHÉ AU LABORATOIRE DE RECHERCHES DE LA COMPAGNIE GÉNÉRALE DES VOITURES, A PARIS

ET

A. DROUINEAU

MÉDECIN-MAJOR DE 2ᵉ CLASSE AU 2ᵉ ESCADRON DU TRAIN DES ÉQUIPAGES

TOME PREMIER

AVEC 16 FIGURES ET GRAPHIQUES

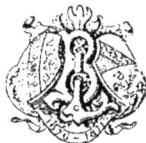

BERGER-LEVRAULT ET Cⁱᴱ, ÉDITEURS

PARIS	NANCY
5, RUE DES BEAUX-ARTS, 5	18, RUE DES GLACIS, 18

1905

AVANT-PROPOS

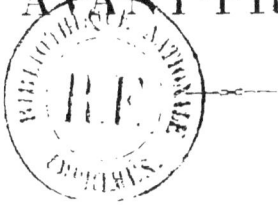

M. le professeur Grandeau terminait un de ses articles si persuasifs sur le sucre par les considérations suivantes : « Au lieu de nous plaindre que l'on soit arrivé par les progrès agricoles et industriels à produire à bon marché une quantité relativement énorme de l'aliment de premier ordre qui s'appelle le sucre, cherchons par tous les moyens possibles à en développer la consommation pour le plus grand bien de l'homme. Faisons connaître à trop de gens qui l'ignorent encore la haute valeur alimentaire du sucre, valeur plus que double de celle du pain et supérieure à celle de la viande. Demandons avec insistance aux pouvoirs publics de rechercher et de trouver le moyen de remplacer par d'autres ressources budgétaires le produit de l'impôt écrasant qui grève de 300 p. 100 le prix vénal d'un kilogramme de sucre, et nous verrons bientôt, si cette réforme s'accomplit, la production sucrière absorbée par la consommation indigène. L'Anglais consomme 42 kilogr. de sucre par tête moyenne d'habitant, l'Américain en mange 30 kilogr. Si nous arrivions à doubler seulement notre consommation, qui atteint à peine 14 kilogr., nous n'aurions plus un quintal à exporter dans les années d'abondance, où une production de plus d'un million de tonnes provoque, on le comprend, les plaintes de l'industrie en quête de débouchés. Cette solution, on ne saurait trop y insister, viendra surtout d'un mouvement d'opinion. C'est à le produire que nous con-

vions tous ceux qui, à un titre quelconque, peuvent y concourir. »
Le travail que nous avons entrepris répond à cet appel.

Les remarquables progrès faits depuis cinquante ans par le commerce et l'industrie sont uniquement dus à l'abandon des vieux préjugés et de la pratique empirique. Pourquoi, lorsqu'il s'agit de notre
alimentation ou de celle des animaux, la routine ne disparaît-elle
pas devant les méthodes scientifiques de recherches et l'expérimentation raisonnée ? L'un de nous a vu bien des fois s'esquisser un
sourire moqueur, lorsqu'il parlait des essais d'alimentation au sucre
entrepris sur les chevaux du laboratoire de la Compagnie générale
des Voitures. Donner du beau sucre cristallisé à un animal pour le
nourrir, chimère de théoricien ! Le public, en effet, s'imagine difficilement que l'on peut généralement trouver, derrière toute expérience scientifique, une conséquence économique intéressante. Qu'il
soit chimiste, physiologiste ou physicien, le savant se préoccupe sans
cesse d'appliquer ses découvertes, de les rendre utiles à l'industrie,
au commerce et au bien-être général. Ne l'oublions pas, montrons-
nous pratiques et, dans le cas présent, sachons au moins profiter des
découvertes de la science française, car c'est à elle que l'on doit
presque entièrement la démonstration de la haute valeur alimentaire du sucre.

En France, les expériences de Claude Bernard, de Chauveau, de
Grandeau ne portent pas tout leur fruit. Quelques grandes entreprises de transport ont déjà depuis un certain temps pratiqué avec
succès l'introduction du sucre dans la ration du cheval, mais l'exemple
n'a été que peu suivi et les industries intéressées ne songent même
pas à profiter de la réduction des droits qui frappent les mélasses
destinées à l'alimentation des animaux.

En Allemagne, au contraire, grâce tout d'abord à une législation
ibérale, sans exigences ni formalités vexatoires, l'emploi de ce précieux aliment est devenu considérable. Pendant que des recherches
suivies étaient entreprises dans l'armée pour prouver les bons effets
du sucre sur l'énergie du soldat, on expérimentait également sur les

animaux dans les stations agronomiques et les grandes exploitations. L'utilisation pratique du sucre à peine entrevue, on s'est ingénié de suite à divulguer les résultats de ces essais, et de nombreuses brochures sur la question ont rapidement convaincu les esprits. Les constructeurs ont alors étudié des appareils permettant de préparer à la ferme les aliments sucrés ; des usines se sont enfin fondées pour la fabrication en grand des fourrages mélassés, et ce sont les brevets allemands que l'on voit aujourd'hui exploités à Paris.

Il est temps de réagir et, comme le fait remarquer M. Grandeau, le meilleur moyen de regagner le temps et les bénéfices perdus, et d'obtenir des pouvoirs publics la réforme fiscale du régime des sucres, c'est d'amener l'opinion à la réclamer impérieusement. Le besoin de faire connaître à la masse des consommateurs le rôle physiologique du sucre et son importance dans l'alimentation se fait donc aujourd'hui nettement sentir. Telles sont les raisons qui nous ont incités à publier ce travail, pour lequel nous n'avons du reste aucune prétention. Nous avons simplement réuni des documents un peu épars, et résumé les connaissances acquises jusqu'à ce jour ainsi que nos recherches personnelles sur une question dont le développement et l'histoire nous ont également intéressés.

Notre collaboration nous a paru juste, car le travail exige une connaissance spéciale de la chimie de l'alimentation que l'un de nous a pu acquérir au cours des esssais poursuivis depuis de longues années par le laboratoire de la Compagnie générale des Voitures. La question est également de la compétence d'un médecin militaire toujours soucieux de l'hygiène du soldat, dans l'alimentation duquel le sucre est peut-être appelé à jouer un grand rôle.

Notre plan sera simple. Après avoir rappelé les quelques notions de chimie nécessaires pour définir ce que c'est qu'un sucre et indispensables pour montrer les liens qui unissent entre eux les différentes matières sucrées, nous exposerons dans une première partie les expériences de physiologie sur lesquelles repose la démonstration de la haute valeur alimentaire du sucre. Ces données physiologiques nous apprendront qu'il existe constamment dans le foie, les muscles et le sang deux matières sucrées : le glycogène et le glucose ; nous verrons que la dépense de ce dernier dans l'organisme est intimement liée à la production du travail musculaire et de la chaleur ; enfin, que ces principes sucrés physiologiques proviennent des aliments. Nous montrerons alors quelle est l'utilisation par l'homme et les animaux du sucre ingéré en nature.

Pour que ces chapitres de physiologie trouvent leur place dans ce travail que, malgré son étendue, nous avons voulu très simple, la question de science pure n'y a été envisagée que dans ses grandes lignes. Nous avons pour cela dépouillé de leurs détails techniques toutes les expériences citées, et n'avons pour ainsi dire gardé de la très nombreuse bibliographie du sujet que l'impression qui se dégage de l'ensemble. L'étude des phénomènes naturels passe presque toujours par le compliqué pour aboutir au simple. La partie délicate et qui demande un entraînement spécial de l'esprit, c'est la connaissance et la discussion des moyens par lesquels les savants sont arrivés aux résultats. « Ces résultats, au contraire, ainsi que le fait remarquer Liebig dans ses *Lettres sur la Chimie,* ont cela de propre qu'ils sont tout aussi clairs et tout aussi compréhensibles pour le bon sens de l'homme du monde que pour le savant lui-même. »

Les données physiologiques sont-elles d'accord avec les faits d'observation journalière, tel est le point que nous examinerons au début de la seconde partie, dans laquelle sera passé en revue tout ce qui concerne la mise en pratique de l'alimentation au sucre. Nous résumerons les diverses expériences faites avec le saccharose, en tant que facteur du travail musculaire chez l'homme, puis nous examinerons dans quel cas il doit faire partie de l'alimentation de ce dernier. Cela nous permettra de consacrer un chapitre spécial au rôle que le sucre peut jouer dans la ration du soldat en temps de paix, en temps de guerre, lors des expéditions et des explorations. Nous verrons ensuite qu'il faut que tout le monde profite de l'action bienfaisante de cet aliment précieux, depuis l'enfant jusqu'à ceux qui produisent du travail musculaire pour leur bon plaisir, comme les cyclistes, les alpinistes, etc. Les ouvriers, cette catégorie de consommateurs si digne d'intérêt, ont également le droit d'avoir leur part de sucre, et l'étude de la question, à leur point de vue, nous permettra de comparer le bénéfice qu'ils peuvent retirer de cette substance ingérée en nature ou après sa transformation en alcool. Quelques mots nous mettront enfin au courant des objections que l'on a faites à la consommation du sucre, des contre-indications à l'alimentation sucrée provenant d'un état morbide et de l'emploi du sucre en diététique.

Passant aux animaux, nous démontrerons le rôle non moins important du sucre introduit dans la ration des producteurs de travail, de viande et de lait, et nous résumerons ce qui a trait à l'emploi des fourrages mélassés, à leur valeur, à leur préparation.

Le dernier chapitre, qui formera la conclusion naturelle de ce travail, se rapportera aux conséquences économiques qui découleraient du fait d'envisager le sucre non plus comme un condiment ou une denrée de luxe, mais comme un aliment de première nécessité.

L'impartialité de notre exposé, la diversité des sources auxquelles nous avons puisé nos documents, convaincront facilement le lecteur, du moins il faut l'espérer. La théorie de l'alimentation au sucre, disons-le bien haut, n'a pas été inventée depuis peu pour contrebalancer les effets d'une surproduction et atténuer la crise sucrière ; elle date déjà de loin, elle a fait ses preuves, et il est bien naturel de s'en souvenir aujourd'hui, en raison des grands services qu'elle peut rendre.

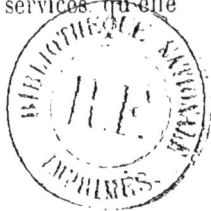

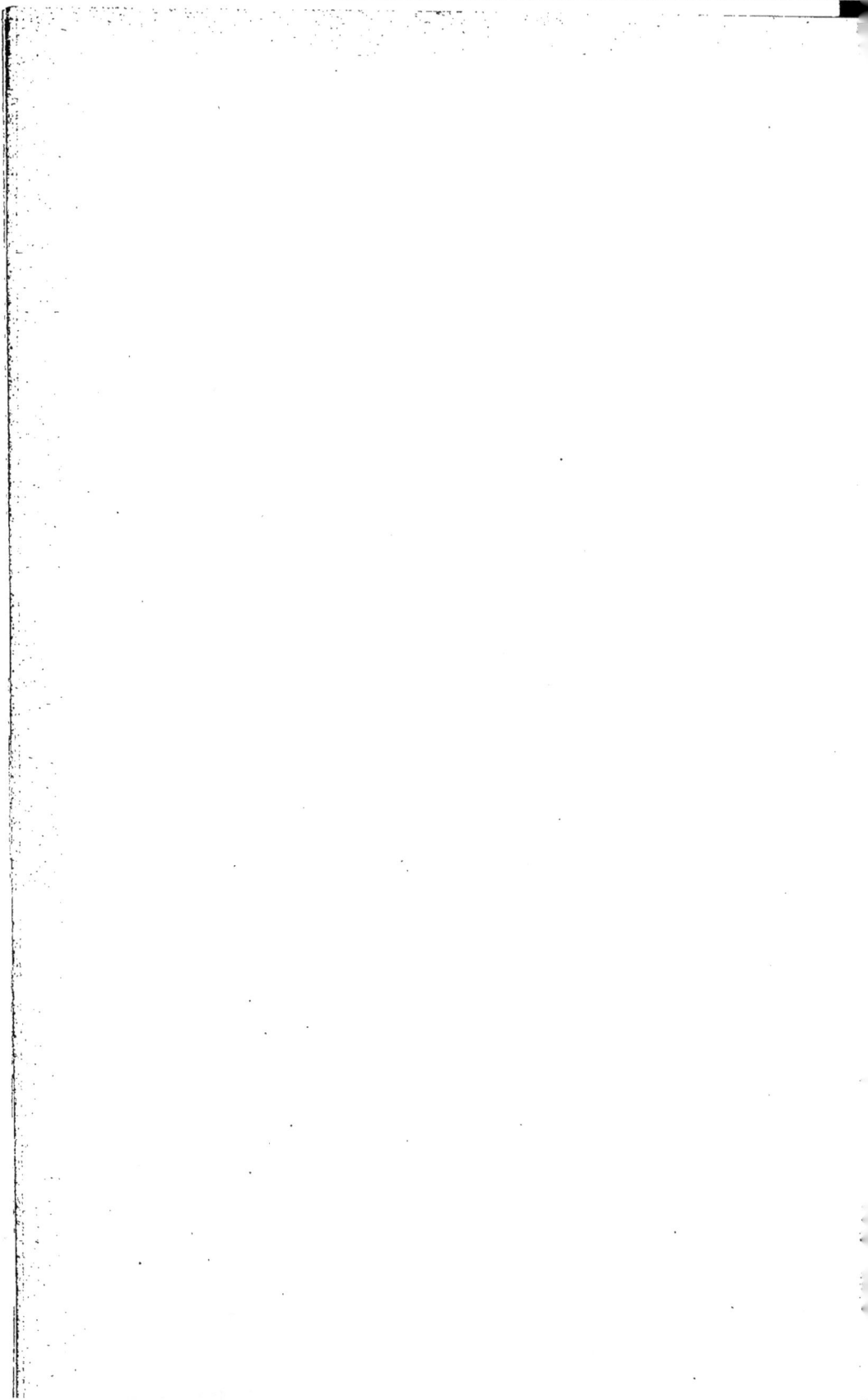

GLYCOGÉNIE

ET

ALIMENTATION RATIONNELLE AU SUCRE

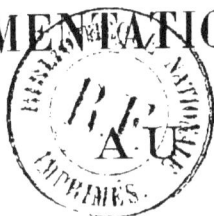

— ›‹ —

PREMIÈRE PARTIE

ROLE PHYSIOLOGIQUE DU SUCRE DANS L'ORGANISME ANIMAL

———

CHAPITRE 1

CLASSIFICATION CHIMIQUE DES SUCRES

Alcools et bases. — Sels et éthers. — Stéréochimie.

Il est utile, croyons-nous, au début de ce travail, de rappeler, aussi brièvement que possible, un certain nombre de notions concernant la chimie des sucres, ces substances que la nature met avec tant de largesse à la disposition de l'homme et des animaux. Les matières sucrées, en effet, n'ont pas uniformément cette saveur spéciale qui permet au consommateur d'en reconnaître les variétés les plus vulgaires ; toute classification uniquement basée sur les sensations du goût ne peut être qu'insuffisante et inexacte.

Les sucres décomposés, autant que les moyens actuels de la chimie analytique le permettent, renferment trois corps simples, le *carbone*, l'*hydrogène* et l'*oxygène*. Ce sont des composés *ternaires*. Les combinaisons *quaternaires*, elles, ont un élément de plus, l'azote. Comme toutes les matières dites *organiques*, dans la constitution desquelles entre le carbone, les sucres peuvent par calcination donner du charbon. Ils se rangent parmi ces matières organiques dans le groupe des *alcools*, c'est-à-dire qu'ils sont capables de s'unir aux acides, de les neutraliser et de former ce que l'on nomme un *éther*. L'acide sulfurique, par exemple, combiné avec une base : la soude, dont les propriétés sont antagonistes de celles des acides, donne un sel : le sulfate de soude ; mis en contact avec de l'alcool ordinaire de vin, il produit l'éther, dont l'odeur et la volatilité spéciales sont connues de tout le monde. On voit, d'une manière générale, que l'on peut presque tenter une comparaison entre les alcools et les bases d'une part, les sels et les éthers d'autre part, et, finalement, considérer les alcools comme des corps remplissant dans la chimie des matières organiques les mêmes fonctions que les bases dans la chimie minérale. Mais ces premières notions sont insuffisantes pour fixer dans l'esprit d'un lecteur non initié aux derniers secrets de la chimie ce que l'on désigne au juste sous le nom d'alcools et de sucres ; aussi, sans approfondir davantage la définition de ces termes, allons-nous essayer de les représenter par un schéma mieux fait pour parler aux yeux.

Le carbone entrant dans la composition des sucres est un corps tétratomique, nouveau terme qu'il nous faut tout d'abord expliquer. L'un de nous se souvient de quelle façon heureuse son maître, M. Duclaux, schématisait les corps simples *monoatomiques*, *biatomiques*, *triatomiques* et *tétratomiques*. L'*atome* désigne, par hypothèse, la plus petite particule des corps simples qui conserve encore l'individualité et les propriétés de ces derniers, lorsqu'on les divise de plus en plus. Ceci étant admis, l'eau, par exemple, disait M. Duclaux, ainsi que l'analyse l'établit, est formée de deux atomes d'hydrogène pour un d'oxygène. Représentons-nous la comme un bâton figurant l'oxygène, coiffé à chaque extrémité d'un atome d'hydrogène, autrement dit une sorte d'haltère. Les corps comme l'hydrogène, capables

de garnir seulement les bouts du bâton sont des corps monoatomiques ; nous les représenterons par de petites boules noires.
Le bâton avec ses deux pointes disponibles, c'est l'oxygène, un corps
diatomique. Les corps triatomiques, comme l'azote, ont leur atome
muni de trois pointes irradiant de leur centre. Quant à l'atome
tétratomique de carbone, M. Duclaux le figurait par une grosse
boule, dans laquelle on piquait quatre aiguilles de même longueur, trois d'entre elles formant un trépied et la quatrième étant
en l'air.

La position seule de ces aiguilles nous montre que l'atome de
carbone est ainsi figuré dans l'espace. Les chimistes, au début, pouvaient se contenter de disposer conventionnellement les atomes
sur une surface plane, une feuille de papier par exemple ; mais
bientôt, poussés par la découverte d'une foule de corps nouveaux
et par l'établissement de faits inconnus, ils se sont vus obligés
d'étendre les limites où les restreignaient les formules de constitution plane. Ils ont été conduits à adopter la figuration dans l'espace
dont les cadres, on le conçoit, sont plus larges, et à créer ce que
l'on nomme la *stéréochimie* ou chimie dans l'espace. C'est à elle
que l'on doit la transformation de nos connaissances sur les sucres et
l'explication de beaucoup de points de leur histoire restés auparavant insaisissables.

Chacune des quatre aiguilles implantées dans l'atome de carbone
est destinée à recevoir un atome monoatomique, d'hydrogène par
exemple. On peut également y fixer tout ensemble monoatomique
comme le groupe « hydrogène-oxygène », que l'on figure par le
bâton oxygène dont une pointe est libre et l'autre terminée par une
boule noire d'hydrogène. Ce groupe « hydrogène-oxygène » est bien
monoatomique, car, dans l'eau, composée de deux atomes d'hydrogène pour un d'oxygène, il est uni à un atome monoatomique
d'hydrogène. Un atome d'un corps diatomique, le bâton qui représente l'oxygène, ne peut, lui, être fixé à l'extrémité de l'une des
quatre pointes réservées aux monoatomiques seuls ; si on veut l'unir à
l'atome de carbone, il faudra donc le placer à la fois sur deux pointes
émergeant de ce dernier, à la façon d'une canne reposant en travers
sur deux têtes de portemanteau.

Représentation des divers alcools. — Isomérie.

En usant de ce mode de représentation des corps d'atomicités différentes, il va nous être facile de figurer le schéma d'un alcool. Ainsi que nous en avons le droit, garnissons d'une petite boule noire, atome d'hydrogène, chacune des quatre pointes supposées libres de la grosse boule, atome de carbone. Nous obtenons la figure 1. Elle représente un ensemble d'atomes, c'est-à-dire une *molécule* d'un corps composé de un atome de carbone et de quatre atomes d'hydrogène, répondant donc à la formule, CH^4, si l'on symbolise le carbone par C et l'hydro-

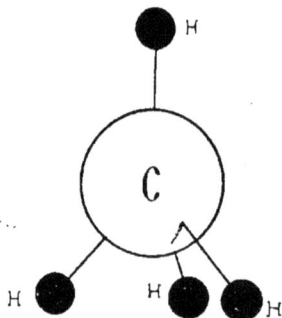

Fig. 1.

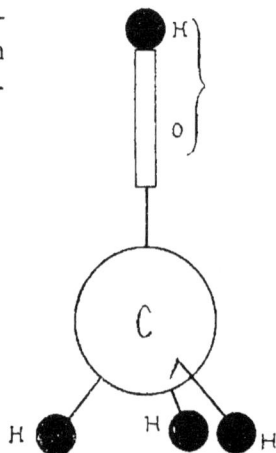

Fig. 2.

gène par H. Ce corps existe ; c'est le *formène* ou *gaz des marais*, identique encore au *grisou*, dont le mélange avec l'air fait explosion dans les mines de houille. Si l'on retire du formène un atome d'hydrogène, pour le remplacer au bout de la pointe ainsi dégarnie par le groupe monoatomique hydrogène-oxygène (OH), on forme une molécule d'*alcool méthylique*, appelé aussi *esprit de bois*, répondant à la formule CH^3-OH (fig. 2). Les chimistes ont baptisé ce groupe [O H] du nom d'*oxhydrile*, et c'est cet haltère à une seule boule qui caractérise la *fonction alcool*. Ce groupement, séparé par hypothèse de la formule ou du schéma, n'existe pas en réalité, mais toutes les fois que l'on peut l'isoler de la molécule d'un corps organique, ce dernier présente réellement certaines propriétés bien nettes que l'on est convenu de considérer comme étant celles des alcools. Ce groupe oxhydrile existe également dans certaines bases de la chimie minérale.

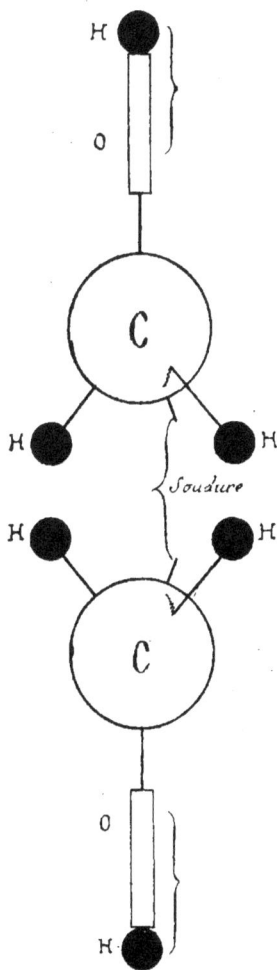
Fig. 3.

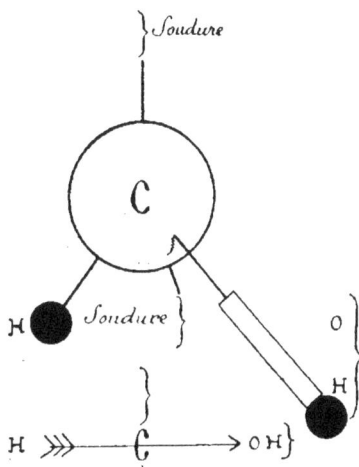
Fig. 4.

La soude et la potasse, par exemple, répondent aux formules Na (OH) ; K (OH).

L'alcool méthylique ne contient qu'un seul groupe oxhydrile ; il est monoatomique. Quand la formule de l'alcool contient plusieurs oxhydriles, l'alcool est polyatomique ou pour préciser : diatomique triatomique, tétratomique. pentatomique, hexatomique, etc., suivant que l'on y compte deux, trois, quatre, cinq, six, etc., groupes OH.

Il va maintenant nous être facile d'édifier tous les alcools polyatomiques, en partant de l'alcool méthylique monoatomique. Prenons deux molécules de ce dernier, et enlevons à chacune d'elles un atome d'hydrogène. Il nous reste deux ensembles, qui sont monoatomiques.

puisque chacun d'eux, dans l'alcool méthylique, était uni à l'hydrogène. Par les deux pointes rendues libres nous pouvons donc souder les deux groupes ainsi formés, et construire la figure 3. Cet alcool diatomique répondant à la formule $\begin{Bmatrix} CH^2 \cdot OH \\ CH^2 \cdot OH \end{Bmatrix}$ ou $C^2H^6O^2$ existe ; c'est le *glycol*, un liquide sirupeux, incolore, inodore et à saveur sucrée.

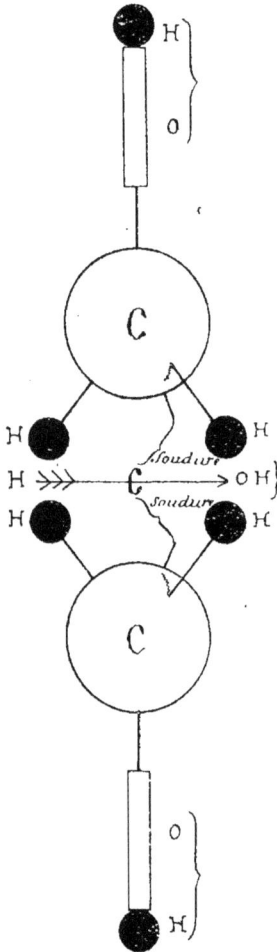

Fig. 5.

Pour édifier l'alcool triatomique, introduisons dans cet alcool diatomique un nouvel atome de carbone, semblable, par exemple, autant que possible, à l'alcool méthylique, dont nous sommes partis. Il faudra modifier ce dernier de façon tout d'abord à lui laisser son oxhydrile qui, joint aux deux mêmes groupes de l'alcool diatomique, rendra possible la création d'un alcool triatomique à trois oxhydriles. Il faudra également le dégarnir de deux atomes d'hydrogène, afin de lui laisser deux pointes libres. Celles-ci serviront de traits d'union entre les deux carbones de la figure 3. L'alcool méthylique, ainsi modifié, devient l'ensemble (C-H-OH) [fig. 4], que nous représenterons dorénavant, pour simplifier, par une simple flèche horizontale, la pointe de la flèche désignant, si l'on veut, le groupe oxhydrile. Cette flèche, c'est-à-dire la figure 4, intercalée entre les deux carbones de la figure 3, constitue une molécule de ce liquide épais, très sucré au goût, que l'on nomme la *glycérine* (fig. 5), dont la formule, on le voit, est $C^3H^5(OH^3)$.

La glycérine est un alcool ; elle peut alors, ainsi que nous l'avons dit au début, s'unir aux acides pour donner des éthers. Mettons-la en présence de certains acides organiques, les acides oléique, palmitique, stéarique, nous obtiendrons ce que l'on désigne communément sous le nom de *graisses* et d'*huiles*. Les corps gras ne sont donc autre chose que des éthers de la glycérine. C'est ainsi que l'on découvre, dès le début de cette étude, des liens de parenté entre des corps très différents au premier abord, comme les alcools, les substances sucrées au goût et les matières grasses. Ces liens de parenté intéressent non seulement le chimiste, mais le biologiste, car les êtres vivants les mettent continuellement à profit pour transformer les sucres en alcool ou en graisse, ou pour retransformer ces graisses en sucres ou du moins en des corps voisins.

On forme les alcools tétratomiques, pentatomiques, heptatomiques, octatomiques, etc., aussi facilement que la glycérine, alcool triatomique. Il suffit d'introduire dans la constitution de cette dernière une, deux, trois, quatre, cinq, etc., fois plus la flèche qui représente l'ensemble (C-H-OH) de la figure 4. L'alcool pentatomique de formule $C^5 (OH)^5 H^7$, par exemple, sera représenté par la figure 6.

Ce mode de schématiser la constitution des alcools est assez simple, mais il laisse supposer qu'il n'existe qu'un seul alcool de même atomicité. Cela

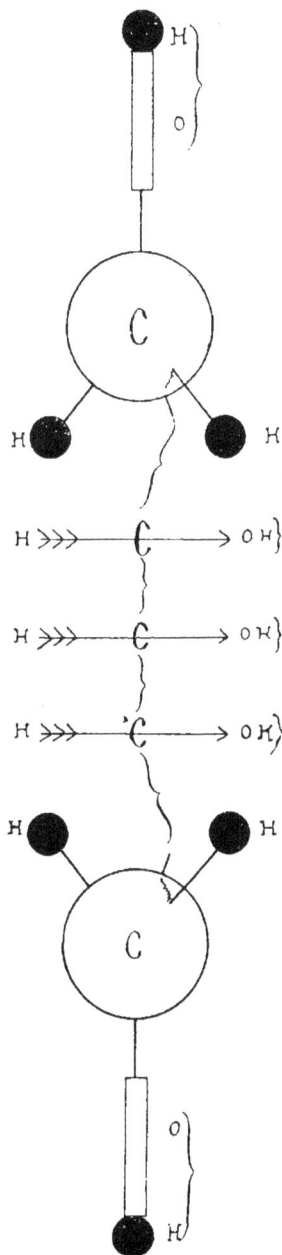

Fig. 6.

est vrai pour l'alcool monoatomique, par exemple, mais non pour certains alcools polyatomiques. Ces derniers, et par conséquent les sucres, qui en dérivent, ainsi que nous le verrons, tout en conservant une concordance parfaite de formule et de mode de formation, ainsi qu'une analogie très grande dans leurs propriétés chimiques, peuvent différer, malgré cela, par leurs propriétés physiques et biologiques. Cela tient uniquement à ce que, en faisant varier la qualité des atomes ou des groupements qui garnissent les quatre pointes du carbone, on crée, dans certains cas et de par la force des choses, la possibilité de faire occuper à l'édifice des positions différentes dans l'espace. Considérons le formène (fig. 1). Il est évident qu'en plaçant en l'air n'importe laquelle des quatre boules d'hydrogène, l'ensemble restera identique et superposable à lui-même. L'atome de carbone est alors dit *symétrique*. Cette symétrie persiste tant que les éléments ou les groupes coiffant les aiguilles sont de deux ou de trois espèces. Toutes les fois, au contraire, que l'atome de carbone est garni d'une façon différente à chaque pointe, il y a *dyssymétrie*, et si l'on arrange les composants de l'édifice suivant tous les modes possibles (qu'il serait trop long et hors de sujet d'examiner ici), on n'arrive finalement qu'à produire deux systèmes différents de combinaisons. Ceux-ci ne sont pas superposables, mais ils présentent cette particularité que l'un est l'image de l'autre dans une glace, c'est-à-dire, suivant l'expression de M. Duclaux[1], qu'ils se ressemblent comme une main droite et une main gauche, formées toutes deux des mêmes éléments, mais ne pouvant cependant entrer dans le même gant. Pour prendre un exemple, coiffons les deux pointes libres de la figure 4 de deux éléments ou groupes différents entre eux et différents également de l'hydrogène et de l'oxhydrile qui garnissent les deux autres pointes. L'atome de carbone devient alors *asymétrique* et, dans ce cas, on ne peut imaginer que les deux édifices de la figure 7, le groupe oxhydrile OH tournant à la façon d'une girouette pour pointer soit à droite, soit à gauche. La ligne *ab* représentant le profil d'une glace, le schéma de droite, on le voit, est bien l'image dans cette glace du schéma de gauche. Si donc on

---

1. Duclaux, *Revue de Paris*, 15 mai 1898.

introduit dans un ensemble un ou plusieurs atomes de carbone asymétrique, analogue à celui de la figure 7, c'est-à-dire tel que sa girouette oxhydrile puisse occuper des positions variables, on est à même d'obtenir rationnellement bien des dispositifs différents. Les corps susceptibles, tout en conservant la même formule d'ensemble, de changer de propriétés suivant l'arrangement de leurs atomes, sont

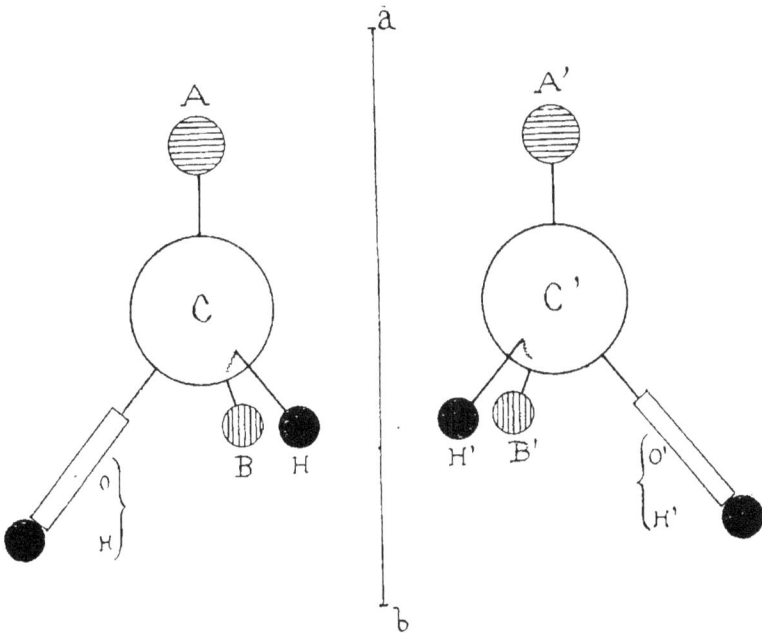

Fig. 7.

dits *isomères*. Ils agissent, par exemple, en sens inverse sur la lumière polarisée, ne jouent pas tous le même rôle dans la nutrition de l'organisme animal, et c'est ainsi que la nature tend toujours à créer la variété dans l'espèce, tout en conservant à cette dernière son unité.

1re famille de matières sucrées. — Alcools polyatomiques.

Les *alcools polyatomiques*, que nous venons d'apprendre à former, constituent une première famille de matières sucrées et répondent à la formule générale $C^n H^{n+2} (OH)^n$, c'est-à-dire qu'ils renferment autant de fonctions alcooliques que d'atomes de carbone. Ces sucres n'entrent que peu dans notre alimentation et dans celle des animaux. Ils ont cependant une très grande importance au point de vue théorique, car, en les oxydant, on arrive à reproduire les sucres vulgaires que tout le monde connaît et qu'il est, en effet, naturel de connaître. Ce sont eux que l'on trouve le plus facilement dans la nature et que les organismes vivants, animaux ou végétaux, fabriquent le plus volontiers. Nous avons déjà cité le *glycol,* alcool diatomique, le plus simple des sucres, et la *glycérine,* alcool triatomique. Parmi les alcools à quatre atomes de carbone, il faut signaler l'*érythrite* ($C^4 H^{10} O^4$) que l'on rencontre dans certaines algues et les lichens. L'*arabite* et la *xylite,* qui répondent à la même formule $C^5 H^{12} O^5$, sont des exemples d'alcools pentatomiques ; on ne les trouve pas à l'état libre dans la nature. Les alcools hexatomiques, au contraire, sont assez abondamment répandus. L'arrangement de leurs atomes asymétriques de carbone montre la possibilité théorique de l'existence de dix de ces alcools en C^6. Nous ne citerons que les *mannites* et les *sorbites* répondant à la formule $C^6 H^{14} O^6$, dont quelques-unes se retrouvent dans une foule de produits végétaux naturels ou ayant subi une fermentation.

Enfin, parmi les corps sucrés qui se rattachent aux alcools polyatomiques, il faut mentionner la *quercite* ou sucre de glands et les *inosites* isomères, répondant à la formule $C^6 H^{12} O^6$, dont l'une existe non seulement dans les végétaux, mais dans les muscles, dans les tissus du cœur, du poumon et du foie.

Tous ces alcools ont généralement une saveur nettement sucrée.

2ᵉ famille de matières sucrées. — Sucres réducteurs.

On range dans une seconde famille les sucres dérivés par oxydation des alcools polyatomiques que nous venons d'énumérer. Un atome d'oxygène, par exemple, mis en présence d'une molécule d'un alcool pentatomique ($C^5 H^{12} O^5$) se combine avec deux atomes d'hydrogène de cet alcool et donne un sucre et de l'eau suivant la formule :

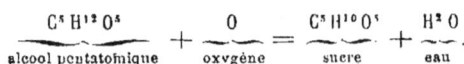

$$\underset{\text{alcool pentatomique}}{C^5 H^{12} O^5} + \underset{\text{oxygène}}{O} = \underset{\text{sucre}}{C^5 H^{10} O^5} + \underset{\text{eau}}{H^2 O}.$$

Ce sucre à cinq atomes de carbone ne diffère de l'alcool pentatomique correspondant que par les deux atomes d'hydrogène qui
lui ont été enlevés. Cela nous permet de construire facilement
son schéma. Considérons dans l'alcool de la figure 6 l'ensemble
(C-H-H-OH) qui constitue le carbone supérieur. Enlevons-lui deux
atomes d'hydrogène; il lui reste deux pointes libres qu'il faut garnir.
Pour cela, nous n'avons qu'à reprendre le groupe oxhydrile OH et à
le séparer en ses deux composants, un atome d'hydrogène et un

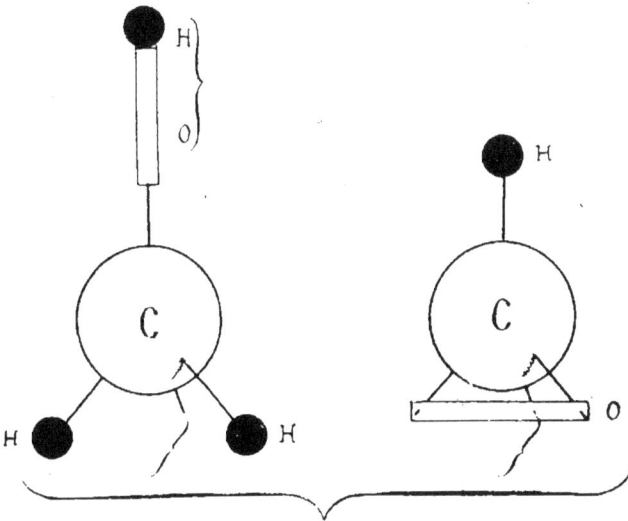

Fig. 8.

d'oxygène. L'atome monoatomique d'hydrogène peut être repiqué
sur la pointe supérieure. Quant à l'atome diatomique d'oxygène,
nous ne pouvons, ainsi que nous l'avons dit, que le placer à cheval
sur les deux pointes restées libres. Nous obtenons ainsi l'ensemble
de droite [fig. 8] (C-O-H) pour remplacer l'ensemble primitif figuré
à gauche (C-H-H-OH). La partie inférieure du schéma de l'alcool
subsiste. Le sucre ainsi formé ne diffère donc de l'alcool correspondant que par la tête et conserve encore par conséquent quatre fonctions alcooliques OH. Ce groupement (C-O-H) caractérise la fonction
aldéhyde, de même que l'oxhydrile OH est la marque de la fonction

alcool. Cette fonction aldéhydique, que nous venons de créer, donne au sucre engendré une propriété spéciale, n'appartenant pas à l'alcool d'où il dérive, celle de réduire certains sels, c'est-à-dire d'en précipiter le métal. Si l'on fait bouillir un de ces sucres à fonction aldéhydique avec une solution de sulfate de cuivre, rendue alcaline par l'addition de potasse ou de soude caustique, la liqueur transparente devient trouble, et il se forme un précipité rougeâtre d'oxyde de cuivre. Celui-ci, étant insoluble dans les alcalis, se dépose alors au fond du liquide. Les propriétés réductrices de ces sucres leur ont fait donner le nom générique de *sucres réducteurs,* car ce sont elles qui permettent de les reconnaître et de les doser.

Les sucres correspondant aux alcools triatomiques et tétratomiques ne nous intéressent guère.

Les alcools à cinq atomes de carbone engendrent des sucres répondant à la formule $C^5 H^{10} O^5$, dont on désigne l'ensemble sous la dénomination de *pentoses* et parmi lesquels il faut citer l'*arabinose* et le *xylose,* tirés de l'arabite et de la xylite.

De même que les alcools hexatomiques d'où ils dérivent, les sucres réducteurs à six atomes de carbone sont aussi répandus dans le règne végétal que dans le règne animal, et, ce qui nous intéresse surtout, jouent en physiologie le rôle capital que nous verrons. Ils gardent tous la même constitution et répondent à la formule générale $C^6 H^{12} O^6$, mais, suivant l'arrangement intérieur des atomes, chacun d'eux se distingue de ses congénères par un cachet spécial et personnel. On trouve parmi les *hexoses* que la nature et l'industrie produisent avec le plus de complaisance et de facilité : le sucre de fruits, appelé également *lévulose* parce qu'il est lévogyre, c'est-à-dire dévie à gauche la lumière polarisée, puis le *galactose* et le sucre de raisin ou *glucose,* désigné encore sous le nom de dextrose à cause de son pouvoir dextrogyre, ou sous celui de sucre de diabète, enfin le *mannose* et le *sorbose.* La théorie prévoit l'existence de seize isomères tirés des alcools hexatomiques. Actuellement on n'en connaît que onze. Nous sommes donc loin de les avoir tous cités, mais il n'entre pas dans notre cadre de décrire en particulier la physionomie de chacune des variétés. Il y avait cependant intérêt, sans sortir des notions les plus générales, à définir l'isomérie. Ne sommes-nous pas, en effet, à même de comprendre et de nous expliquer les différences intimes et profondes de tous ces sucres, dont l'extérieur cependant est tellement semblable que les chimistes eux-mêmes les ont longtemps confondus? Les organismes vivants, eux, ne s'y sont jamais trompés. Ils n'utilisent pas indifféremment les isomères, et, plus soucieux de la qualité qui résulte de la disposition des atomes que de la quantité de ces atomes, ils consomment les uns et laissent les autres de côté.

Certains sucres, par exemple, tout le monde le sait, fermentent au simple contact de la levure et sont ainsi décomposés en alcool et en acide carbonique, pour ne citer que les produits les plus importants de cette transformation; mais tous n'ont pas indistinctement cette propriété. Les alcools polyatomiques, les pentoses, plusieurs hexoses isomères du glucose ne peuvent dans ces conditions produire d'alcool. Le lévulose, le mannose, le glucose et le galactose, au contraire, fermentent facilement. La levure se montre donc des plus difficiles dans le choix de ses aliments; elle pousse même la délicatesse, ainsi que l'a démontré Fischer [1], jusqu'à ne vouloir ou pouvoir faire servir à ses besoins nutritifs que les sucres renfermant un nombre d'atomes de carbone multiple de 3. Et ce qui est vrai pour la levure, l'est également pour l'animal. Si l'on injecte dans les veines d'un chien une solution de lévulose, de mannose ou de glucose, c'est-à-dire les sucres à fermentation directe, on n'en retrouve pas trace dans les urines, signe évident que l'animal les a assimilés. Une injection de pentoses ou d'autres isomères de glucose faite dans les mêmes conditions démontre que ces substances traversent l'organisme sans être utilisées, et qu'éliminées par le rein, elles se retrouvent dans l'urine avec leurs caractères physiques et chimiques intacts.

3ᵉ famille de matières sucrées. — Saccharides et polysaccharides.

Les sucres réducteurs sont des plus intéressants en biologie, puisque certains d'entre eux peuvent directement concourir à la nutrition des êtres vivants sans avoir à subir la moindre modifica-

---

1. Fischer, *Berich. der deut. chemis. Gesell.*, t. XXIII, p. 2031.

tion. Leur importance n'est pas moindre au point de vue chimique. Ils forment ce que l'on peut appeler les substances-mères de toutes les matières sucrées qu'il nous reste à examiner. Celles-ci, dont le rôle physiologique et alimentaire marche de pair avec celui de la famille précédente, résultent de la réunion ou mieux de la condensation, avec perte d'eau, de plusieurs molécules de sucres réducteurs, identiques ou différents. On convient, à cause de leurs propriétés communes, de ranger dans un premier groupe quelques composés cristallisables, solubles dans l'eau et très sucrés, analogues au *saccharose*. Le saccharose n'est autre que le sucre ordinaire. Attirés surtout par sa saveur très sucrée, nous en usons d'autant plus volontiers que l'industrie arrive facilement à l'extraire de la canne à sucre et de la betterave, où il s'accumule naturellement en grandes quantités. Mais, ainsi que nous le verrons, car c'est là l'unique but de ce travail, le sucre n'est pas seulement un condiment, une de ces substances que les Allemands qualifient de « Genussmittel » (aliment de jouissance) et que nous ne prenons que parce qu'elles provoquent une sensation agréable au goût ; il constitue en outre une source d'énergie, très précieuse durant le travail pour réparer les pertes de l'organisme, et comme tel doit entrer dans l'alimentation journalière de tous ceux qui dépensent cette énergie.

On forme le saccharose en unissant une molécule de glucose à une molécule de son isomère, le lévulose, et en éliminant de l'ensemble une molécule d'eau, ce que représente l'équation suivante :

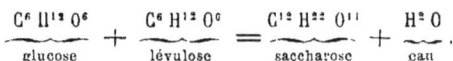

$$\underset{\text{glucose}}{C^6 H^{12} O^6} + \underset{\text{lévulose}}{C^6 H^{12} O^6} = \underset{\text{saccharose}}{C^{12} H^{22} O^{11}} + \underset{\text{eau}}{H^2 O}.$$

Cette condensation n'a pas lieu sans qu'il s'opère de grands changements dans les propriétés des deux sucres condensés. C'est ainsi que le saccharose n'a plus le pouvoir réducteur du glucose et du lévulose, et cela tout en restant alcool polyatomique. Un autre sucre du même groupe, le *lactose*, que l'on rencontre dans le lait de tous les mammifères, conserve au contraire son groupement aldéhydique et par conséquent ses propriétés réductrices ; il résulte de la condensation du glucose et du galactose et répond encore à la formule du saccharose $C^{12} H^{22} O^{11}$. Mais les *saccharides* — on nomme ainsi les sucres analogues au saccharose — ne dérivent pas toujours de deux sucres réducteurs différents, ainsi qu'on pourrait le croire. Le *maltose* provient, par exemple, de l'union de deux molécules identiques de glucose et par conséquent conserve la formule du saccharose, tandis que le *raffinose*, trouvé dans les mélasses de raffinerie, est une combinaison triple de glucose, de galactose et de lévulose ordinaires. Ce dernier corps a donc un poids moléculaire plus élevé que celui du saccharose, et répond à la formule $C^{18}H^{92}O^{16}$. Le maltose et le raffinose n'ont pas, au point de vue alimentaire, l'importance du sucre ordinaire, bien que l'on retrouve le premier dans l'intestin au cours de la digestion des farineux, mais ils constituent des exemples utiles à citer de la condensation croissante que peut subir le groupe des saccharides. A mesure qu'augmente le nombre des molécules de sucres condensés, on obtient des corps à poids moléculaires plus élevés et contenant les éléments de l'eau en proportion plus faible, car la déshydratation accompagne toujours la condensation, ainsi que nous l'avons observé.

Les *polysaccharides* résultant de condensations et de déshydratations d'un ordre plus élevé que celles des saccharoses, forment conventionnellement un second groupe dans la troisième famille des sucres. Généralement, on ne leur retrouve pas les propriétés des réducteurs, hexoses ou pentoses, qui leur ont donné naissance. A un certain degré de condensation, ils ne précipitent plus le métal des sels de cuivre ; leur solubilité décroît et devient presque nulle, même en présence de réactifs énergiques, en même temps que leur saveur sucrée disparaît. Ils perdent enfin leur aspect cristallin, deviennent amorphes ou prennent ces formes organisées si variables, analogues aux grains d'amidon, aux parois des cellules, aux fibres, aux vaisseaux, etc., que l'on trouve dans les végétaux. Alors que le nombre des réducteurs est limité par la théorie elle-même, il existe un nombre incommensurable de polysaccharides. On conçoit, en effet, que l'on peut unir de bien des manières tous les sucres de la deuxième famille ; chacun d'eux, suivant qu'il se condense à raison de deux, de trois, etc., de ses molécules, suivant que la combinaison lui fait perdre en même temps plus ou moins de molécules d'eau, engendre une série de corps dont on se figure à peine la complexité.

Cette complexité augmente encore si l'on songe que la nature complique ces substances à plaisir en partant de composants identiques ou différents entre eux. Force est donc à la science de ne pouvoir dresser un tableau complet de toutes ces matières sucrées, fort importantes cependant puisqu'elles constituent presque à elles seules la plus grande partie de la matière sèche des végétaux qui entrent dans notre alimentation ou dans celle des herbivores. Mais le moyen de les étudier manque. Il est presque impossible d'extraire les polysaccharides à l'état de pureté et par conséquent de les identifier à de véritables espèces chimiques. Les grains d'amidon eux-mêmes, que la nature se charge cependant d'isoler dans les cellules des plantes, sont composés de couches concentriques de degrés différents de condensation et d'hydratation.

Nous citerons dans ce groupe les *pentosanes*, nom générique sous lequel on désigne tous les corps résultant de la condensation des pentoses à cinq atomes de carbone. Elles sont très répandues dans le règne végétal et constituent les *mucilages* analogues à ceux de la graine de lin ou de la gelée de coing et, d'une façon générale, ces *substances gommeuses*, de composition très variable, qui incrustent le ligneux des plantes. Le foin, la paille, par exemple, en renferment de grandes quantités, et comme les fourrages fibreux entrent dans la ration journalière des animaux, les pentosanes doivent avoir une grande importance au point de vue alimentaire.

En ce qui concerne les dérivés des hexoses à six atomes de carbone, si l'on condense de plus en plus les molécules du glucose, on s'explique la formation du maltose, que nous avons déjà cité, de la dextrine ou plutôt des *dextrines* dont la constitution est plus complexe que celle du maltose, puis des *amidons*, si répandus sous forme de grains dans le règne végétal, enfin des *celluloses*. Ces dernières forment, ainsi que leur nom l'indique, la paroi des cellules ligneuses servant de squelette aux plantes. On peut suivre sur tous ces dérivés du glucose les changements de propriétés physiques qui s'opèrent à mesure que la condensation et la formule se compliquent. Le glucose et le maltose sont très solubles, les dextrines ne donnent déjà que des solutions épaisses et peu limpides. Pour dissoudre les amidons, il faut employer la chaleur et les acides éten-

dus, qui n'agissent plus enfin sur les celluloses. Celles-ci ne peuvent
être solubilisées qu'au contact des acides presque purs. C'est parmi
les dextrines qu'il faut ranger le *glycogène*, dont le nom reviendra
souvent dans ce travail, car, disséminé dans tout l'organisme animal, il y tient une place aussi importante que l'amidon dans les
végétaux.

Les autres sucres réducteurs, le lévulose, le galactose, le mannose,
peuvent également donner lieu à des produits de condensation, mais
une liste complète des *lévulosanes,* parmi lesquelles on peut citer l'*inuline,* analogue à l'amidon par son aspect et son rôle physiologique, puis
des *galactanes* et des *mannanes,* ne rendrait en rien plus clair l'exposé général de l'histoire chimique des sucres. Il nous suffit de savoir
qu'on les rencontre assez abondamment dans le règne végétal et
qu'elles sont susceptibles, par conséquent, d'entrer dans notre alimentation ou dans celle des animaux.

Hydrolyse des matières sucrées. — Diastases hydratantes.

Le point le plus intéressant pour nous de l'étude de ces saccharides
et polysaccharides, c'est qu'en leur rendant la ou les molécules d'eau
qu'ils ont perdues en se condensant, on peut régénérer le ou les sucres réducteurs d'où ils dérivent. L'hydratation ou l'*hydrolyse,* pour
se servir du terme employé, dédouble tous ces corps en sucres
analogues au glucose, aussi embrasse-t-on souvent les matières
sucrées de cette troisième famille sous le nom de *glucosides,* c'est-à-
dire qui produisent du glucose.

Les arts chimiques et les êtres vivants eux-mêmes ne pouvaient
manquer d'utiliser cette dernière réaction. L'hydrolyse ne trans-
forme-t-elle pas, en effet, en sucres simples, solubles, agréables au
goût, fermentescibles et par conséquent en aliments de premier
ordre faciles à purifier, la totalité de ces matières complexes, que la
nature met si abondamment, il est vrai, à notre disposition, mais
qu'elle nous livre à l'état insoluble, sans saveur prononcée, mélan-
gées à une foule d'autres substances et enfin peu susceptibles d'être,
sans transformation, assimilées directement ? Les laboratoires et
l'industrie provoquent le dédoublement des glucosides par l'ébulli-

tion en présence d'acides plus ou moins étendus. Les cellules animales ou végétales arrivent également au même résultat, mais par
des moyens moins violents. Elles engendrent, à cet effet, des réactifs spéciaux de nature à embarrasser le chimiste le plus habile.
Ces agents transformateurs sécrétés par le protoplasma vivant ne
sont autres que les *ferments* ou *diastases,* de composition mal établie et que l'on ne peut définir autrement qu'en indiquant leur
mode d'action. Nous ne chercherons pas à approfondir ici ce que
sont au juste tous ces ferments, à quelles classes de composés chimiques ils appartiennent, ni comment on a pu les isoler grossièrement ; il nous suffira de savoir, dans le cas présent, que ce sont eux
qui, dans les organismes vivants, dédoublent à froid les glucosides
comme le font à chaud les acides minéraux étendus. Mais, alors que
ces derniers agissent indifféremment sur tous les saccharides et leurs
congénères plus ou moins complexes, il faut, au contraire, que la
diastase présente certaines affinités avec le corps qu'elle a à transformer[1]. La *maltase* de la levure ou du suc intestinal, ainsi que la
glucase des extraits de graines germées ne transforment que le maltose, la *lactase* de certains microbes que le sucre de lait. Le saccharose est facilement dédoublé par les *invertines* ou *sucrases* de la levure, du suc gastrique ou des muqueuses de l'intestin grêle. Les
amylases de la salive ou du suc pancréatique, analogues à la diastase
du malt, agissent exclusivement sur les amidons. Le ferment du *Bacillus amylobacter* dédaigne par contre les amylacés et ne s'attaque
qu'aux celluloses. L'*inulase* enfin et la *séminase* des légumineuses,
pour ne citer que quelques-unes de ces diastases hydratantes, ne
transforment, la première que l'inuline et la seconde que les mannanes et les galactanes.

Ces ferments sécrétés aussi bien par les cellules végétales que par
les microbes et les tissus animaux, nous permettent de comprendre
comment les êtres vivants peuvent utiliser les aliments si variés qui
constituent le groupe des glucosides. Ceux-ci, pour devenir vraiment
nutritifs, subissent donc un travail préalable. S'ils ne sont pas déjà

---

1. H. Pottevin, Stéréochimie et diastases hydrolytiques (*Ann. de l'Institut Pasteur,*
1903, n° 1, p. 31).

solubles, ils le deviennent, afin de pouvoir traverser les membranes cellulaires, et, comme la cellule n'est pas omnivore, leur absorption est en outre toujours accompagnée d'autres transformations tendant à ne régénérer que des principes directement assimilables. Nous venons de donner un certain nombre d'exemples de ces sécrétions digestives solubles et nous avons pu remarquer que, suivant leur spécialité, et suivant naturellement les éléments qui arrivent dans leur rayon d'action, elles ne reproduisent que du glucose ou du lévulose, du galactose et du mannose, c'est-à-dire les seules formes de matières sucrées paraissant convenir aux cellules vivantes. Mais le résultat final de toutes ces transformations ne constitue pas le seul côté du mode d'action des diastases capable de nous intéresser ; ces dernières ont de plus la propriété caractéristique d'apparaître ou de disparaître, avec une intelligence rare, on peut le dire, suivant les besoins de l'organisme qui les produit. Tant que la cellule peut disposer de glucose, de lévulose, elle s'en contente sans chercher une autre nourriture. Mais, que la provision de sucres directement assimilables vienne à disparaître, les réactifs diastasiques entrent de suite en action et entament les autres matières sucrées disponibles, remarque dont nous verrons l'importance dans la suite de ce travail, car elle nous conduit à considérer *les glucosides comme des aliments de réserve,* alors que les quelques sucres réducteurs que nous avons si souvent cités demeurent les seules formes de matières sucrées que la cellule vivante puisse utiliser directement.

Synthèse des matières sucrées.

Nous savons maintenant par quel jeu l'animal, qui va nous occuper ici plus particulièrement, peut utiliser indistinctement les sucres les plus divers et les plus complexes ; nous pouvons extraire les réactifs dont il se sert, les faire agir *in vitro,* suivant l'expression consacrée, et reproduire grossièrement ce qui se passe dans la nature. Mais comment, par contre, l'animal, avant de les utiliser, élabore-t-il ces matières sucrées qu'il soustrait si soigneusement à son activité incessante en les condensant sous des formes inassimilables ? Si, comme lui, nous voulons, au laboratoire, reconstruire au lieu de dédoubler, il nous faut employer tous les artifices de la chimie, user de réactifs violents, faire intervenir les températures élevées. En condensant, en présence des alcalis, l'aldéhyde formique, qui peut dériver de l'alcool méthylique, que l'on retrouve également dans les parties vertes des végétaux, Fischer a obtenu, par voie purement chimique, un isomère du lévulose, ne différant du sucre naturel que par son pouvoir rotatoire. Il a pu ensuite, par dédoublement, faire dériver de ce lévulose presque tous les sucres à six atomes de carbone. Sur seize de ces derniers prévus par la théorie, on n'en connaît actuellement que onze, lesquels, sauf trois, ont été obtenus artificiellement et sans utiliser la moindre combinaison d'origine animale ou végétale. Le chimiste, en la circonstance, se montre au moins aussi habile que la nature ! Il sait reproduire par synthèse un plus grand nombre de variétés de sucres que cette dernière, et ses produits de laboratoire, sucres ou glucosides artificiels, trouvent grâce parfois devant la cellule vivante, qui les fait fermenter en partie et peut même les dédoubler au moyen de ses propres diastases. L'origine des matières sucrées dans l'économie animale ou végétale est donc bien déterminée, et les schémas que nous avons graduellement édifiés au début de ce chapitre, ne sont pas de simples hypothèses théoriques. Mais ce qui nous manque ici, c'est de pouvoir reprendre en réalité notre jeu de construction, en nous servant des réactifs que la cellule vivante utilise pour arriver au même but. Aux acides minéraux, nous avions opposé tout à l'heure les diastases solubles ; nous n'avons rien à mettre en regard des alcalis dont Fischer s'est servi lors de ses travaux. Et pourtant, ce sont encore les ferments qui doivent servir à l'accomplissement de cette synthèse, car les ressources des réactions véritablement chimiques pouvant se passer dans la cellule sous l'influence de la lumière solaire sont insuffisantes pour tout expliquer. Trouvons-nous, parmi les diastases, que nous venons de voir à l'œuvre, le réactif qui préside à l'un de ces phénomènes de construction ou de déshydratation ? La maltase, on l'a reconnu, peut bien, parfois, reformer le maltose qu'elle vient de dédoubler, mais la *réversibilité* des ferments est loin d'être générale. Cette particularité de la maltase nous démontre, en tout cas, la possibilité d'une action diastasique de synthèse. Si donc certains agents de transformation échappent toujours à nos recherches, cela ne peut provenir, il n'y a pas d'autre hypothèse admissible, que de leur manque de solubilité. Il doit y avoir des diastases si intimement unies au protoplasma vivant, que l'on ne peut les en séparer sans leur faire perdre leurs propriétés.

Ferments de la cellule vivante.

En résumé, la cellule est armée de deux sortes d'outils : les ferments de sécrétion, ceux-ci semblent présider aux œuvres de destruction ou tout au moins de dislocation, et les ferments intracellulaires qui vraisemblablement opèrent les phénomènes inverses. Le mode d'action de ces derniers agents, encore inconnus puisque l'on commence à peine à savoir les extraire, est souvent, il faut le reconnaître, de nature à jeter le trouble dans l'esprit. On conçoit encore assez facilement qu'une diastase, au moment de la soudure des molécules de glucose, puisse se charger d'opérer une simple soustraction d'eau et contribuer ainsi à la formation du maltose, de la dextrine, de l'amidon ou du glycogène. Tous ces corps sont si proches parents ! Mais comment ne pas s'étonner, lorsqu'on voit la cellule produire les mêmes glucosides non plus aux dépens d'un sucre, mais d'une matière quaternaire ? Celle-ci doit forcément, pour cela, abandonner son azote et ne livrer que son carbone, son hydrogène et son oxygène. L'albumine, qui est essentiellement une matière azotée, peut, nous le verrons, former chez l'animal du glycogène. Certaines moisissures, on l'a établi récemment [1], créent leur cellulose sans consommer la moindre matière ternaire, alcool ou sucre ; et l'on doit admettre, en généralisant cet exemple particulier, que les celluloses végétales se forment par voie de désassimilation des substances albuminoïdes. La physiologie et la chimie assignent, on le voit, aux mêmes produits une origine toute différente. Aussi, devant ces faits inattendus, voilà les chimistes à la recherche d'un constituant de l'albumine se rapprochant des matières sucrées et facilement transformable en ces dernières ! Mais, sans attendre qu'ils aient trouvé

---

1. Mazé, *Annales de l'Institut Pasteur,* 25 mai 1902.

à l'un des groupements de la molécule azotée des caractères analogues à ceux des alcools polyatomiques, si voisins des sucres et des
graisses, ne devons-nous pas cesser de séparer aussi nettement que
nous l'avons fait au début, les substances ternaires des corps quaternaires? Poussant l'audace jusqu'à venir demander la classification
des sucres non plus à la chimie, mais à la physiologie, ne devons-
nous pas adjoindre les albuminoïdes au groupe déjà si étendu des
glucosides?

Nous nous arrêterons là. Nous croyons avoir suffisamment mis
en lumière les points communs de l'histoire des ferments et des
matières sucrées. Cette digression n'était pas hors de sujet. Dans
toute question d'alimentation, il ne suffit pas, en effet, d'étudier le
travail préliminaire de la digestion, celui qui se passe presque visi-
blement dans le tube digestif; il faut aller plus loin et suivre l'aliment jusque dans la profondeur des organes. N'est-ce pas dans la
cellule même, quelque difficile qu'y soit l'observation, que l'on peut
le mieux se rendre compte de son utilité?

Nous savons maintenant par quel mécanisme général s'opère la
nutrition intime de tous ces consommateurs microscopiques dont
l'ensemble constitue l'animal vivant. Nous avons vu que chacun d'eux
dispose, en vue de l'accomplissement de ses actes vitaux, d'un véritable laboratoire, où, suivant les besoins, les ferments mystérieux et
invisibles passent de l'activité la plus surprenante à l'inaction la plus
complète. Nous nous sommes familiarisés à cette idée que dans la
cellule, dont les dimensions sont de l'ordre des millionièmes de
millimètre, il peut se passer côte à côte les réactions chimiques les
plus diverses et les plus contraires. Nous sommes, en un mot, à
même de comprendre les chapitres de physiologie qui vont suivre,
car nous y traiterons uniquement de l'histoire de ces cellules animales, qui, tout en vivant comme les autres, travaillent à l'élaboration de l'aliment par excellence, le sucre, que l'association tout entière utilisera comme nous le verrons.

Tel est l'état actuel de nos connaissances sur la chimie et le rôle
biologique des sucres et de leurs dérivés, que l'on désigne souvent
sous le nom d'*hydrates de carbone* ou d'*hydrocarbonés*. Cette dénomination tout empirique vient de ce que les formules du glucose

$C^6(H^2O)^6$ ou du saccharose $C^{12}(H^2O)^{11}$, écrites, on le voit, autrement que nous ne l'avons fait, permettent de considérer ces substances comme du carbone uni à de l'eau. Ces premières pages nous montrent qu'il existe des liens de parenté, grâce auxquels on peut transformer tous ces corps les uns dans les autres. Elles mettent encore en lumière l'importance des phénomènes vitaux, qui condensent *les sucres réducteurs simples en produits de réserve* jusqu'au jour où, par une action contraire, *cette réserve redevient à nouveau un aliment directement assimilable.*

CHAPITRE II

Découverte de la glycogénie. — Claude Bernard.

L'homme, certainement, a toujours dû utiliser pour son alimentation les féculents et les végétaux à saveur sucrée, aussi peut-on
dire que les hydrates de carbone d'origine végétale ont été connus
de temps immémorial. Mais alors qu'au Moyen Age l'on savait
extraire le saccharose de la canne à sucre et que l'on en usait déjà
presque couramment, ce ne fut guère qu'à la fin du xviie siècle
que l'on s'étonna pour la première fois de la saveur sucrée d'un
produit d'origine animale. La production du miel n'avait jamais été
raisonnée et l'on bornait sans doute le travail des abeilles au simple
transport dans la ruche du sucre des fleurs.

En 1674, le médecin anglais Willis ayant eu l'idée de goûter à
des urines pathologiques, signala la saveur douce et sucrée de certaines d'entre elles, ce que confirma Dobson [1] en 1775. Ce dernier
observa en outre que ces urines spéciales fermentaient spontanément
et qu'elles prenaient alors un goût vineux et alcoolique. Rollo et
Cruikshanks, puis Nicolas et Gueudeville en 1803 et Soubeiran en
1826 n'arrivèrent cependant pas à isoler le sucre du sang et des
urines de diabétiques, et pourtant Thénard et Dupuytren, en 1806,
avaient confirmé la possibilité de faire subir à ces dernières la fermentation alcoolique. Ambrosiani [2], en 1835, fut plus heureux ; il
imagina une nouvelle technique de dosage, qui permit à Mac
Grégor de déceler, deux ans plus tard (1837), la présence presque

---

1. Dobson, *Med. soc. of physicians.* London, 1775.
2. Ambrosiani, *Annal. di medic.* Milano, 1835.

constante du sucre dans le sang des diabétiques. Bouchardat [1] en 1839 et Magendie [2] en 1843 retrouvèrent enfin l'élément sucré à l'état physiologique dans le sang des animaux nourris de féculents et de tous les herbivores en général, mais ils ne songèrent à le rechercher qu'au moment de la digestion ; Tiedman et Gmelin avaient déjà reconnu dès 1827 que l'intestin et le chyle des animaux nourris à la fécule contenaient du sucre.

Ces premières observations laissaient, en somme, supposer que le sucre est une production pathologique du rein et qu'on ne le retrouve chez les animaux sains que parce qu'il a été introduit dans leur économie par les aliments végétaux riches en hydrocarbonés. Telle était, en effet, la théorie universellement admise, lorsqu'en 1843 parut le premier mémoire de Claude Bernard sur la question.

Le grand physiologiste, alors interne dans le service de Magendie, prit comme sujet de thèse de doctorat en médecine l'assimilation du sucre par l'organisme vivant. Il montra que le saccharose, aussi bien du reste que l'albumine, ne se retrouvait pas dans les urines si, avant de l'injecter dans le sang, on le faisait au préalable dissoudre dans le liquide gastrique. L'action des sucs digestifs était nécessaire à l'assimilation de certains principes, et, de 1843 à 1846, Claude Bernard, avec l'aide de Barreswil, s'attacha à le démontrer plus complètement, en poursuivant ses recherches sur les substances alimentaires [3] et sur les phénomènes chimiques de la digestion [4]. En 1848, il connaissait le mécanisme général de l'utilisation des aliments azotés, des hydrates de carbone et des matières grasses [5], ce qui l'avait amené à démontrer l'identité de la digestion chez les herbivores et les carnivores [6], lorsqu'il reprit le problème de l'origine du sucre animal. Son premier soin fut de vérifier si, comme on le croyait alors, le sucre physiologique dépendait uniquement de la qualité des aliments.

1. Bouchardat, *Revue médicale*, 1839.
2. Magendie, *Comptes rendus*, 1846, t. XXIII.
3. Cl. Bernard et Barreswil, *Comptes rendus*, t. XVIII, p. 783.
4. *Idem*, t. XIX, p. 1284, et t. XXI, p. 88.
5. Cl. Bernard, *Comptes rendus*, t. XXVIII, p. 249.
6. *Idem*, t. XXII, p. 534.

Les quatre séries d'expériences qu'il présente à la Société de biologie le 21 octobre 1848 tranchent la question d'une façon définitive.
Il reconnaît que la présence du sucre dans le sang du cœur est constante chez l'animal, herbivore ou carnivore, aussi bien après l'ingestion de végétaux et de féculents qu'après une alimentation exclusivement azotée. L'abstinence prolongée durant quarante-huit heures
ne change même pas les résultats. Il signale en même temps que la
recherche du sucre doit être faite dès que le sang est sorti des vaisseaux.

Les faits étaient nouveaux et de nature à révolutionner la physiologie. Cette science, lorsque Claude Bernard publia son mémoire,
ne comptait encore que peu d'adeptes imbus de cette nécessité de
l'expérimentation, que Magendie n'avait pourtant cessé de prêcher
dans sa chaire du Collège de France. On se laissait volontiers entraîner par le raisonnement; c'était en un mot le règne des théories hypothétiques. A propos du mécanisme de la nutrition chez
l'animal, par exemple, on n'avait pas été sans remarquer que certains principes, comme les matières azotées et les corps gras, pré-
sentaient à l'analyse la même composition chimique, qu'ils fussent
tirés du règne animal ou du règne végétal; de suite on s'était
empressé de conclure que l'albumine, la graisse des aliments, ne faisaient que passer dans l'économie animale sans subir d'autres changements que les modifications physiques nécessitées par leur absorption. La nutrition s'opère directement, disait-on, puisque l'organisme
conserve aux principes la forme sous laquelle ils pénètrent après le
travail intestinal, et à l'animal simple consommateur ou destructeur
l'on opposait très nettement le végétal, susceptible, seul parmi les
êtres vivants, de créer la matière organique. L'exemple des chiens
de Claude Bernard, qui formaient du sucre aux dépens non seulement des végétaux amylacés mais des corps azotés, de la tête de
mouton, des os de volaille et même de leur propre substance durant
la période d'inanition, orienta différemment les idées. L'expérimentateur ne venait-il pas de détruire à jamais *la théorie de la nutrition
directe,* en montrant que l'animal ne se contente pas d'emmagasiner
ce qu'il reçoit, mais qu'il est capable, comme la plante, d'édifier
la molécule de sucre, alors même que l'on n'en retrouve pas trace

dans les produits intestinaux de la digestion. L'identité du mécanisme de la nutrition et de la vie dans les deux grands règnes se trouvait ainsi démontrée [1].

L'animal, aussi bien que la plante, peut créer et faire œuvre de synthèse. En termes plus simples, cela signifie qu'il ne nous est plus permis de voir dans l'*aliment* autre chose que la *matière première* dont se sert l'organisme animal pour élaborer, suivant ses procédés spéciaux, sa propre substance vivante et les principes nécessaires à son entretien et à son fonctionnement. Tel est le point de départ de nos connaissances théoriques sur la question, quelque étrange que cela paraisse, au premier abord, de baser l'étude raisonnée de l'alimentation au sucre sur ce fait que *l'économie animale peut se passer de toute matière alimentaire sucrée pour l'élaboration de son sucre physiologique,* c'est-à-dire de la source à laquelle l'organisme puise presque uniquement son énergie. L'expérimentation, en s'attaquant aux idées préconçues, cause parfois de ces étonnements.

Puisque le sucre existe toujours dans le sang et qu'il ne provient pas des aliments, dans quelle partie de l'organisme peut-il se former? Claude Bernard répondit à cette question dès novembre 1848 [2].

De toutes ces associations de cellules que l'on appelle les glandes, et auxquelles est dévolu le rôle de l'excrétion et de la sécrétion, le rein et le foie sont les plus volumineuses et de celles qui subissent la plus grande irrigation sanguine. Notre schéma (fig. 9), aussi grossier qu'incomplet, de la circulation des vertébrés mammifères — ils nous intéressent ici plus particulièrement — nous montre que le rein (R) se trouve sur le trajet de la grande circulation (G. C.) qui, partie du cœur, y retourne après avoir traversé tout le corps. C'est lui qui puise dans le sang les déchets de la nutrition et les rejette sous forme d'urine. Le foie (F) est également intercalé dans la grande circulation, mais d'une façon toute différente. Les artères (A.d.I.) de l'intestin (I) [dont nous n'avons ici figuré qu'une portion], c'est-à-dire

---

1. Cl. Bernard, *Leçons sur les phénomènes de la vie communs aux végétaux et aux animaux*. Paris, 1878.

2. Cl. Bernard, *Comptes rendus*, 1848, t. XVII, p. 514.

les vaisseaux chargés d'apporter à cet organe le sang du cœur, donnent naissance, après s'être terminés en capillaires, à des veines dont la réunion forme la *veine porte* (V. P.). Celle-ci ne se rend pas directement au cœur, comme toutes les autres veines; elle passe par le foie, s'y divise et en ressort pour former la veine *sus-hépa-*

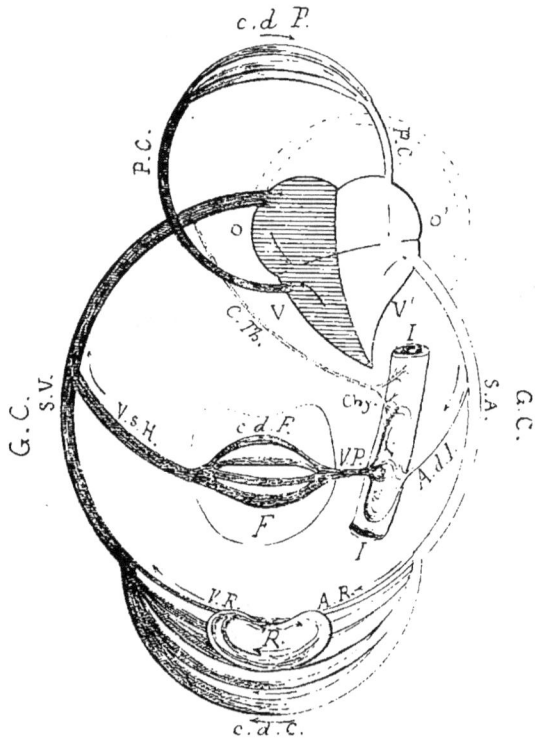

Fig. 9.

tique (V. s. H.). Le sang après avoir irrigué les intestins traverse donc le foie avant de retourner dans le système général veineux (S. V.). C'est ce dernier que nous avons figuré ombré, parce qu'il ramène de toutes les parties du corps vers le cœur le sang noir, comme l'on dit, celui qui, versé par le cœur dans la petite circulation (P. C.), va aux capillaires des poumons (c. d. P.) se recharger en oxygène. Les produits assimilables de la digestion, presque entièrement absorbés dans l'intestin, dont la surface est en relation intime avec les parois des vaisseaux sanguins qui sillonnent cet organe, ne peuvent, par cela même, entrer dans la circulation générale qu'en passant par le foie ou, pour rappeler complètement les quelques notions d'anatomie nécessaires, que par les *chylifères* (Chy.). Ceux-ci partent également de l'intestin et débouchent dans le système veineux par le *canal thoracique* (C. Th.).

Claude Bernard, nous l'avons vu, pour se rendre compte si l'organisme utilisait les aliments introduits dans le sang, s'était de suite adressé à l'urine, sachant qu'il y verrait se refléter tous les changements de l'état général de la nutrition. C'est encore au moyen de l'urine, dont les réactions sont si différentes chez le carnivore, où elle est claire et acide, et chez l'herbivore, où elle se montre trouble et alcaline, qu'il avait pu constater l'identité du mécanisme de la digestion chez ces deux classes d'animaux. Il avait observé que les différences tenaient à l'alimentation et non à l'espèce, puisque la sécrétion urinaire de l'herbivore nourri de viande ou forcé par l'inanition de vivre aux dépens de sa propre substance devenait identique à celle des carnivores.

Le rôle du foie ne lui échappa pas davantage et lorsqu'il rechercha l'origine du sucre de l'économie animale, il s'adressa de suite à l'organe par lequel semblaient passer tous les principes assimilables résorbés dans l'intestin. Claude Bernard prit des animaux nourris avec de la viande, ou soumis à une abstinence totale durant plusieurs jours, et cela, pour être sûr que l'alimentation ne leur apportait aucune matière sucrée ; il les sacrifia et rechercha le sucre dans les intestins, dans le sang du cœur, dans la veine porte et dans la lymphe du canal thoracique. Dès la deuxième expérience, il eut la certitude que le sucre devait provenir d'un organe voisin de la veine porte. Il renouvela alors ses recherches sur un chien tué en pleine digestion après un repas copieux de viande. Ayant lié les différents vaisseaux sanguins, aussitôt après la mort de l'animal, afin d'éviter le mélange du sang, il trouva du sucre dans la veine sus-hépatique et surtout dans le foie, alors qu'il n'y en avait pas trace dans la veine porte et dans les organes voisins comme la rate et le pancréas. Il devenait évident que *le sucre du sang provenait en partie du foie*. Avec l'aide de Barreswil, Claude Bernard étudia aussitôt la nature de ce sucre. Il établit que ses solutions se coloraient en brun par les alcalis, qu'elles réduisaient les sels de cuivre, qu'elles déviaient à droite la lumière polarisée. Ce n'était donc pas du saccharose, mais un sucre identique au glucose ou sucre de diabète. En novembre 1848, après avoir présenté à l'Académie un échantillon d'alcool provenant de la fermentation, au contact de la levure, de ce sucre d'origine animale, il exposait les conclusions suivantes et résumait ainsi ses premières recherches [1] : 1° à l'état physiologique, il existe constamment et normalement du sucre de diabète dans le sang du cœur et dans le foie de l'homme et des animaux ; 2° la formation de ce sucre, qui a lieu dans le foie, est indépendante d'une alimentation sucrée ou amylacée ; elle commence avant la naissance de l'animal, par conséquent avant l'ingestion de tout aliment, et persiste même à la suite d'un jeûne prolongé ; 3° cette production de la matière sucrée est, comme la sécrétion des sucs gastriques [2], sous la dépendance des nerfs pneumogastriques, et disparaît après la section de ces derniers.

Le mémoire de Claude Bernard, couronné par l'Académie des sciences en 1850, mettait en lumière des faits aussi nouveaux qu'inattendus. L'économie animale, nous l'avons vu, ne trouvait pas sa matière sucrée toute formée dans les aliments puisqu'elle savait l'élaborer, alors même que la digestion intestinale n'en produisait pas ; il n'était pas possible non plus d'admettre que le sucre, après avoir pris naissance dans le corps, ne faisait que se concentrer dans le foie, puisque, normalement, le sang de la veine porte ne contenait pas trace de la matière sucrée et qu'on la retrouvait à la sortie du foie dans la veine sus-hépatique. L'expérience, dépouillée de toute considération hypothétique, mettait nettement en évidence la synthèse du sucre dans le foie des animaux et son passage dans le sang. Il ne restait plus à l'illustre physiologiste du Collège de France qu'à déterminer le mécanisme de cette production, de la *glycogénèse,* comme il l'appela.

---

1. Voir Grandeau, *La Nutrition animale,* p. 179, et Cl. Bernard, *Leçons de physiologie expérimentale.* 1855.

2. Cl. Bernard, *Comptes rendus*, t. XVIII, p. 995.

Dans la thèse qu'il soutint, le 17 mars 1853, en vue d'obtenir le titre de docteur ès sciences que l'Université exigeait de lui avant de le nommer titulaire d'une chaire à la Sorbonne [1], Claude Bernard étudia avec plus de détails la fonction glycogénique du foie dans la série animale. Le dosage du sucre dans le foie de l'homme et dans celui des autres mammifères, herbivores ou carnivores, des oiseaux, des reptiles et des poissons lui permit de conclure, après une centaine d'analyses, que cet organe, sans exceptions, produisait de la matière sucrée dès le début de la vie embryonnaire jusqu'à la mort, et cela indépendamment de l'espèce et du genre d'alimentation. Le sucre cependant devait se former aux dépens des aliments, puisque, dans le sang des animaux soumis à l'inanition, il diminuait jusqu'à disparaître complètement quelques jours avant la mort. Cette observation conduisit Claude Bernard à étudier tout d'abord les variations de la fonction glycogénique durant la période de digestion, et pendant l'abstinence prolongée.

L'eau seule, pas plus que l'abstinence, ne put entretenir la production du sucre dans l'économie, tandis qu'une alimentation, riche en matières azotées ou hydrocarbonées, déterminait une augmentation notable des produits sucrés du foie. L'ingestion de corps gras n'avait au contraire que peu d'influence. Voici une expérience qui le démontre nettement. Elle porte sur des chiens, au régime de l'eau seule, ou à l'abstinence, ou nourris soit avec des substances grasses, soit avec de la gélatine, matière riche en azote, soit enfin avec des féculents. La moyenne du sucre trouvé dans 100 grammes de leur foie est la suivante :

Régime de l'eau ou abstinence . . . . 0,54 p. 100
—   des graisses . . . . 0,72 —
—   de la gélatine . . . . 1,5 —
—   des féculents . . . . 1,69 —

La matière azotée de la gélatine servait ainsi de matière première, lors de la formation du sucre dans le foie, et dans cette expérience elle semblait même avoir été presque aussi bien utilisée par l'organisme que les féculents, qui cependant apportaient le sucre en

_____

1. Grandeau, *La Nutrition animale*, p. 205

nature à l'économie animale. Claude Bernard voulut s'en assurer. Il avait déjà étudié les modifications subies au cours de la digestion par les principales matières alimentaires sucrées ; il avait observé que le saccharose, le lactose, la dextrine et les féculents commençaient à être transformés dans l'estomac et dans les intestins, et qu'ils étaient uniquement absorbés par la veine porte à l'état de sucres, directement fermentescibles, analogues au glucose. Il avait été, en outre, mis à même de conclure que les sucres devaient forcément passer par le foie pour devenir utilisables, puisque cet organe modifiait leur nature plus encore que n'avaient pu le faire les sucs digestifs. Une expérience, entre autres, le lui avait montré. Un cheval ayant été tué, une heure après l'ingestion de 1 kilogr. de sucre de canne dissous dans son eau de breuvage, on constata, après ouverture de l'abdomen et ligature au-dessous du foie de toutes les veines provenant de l'intestin, que le sang de la veine porte était très riche en saccharose tandis que celui de la veine sus-hépatique et du cœur ne contenait uniquement que du glucose normal. Les sucres de provenance alim   taire étant ainsi arrêtés, puis transformés dans le foie, en vue de leur assimilation par l'organisme, n'était-il pas naturel de supposer qu'ils devaient fournir à la glande hépatique une plus grande quantité de sucre physiologique que les matières azotées, par exemple ? L'expérience suivante de comparaison, faite sur des chiens nourris différemment et sacrifiés tous au même moment de leur digestion, semblait démontrer le contraire :

			GLUCOSE p. 100 du foie.
Chez le chien nourri à la viande seule,	on trouva en sucre	1,8
— à la viande et au pain,	—	1,5
— avec de la fécule et du sucre,	—	1,8
— à la fécule seule,	—	1,5

Ainsi donc, conclut Cl. Bernard, quel que soit l'aliment, le glucose est toujours le seul sucre formé par le foie et cet organe ne semble pas en produire plus après une nourriture uniquement amylacée qu'avec une alimentation azotée. Le *régime alimentaire*, en résumé, *n'a aucune influence sur la quantité et sur la qualité du sucre produit*, mais il n'en est pas de même de certains états physiologiques normaux, comme la digestion, par exemple. Ne devait-

elle pas, en effet, changer la composition du sang, puisque c'est au
sein de ce liquide, chargé de réparer les usures de l'organisme, que
s'effectuent toutes les transformations nécessitées par la nutrition
intime des tissus? Claude Bernard suivit les variations du taux de
sucre durant la digestion. Il observa que cinq ou six heures après
le repas, c'est-à-dire lors de l'absorption intestinale, il y avait surproduction de sucre; on en retrouvait un excès dans tout le système
sanguin, puis, peu à peu, l'équilibre se rétablissait. La fonction glycogénique n'en était pas moins continue, mais elle subissait une recrudescence au moment où de nouveaux aliments se déversaient dans
l'économie. Par un effet contraire, l'abstinence tendait à la faire disparaître. Chez un chien à jeun depuis trente-six heures, l'analyse
décelait encore 1,25 de sucre pour 100 de foie. Après quatre jours,
le taux tombait à 0,93. Lorsque l'animal mourait d'inanition, au bout
de douze à quinze jours, il n'y avait plus trace de matière sucrée. Sur
cette observation que le sucre disparaissait moins vite, durant l'abstinence, chez les sujets d'expérience au repos, de même que chez les
animaux dits à sang froid et les hibernants, Claude Bernard se rendit
compte enfin que *le mouvement et l'entretien de la chaleur étaient
une des causes les plus actives de la consommation du sucre par l'organisme.* Nous verrons comment la physiologie moderne a su compléter cette idée et les conséquences pratiques qu'elle en a tirées.

Tels sont les faits nouveaux consignés dans la thèse de Claude
Bernard. En 1853, ses premières découvertes sur la glycogénie
étaient déjà connues du monde savant. Schmidt, de Dorpat, Lehmann,
de Leipzig, Frerichs, de Breslau, avaient repris avec succès les expériences du Collège de France et tous étaient venus confirmer la production du sucre dans le foie. Mais pour ces physiologistes, le sucre
ne provenait pas de l'un des éléments contenus dans la glande hépatique; le foie ne faisait que séparer et transformer par une simple
action de contact les principes nutritifs que lui apportait le sang.
Claude Bernard leur répondit en 1855[1].

Un chien vigoureux, nourri à la viande depuis plusieurs jours, est
sacrifié, en pleine digestion, sept heures après son dernier repas.

1. Cl. Bernard, *Comptes rendus,* t. LXI, p. 464.

Aussitôt mort, on lui enlève le foie. Avant que cet organe ait eu le temps de se refroidir, on fixe solidement sur le tronc de la veine porte l'extrémité d'un tube de caoutchouc, muni à cet effet d'un ajutage en cuivre. Le tube communique de l'autre côté avec un des robinets du laboratoire. Le foie est lavé sous pression par un courant d'eau, pénétrant dans la veine porte pour ressortir par la veine sus-hépatique. On prolonge l'injection jusqu'à ce que l'on ne puisse plus entraîner ni sang ni sucre. L'analyse ayant enfin démontré, pour plus de sûreté, que les résidus de lavage ne contiennent pas trace de matière sucrée et qu'un morceau du foie ne peut également plus en céder à l'eau bouillante, on abandonne l'organe à lui-même, à la température du laboratoire. Vingt-quatre heures après, on injecte à nouveau un peu d'eau par la veine porte ; elle ressort par la veine sus-hépatique fortement chargée de glucose. L'expérience prouvait clairement que le sucre, suivant les termes de Claude Bernard, « ne se produisait pas dans les vaisseaux sanguins par une transformation d'un des éléments du sang, mais bien dans l'organe hépatique aux dépens d'une matière fixée dans l'intimité de son tissu ». Il fallait alors rechercher dans le foie, à côté du glucose qui y existe en nature et que les lavages entraînent facilement, un autre principe moins soluble dans l'eau et capable de donner naissance au premier sucre. Ce principe existait sûrement, puisqu'il s'épuisait, la formation glucosique cessant au bout de vingt-quatre heures dans les foies lavés.

Peu de temps après, Hensen[1] démontrait que le foie, bien débarrassé de sa matière sucrée par des lavages répétés à l'eau, régénérait cependant encore de nouvelles quantités de glucose lorsqu'il macérait avec de la salive ou du suc pancréatique. Claude Bernard s'était en outre rendu compte que le foie lavé ne pouvait plus fournir de sucre, lorsqu'il avait été mis à bouillir avec de l'eau. Quelle était la substance qui, dans le foie, donnait naissance au glucose sans l'intervention des matériaux amenés à la glande par la veine porte et dont la transformation dépendait probablement d'une action diastasique analogue à celle que Payen et Persoz avaient observée lors

---

1. Hensen, *Arch. f. pathol. Anat.*, t. IX, p. 214; t. XI, p. 395.

de la saccharification de l'amidon par le malt ? Claude Bernard mit près de deux ans pour répondre à la question. Lehmann avait constaté que le sang au sortir du foie contenait toujours un tiers d'albumine en moins que le sang afférent, Claude Bernard croyait donc, tout d'abord, pouvoir démontrer que le sucre provenait de la transformation d'une matière azotée emmagasinée dans le tissu hépatique. Ses recherches dans ce sens demeurèrent infructueuses; il se rappela alors ce fait, déjà signalé dans sa thèse, que le foie des animaux nourris à la fécule ou au sucre fournissait en le broyant dans l'eau, même après filtration, un liquide complètement louche et trouble. La solution avait un aspect tout différent lorsque l'organe provenait d'animaux morts d'inanition chez lesquels, nous l'avons vu, la fonction glycogénique avait déjà disparu depuis quelque temps. Ayant eu l'idée de traiter par l'alcool un de ces liquides d'apparence laiteuse, Claude Bernard obtint un précipité abondant ; il en sépara des corps albuminoïdes, puis une substance encore inconnue dont il étudia les propriétés. Pelouze se chargea de la caractériser chimiquement, il n'y trouva point d'azote. C'était une matière ternaire à laquelle l'analyse assigna la même formule que l'amidon et la dextrine. Les réactifs, l'action des diastases vinrent confirmer que la matière amylacée d'origine animale était identique à l'amidon du règne végétal. La substance dont la transformation donnait naissance au glucose dans le foie était isolée[1]; Claude Bernard l'appela *glycogène* pour rappeler sa propriété de pouvoir engendrer le glucose. Hensen, presque en même temps, confirma la découverte[2].

Poursuivant ses études sur la matière glycogène, Claude Bernard, en 1859, signala sa présence dans les organes placentaires des mammifères, dans la membrane vitelline des oiseaux, chez les larves des animaux inférieurs ; elle existait dans les organes embryonnaires, avant d'apparaître dans le foie et d'y persister[3]. En 1877[4], le grand

---

1. Cl. Bernard, *Gazette médicale,* 13 juillet 1857. — *Comptes rendus,* t. XLIV, p. 578.
2. Hensen, *Arch. f. pathol. Anat.,* t. XI, p. 395.
3. Cl. Bernard, *Cours du Collège de France.* 1872.
4. Cl. Bernard, *Comptes rendus,* 10 septembre 1877.

physiologiste indiqua enfin la manière d'isoler le ferment diastasique qui, dans le foie, transformait le glycogène en glucose et l'on put alors dire que tous les secrets de la fonction glycogénique étaient acquis à la science.

Les conclusions de Claude Bernard ne furent pas, il est vrai, acceptées de tout le monde. Sanson [1] de Toulouse essaya de démontrer que le sang de la circulation abdominale, ainsi que les tissus des principaux organes, contenait normalement une matière analogue à la dextrine et que la diastase du malt convertissait facilement en glucose. Cette dextrine provenait donc chez les herbivores de la transformation des amylacés sous l'action de la salive, dont le ferment était identique à la diastase de l'orge, et chez les carnivores de la viande où elle se trouvait toute formée. C'était, on le voit, un retour à la théorie de la nutrition directe que Claude Bernard avait cependant détruite à tout jamais. Toujours, suivant le même auteur, le foie ne sécrétait dans aucun cas ni glycogène ni sucre. Des expériences de Schiff [2], de Pavy [3], de Meissner [4], de Ritter [5] et d'autres confirmèrent presque en même temps les observations de Sanson. D'après ces derniers physiologistes, l'existence du sucre dans le foie ne se remarquait que *post mortem* ; la glycogénie hépatique n'était plus qu'un phénomène cadavérique, ne se produisant durant la vie que dans des conditions anormales [6]. Lussana [7] et Tieffenbach [8] soutinrent également la même thèse, mais la valeur des travaux du Collège de France ne devait pas pour cela en être

1. Sanson, *Comptes rendus*, 1857, t. Ier, nos 22, 26, et t. II, no 10. — *Gazette médicale*, 1857, no 32. — *Journ. chim. et pharm.*, t. XXXIV, p. 99. — *Journ. physiol.*, 1858, t. Ier, p. 241.

2. Schiff, *Arch. f. physiol. Heilk. N. F.*, t. Ier, p. 263. — *Comptes rendus*, t. XLVIII, p. 880. — *Sulla glycog. anim.* Firenze, 1866. — *Journ. anat. et physiol.*, 1866, p. 354.

3. Pavy, *Guy's hospit. rep.*, 1858, t. IV, p. 191 et 315. — *Physiol. mag.*, t. XVII, p. 142.

4. Meissner, *Zeitsch. f. rat. Med.*, t. XXI, p. 144 et 234.

5. Ritter, *Zeitsch. f. rat. Med.*, t. XXIV, p. 65.

6. Voir la bibliographie dans Gorup Besanez, *Chimie physiologique*, p. 316.

7. Lussana, *Revue des sciences médicales*, p. 32, janvier 1876.

8. Tieffenbach, *Uber die Exist. d. Glycog.* Thèse. Kœnigsberg, 1869.

amoindrie. L'opposition tomba d'elle-même et les expérimentateurs reconnurent peu à peu leur erreur. C'est ainsi que Pavy publia, en août 1896, de nouvelles expériences démontrant que le foie frais peut fournir de 35 à 45 p. 100 de sucre évalué en glucose [1], et les auteurs qui, comme Seegen [2], par exemple, ont depuis repris l'étude de la glycogénie hépatique, sont tous venus confirmer les conclusions principales de Claude Bernard. La bibliographie complète de toutes les contradictions soulevées à ce sujet ne présente alors pour nous aucun intérêt. Il nous suffit de savoir que l'œuvre du grand physiologiste est sortie intacte de toutes ces polémiques, qu'elle nous a permis de suivre presque entièrement l'évolution de nos connaissances sur les hydrocarbonés de l'économie animale, et que nous pouvons enfin y puiser toutes les idées générales qu'il nous importait d'énoncer dès le début de ce travail.

Théorie générale de la glycogénèse.

Nous voyons qu'il se dégage, en résumé, de l'ensemble de tous ces faits un certain nombre de principes suffisamment bien établis pour nous permettre, en toute sûreté, de jeter les bases de la théorie générale de la glycogénèse, dont l'alimentation au sucre n'est du reste qu'une application pratique.

L'observation nous a démontré la persistance constante chez l'animal de la formation de la matière sucrée, une des fonctions physiologiques communes à tous les êtres vivants. D'où ce premier principe : la glycogénèse est indépendante du sexe, de l'âge, de l'espèce, et par conséquent du mode de vie et d'alimentation. Nous n'avons plus dorénavant à distinguer l'omnivore du carnivore et de l'herbivore. Nous y sommes d'autant plus autorisés que l'expérimentation établit nettement l'unité du mécanisme de la nutrition dans toute la série animale.

En reconnaissant, toujours par l'observation, que la glycogénèse

---

1. Pavy, *The Lancett*, 2e sem. 1877. — *Journ. of physiol.*, t. XX, août 1896.

2. Seegen, *Arch. f. die gesammte Physiol.* Bd XXXIV. 1885. — *La Glycogénie animale*. Traduct. de Hahn. Paris, 1890.

persiste avec l'alimentation exclusivement animale aussi bien qu'avec l'alimentation mixte ou exclusivement végétale, nous nous défendons par cela même, à tout jamais, de confondre la matière sucrée de l'économie animale avec les sucres d'origine alimentaire qui pénètrent en nature par le tube digestif. L'importance de ce fait est grande, car elle nous conduit forcément à admettre ce second principe : l'animal fabrique réellement de toutes pièces sa propre matière sucrée.

Si l'alimentation ne modifie pas le mécanisme de la fonction glycogénique, elle introduit cependant dans le milieu animal les éléments dont il a besoin pour élaborer sa matière sucrée. Nouveau principe qui découle naturellement de ce que le sucre diminue avec la privation d'aliments. La glycogénèse peut même disparaître si l'inanition persiste, preuve certaine que la matière sucrée est normalement dépensée et utilisée par l'organisme, et qu'elle doit constituer un facteur nécessaire de la vie. Celle-ci disparaît, en effet, presque en même temps qu'elle, à la suite, par exemple, d'une abstinence prolongée. Nous reconnaissons ainsi que la matière sucrée se détruit incessamment dans l'économie. Il faut alors, contrepartie évidente, que sa production soit continue chez les sujets alimentés. Ceci reporte notre attention sur le mécanisme intime de la fonction glycogénique.

Le raisonnement nous a déjà amenés à considérer la production de la matière sucrée comme un phénomène de pure synthèse ; l'expérimentation nous démontre qu'elle est localisée dans certains organes comme le foie. En ce qui concerne l'origine des matériaux sur lesquels s'exerce l'activité de la cellule productrice de sucre, nous sommes fixés. Nous savons que ces matériaux lui sont forcément fournis par le sang. Celui-ci les reçoit au cours de l'assimilation par laquelle se termine et se complète le travail de la digestion, ou lors de la résorption qui s'exerce continuellement sur les éléments du corps même de l'animal. En ce qui concerne la qualité des matériaux, nous sommes également fixés. Nous savons qu'il ne faut pas se préoccuper de la spécialité du régime alimentaire propre à chaque espèce animale. Ce régime, quel qu'il soit, conduit toujours au même but ; fournir de la matière première à l'activité glycogénique et c'est là la première phase de cette fonction physiologique. Vient immédiatement ensuite l'acte même de synthèse : il se produit dans l'organe spécialisé à cet effet, et l'on conçoit que le travail de ce dernier consiste à provoquer et à accomplir telles combinaisons de la matière qu'il faudra pour que le nouvel arrangement aboutisse toujours à la formation du principe sucré.

C'est évidemment un acte dont le mécanisme est enveloppé d'une certaine obscurité, mais, en revanche, nous savons que la formation de la matière sucrée s'opère en deux temps. Cela nous suffit, car, en reconnaissant cette division du travail, nous éclairons les faits d'un jour nouveau. Il y a d'abord production d'une matière sucrée transitoire, le glycogène, par un de ces procédés vitaux que nous ne pouvons reproduire et qu'alors, dans notre ignorance, nous attribuons aux ferments intracellulaires. C'est la véritable période de la création, de la synthèse. Au deuxième temps, la matière sucrée, créée de toutes pièces et condensée à l'état de glycogène, repasse à l'état de sucre véritable, par un de ces phénomènes d'hydratation que l'action des acides et des diastases sur les glucosides rend si familiers à nos yeux. Le sucre élaboré n'est donc parfois restitué à l'économie générale qu'après avoir été mis un certain temps en réserve.

Le premier fait d'observation que nous ayons signalé au début de cette étude, c'est la présence constante du sucre dans l'économie animale ; le cycle de nos connaissances nous ramène à notre point de départ, puisque la théorie de la glycogénèse ne tend guère qu'à nous expliquer la persistance dans l'économie de ce principe dont la dépense est continuelle. Nous savons que l'organisme est muni de véritables réservoirs, comme le foie, où le sucre fabriqué en excès au moment de la digestion s'emmagasine, en attendant que, devant les besoins de l'économie, il reprenne sa forme primitive. Ainsi se trouvent maintenant expliqués, avec une clarté et une vraisemblance suffisantes, non seulement la production elle-même de la matière sucrée, mais le mécanisme régulateur qui maintient l'équilibre entre cette production incessante et la destruction tout aussi continue du même principe. Le mystère est déjà en grande partie éclairci ; il ne nous reste plus qu'à compléter ce que nous devons encore savoir sur le glycogène et le glucose, et qu'à citer quelques chiffres pour nous donner une idée exacte de l'importance de la production de la matière sucrée par l'économie animale.

Hydrocarbonés de l'économie animale.

Le glycogène et le glucose semblent seuls, jusqu'à présent, avoir attiré notre attention. Ce sont effectivement les hydrocarbonés les plus répandus dans l'organisme et ceux, nous le verrons, dont le rôle est prépondérant. Malgré cela, il convient de signaler, dès maintenant, tous les autres corps ternaires d'origine animale qui, comme eux, peuvent se rattacher au groupe des hydrates de carbone. Et si cette nouvelle énumération ne nous apprend rien de nouveau, au point de vue physiologique, et s'il nous est permis parfois de supposer que la présence de quelques-unes de ces matières sucrées n'est qu'accidentelle, nous n'en serons pas moins surpris de leur presque infinie variété. Les différentes familles chimiques des sucres, passées en revue dans le précédent chapitre, sont, en effet, presque toutes représentées dans l'économie animale.

L'alcool ordinaire ou éthylique existe dans l'urine où il peut avoir été introduit par l'alimentation, dans le lait où pullulent certaines espèces bactériennes capables d'en produire par fermentation ; mais on le rencontre également dans les muscles, dans le foie traité encore chaud aussitôt après la mort de l'animal[1]. Dans ce dernier cas, il constitue un produit normal du fonctionnement physiologique de la cellule animale, et nous aurons l'occasion d'en reparler lorsque nous nous occuperons de l'état sous lequel les organismes vivants consomment les hydrates de carbone.

Parmi les corps se rattachant aux alcools polyatomiques, nous avons cité, dans notre classification, l'inosite. On la trouve constamment dans les muscles (en grec, ἰνός) du bœuf, du chien, du cheval, et c'est ce qui lui a fait donner son nom[2]. Elle existe encore dans

---

1. A. et J. Béchamp, *Comptes rendus*, t. LXXV, p. 1830 ; t. LXXVI, p. 836 ; t. LXXXIX, p. 573.

2. Scherer, *Liebig's Ann. d Chem.*, t. LXXXI, p. 375. — Limpricht, *Liebig's Ann. d. Chem.*, t. CXXXIII, p. 293. — *Ann. chim. et physiol.*, t. IV, p. 489.

les tissus du cœur, du poumon, de la rate et du foie[1], ainsi que dans certaines urines pathologiques[2]. Sa formule brute est la même que celle du glucose, mais elle ne peut fermenter. De plus, sa constitution, on l'a nettement établi[3], ne permet pas de la rattacher aux véritables hydrates de carbone. Aussi, n'y a-t-il nullement lieu de la considérer comme une source directe de matière sucrée pour l'organisme, dans les cas d'alimentation exclusive à la viande. Bien qu'elle soit, il est vrai, assez abondamment répandue dans les organes les plus divers, nous ne savons rien sur son rôle physiologique, sur son origine, et les transformations qu'elle subit dans l'économie.

En ce qui concerne les sucres réducteurs, il existe dans le sang[4], en plus du glucose, un corps présentant toutes les réactions du lévulose. On y caractérise également des pentoses qui, de même que le lévulose, se retrouvent dans les intestins, dans les muscles et dans certaines urines.

A côté d'un sucre analogue au saccharose, le sang contient encore parfois du lactose, du maltose et de la dextrine. On constate l'existence de ces glucosides non seulement dans le tube digestif, lors de l'absorption de matières alimentaires pouvant en fournir directement, mais quelquefois dans les urines, et presque toujours dans le foie et dans les muscles. La dextrine et le maltose sont évidemment apportés aux tissus par le sang, et doivent provenir de la digestion des amylacés. Ce qui tend à le prouver nettement, c'est que le sang des animaux nourris exclusivement à la viande n'en renferme plus (Poiseuille et Lefort).

Nous voyons que le glucose et le glycogène sont loin d'être les seules matières sucrées de l'économie animale, mais il ne faut pas oublier que toutes celles que nous venons de citer en dernier lieu n'existent souvent qu'à l'état de trace, et que leur variété n'a rien d'étonnant si l'on songe avec quelle facilité les divers hydro-

1. Cloetta, *Liebig's Ann. d. Chem.*, t. XCIX, p. 289. — *Ann. chim. et physiol.*, t. XLVI, p. 369.
2. Gallois, *De l'Inosurie.* Paris, 1864.
3. Maquenne, *Comptes rendus*, t. CIV, p. 225 et 297.
4. Lépine, *Comptes rendus*, 1901, t. II, p. 138.

carbonés peuvent se transformer les uns dans les autres, en partant, par exemple, du glucose.

Ce dernier sucre peut, nous le savons, engendrer, en se condensant de plus en plus, cette série presque homogène de glucosides comprenant le maltose, les dextrines et le glycogène, les amidons et peut-être les celluloses. Nous venons de signaler la présence presque constante des trois premiers dans l'économie animale. L'amidon y est déjà plus rare, si toutefois l'on veut bien admettre, avec Carter et Rouget, qu'il existe réellement dans la rate, le foie, le placenta et les jeunes cellules épidermiques. Quant aux celluloses, l'animal ne produit d'analogue aux hydrocarbonés dont sont formées les parois des cellules végétales que certains tissus cornés ou cartilagineux, comme la *tunicine* de l'enveloppe de quelques animaux inférieurs de la classe des tuniciers, ou la *chitine* du tégument de quelques insectes, ou encore la substance fondamentale des cartilages que l'on dénomme la *chondrine*. De même que les celluloses, la tunicine, la chitine et la chondrine donnent naissance, après hydrolyse par les acides, à des matières sucrées réductrices, fermentescibles[1] et très voisines du glucose[2]; elles sont donc comparables aux hydrates de carbone, bien que leur composition tende à les faire ranger parmi les matières azotées. Les corps quaternaires, nous l'avons laissé pressentir dans le précédent chapitre, contiennent du reste presque tous une molécule sucrée que leur dédoublement permet le plus souvent de régénérer. C'est ainsi qu'en chauffant sous pression les albuminoïdes les plus divers avec de la baryte et de l'eau, P. Schutzenberger a toujours obtenu de nouveaux produits azotés sucrés au goût. Nous sommes par cela autorisés à considérer cette série de glucosides d'origine animale, si voisine des celluloses végétales, comme un exemple de corps pouvant servir de termes de passage entre les matières azotées les plus complexes et les véritables hydrates de carbone.

---

1. Berthelot, *Comptes rendus*, t. XLVII, p. 227. — Franchimont, *Comptes rendus*, t. LXXXIX, p. 755.

2. Fischer, *Liebig's Ann. d. Chem.*, t. CXVII, p. 111. — Wehner et Tollens, *Berich. d. deutschen chem. Gesells.*, t. XIX, p. 707.

Le glucose n'engendre pas seulement les produits de condensation que nous venons de nommer. Nous nous souvenons qu'il dérive par oxydation, comme tous les sucres réducteurs, des alcools polyatomiques; or, dans l'organisme, il peut subir continuellement une oxydation plus avancée que celle qui lui avait donné naissance, et se transformer alors en acides à fonctions complexes. L'alcool ordinaire, après avoir subi l'oxydation, passe de même à l'état d'acide acétique. L'acide *glycuronique* est un des acides qui touchent de près aux sucres. Sa formule le représente comme du glucose où un atome d'oxygène vient remplacer deux atomes d'hydrogène, ainsi que le montre l'équation suivante :

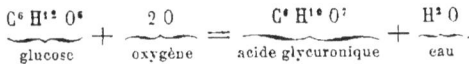

$$\underbrace{C^6 H^{12} O^6}_{\text{glucose}} + \underbrace{2 O}_{\text{oxygène}} = \underbrace{C^6 H^{10} O^7}_{\text{acide glycuronique}} + \underbrace{H^2 O}_{\text{eau}}.$$

L'acide glycuronique peut dès lors prendre naissance aux dépens du glucose ou, ce qui revient au même, du glycogène. Mais, comme on l'obtient aussi, au laboratoire, par hydratation de la substance azotée des cartilages, il y a tout lieu de supposer qu'il doit également provenir des hydrates de carbone dérivant des matières azotées. L'acide glycuronique est susceptible de s'unir, avec perte d'eau, aux corps les plus divers, comme les alcools, les phénols, les alcaloïdes, etc... C'est ainsi qu'il forme des composés se dédoublant à l'hydrolyse et absolument comparables aux glucosides. On ne retrouve du reste cet acide dans l'économie uniquement qu'à l'état de combinaison. Les acides glycuroniques conjugués, comme on les nomme, existent normalement et souvent en quantité notable dans le sang du bœuf, de l'homme et du chien [1] et dans les urines [2]. Ils se forment très facilement et très rapidement, non seulement dans l'organisme, mais même *in vitro,* ainsi que l'on peut s'en rendre compte en faisant passer de l'oxygène, bulle par bulle, dans du sang défibriné maintenu à 39°. L'acide glycuronique n'offre, il est vrai, d'autre intérêt particulier que celui de représenter un des pro-

---

1. Lépine et Boulud, *Comptes rendus,* 1901, t. Ier, p. 138; 1902, t. II, p. 139.

2. Porcher, *Études sur l'urine de cheval* (2 mémoires) [*Journ. de méd. vétér. et de zootech.,* 1902-1903].

duits normaux de transformation du glucose et des autres hydrates de carbone.

Depuis Claude Bernard, on le voit, les progrès de la chimie et de l'analyse n'ont que très peu modifié nos connaissances sur la nature des hydrocarbonés de l'économie animale, et actuellement l'on peut et l'on doit conclure que *la matière sucrée n'existe presque exclusivement dans l'organisme que sous forme de glycogène et de glucose.* C'est sur les propriétés physiologiques de ces deux corps, et le rôle capital qu'ils jouent dans les phénomènes généraux de la nutrition animale et de la production de l'énergie, que repose presque uniquement la théorie de l'alimentation au sucre. Leur importance nous oblige, avant d'entreprendre l'histoire de leur origine et de leur mode d'utilisation, à étudier leurs propriétés physiques et chimiques avec plus de détails que nous ne l'avons fait, lors de l'énumération des diverses matières sucrées.

Propriétés et localisation du glycogène.

Le glycogène [1], découvert par Claude Bernard comme étant la matière aux dépens de laquelle se produit le sucre du foie, est l'une des nombreuses variétés de dextrines que l'on rencontre dans la famille des polysaccharides. La classification chimique le range, on le voit, parmi les sucres à côté de la matière amylacée, aussi l'a-t-on souvent dénommé « amidon animal ». Conformément aux propriétés biologiques générales des glucosides, il ne peut fermenter, et, sans dédoublement préalable, reste inassimilable pour la cellule vivante.

Le glycogène constitue une poudre blanche sans odeur ni saveur. Deux de ses propriétés caractéristiques nous intéressent plus particulièrement : la première, qui permet de déceler sa présence, c'est de se colorer en brun châtaigne par l'iode (ce réactif colore d'une façon analogue certaines dextrines en rouge ou en violet et l'amidon en bleu franc) ; la seconde, c'est de toujours donner, en se dissolvant dans l'eau, même à chaud, des solutions opalescentes et peu

---

1. Dr Tollens, *Les Hydrates de carbone*, p. 190. Traduit par L. Bourgeois. Paris, 1896. — Pour la bibliographie, p. 696 à 727.

limpides. Ce second caractère tient à ce que *le glycogène n'est soluble qu'en apparence*. M. A. Gautier[1] a trouvé que cet hydrocarboné, dissous dans l'eau, était déjà arrêté en partie par les filtres de papier, et que si l'on filtrait sur porcelaine d'amiante une solution même un peu concentrée, les pores du filtre ne tardaient pas à se boucher et que la liqueur recueillie n'était que de l'eau claire presque pure et ne donnant plus les réactions du glycogène. La solubilité presque nulle de cette dextrine animale rend donc impossible sa dissolution dans les humeurs et les liquides de l'organisme. Aussi la retrouve-t-on toujours à l'état solide dans les cellules où elle s'accumule sous forme de granulations[2] et, le plus souvent, de dépôt amorphe, généralement amassé autour du noyau de la cellule[3] et très visible au microscope.

Les travaux de Claude Bernard, en nous signalant l'extrême diffusion du glycogène chez les êtres vivants, nous ont montré que la glycogénie était une fonction très générale du protoplasma cellulaire. On retrouve cet hydrocarboné non seulement dans toute la série animale, mais dans presque toutes les parties de l'organisme. Chez les vertébrés, *le glycogène s'accumule surtout dans les cellules du foie et les fibres des muscles*, mais il existe aussi dans la rate, le poumon, les reins, la tunique musculaire de l'estomac, les productions épithéliales et cartilagineuses. Il est encore très répandu dans les divers tissus de l'embryon et dans le placenta, et partout on le retrouve sous forme de dépôt dans les cellules. La présence du glycogène dans certains liquides de l'organisme pourrait cependant laisser croire qu'il peut, parfois, subsister à l'état de solution. Le glycogène existe, en effet, normalement et d'une façon constante dans le sang artériel et veineux de l'homme et des animaux (cheval, bœuf, chien), quelles que soient d'ailleurs les conditions physiologiques des sujets examinés[4]. On arrive également à l'extraire de la lymphe des animaux, du pus

---

1. A. Gautier, *Comptes rendus*, 1899, t. II, p. 701.

2. Schiff, *Comptes rendus*, 1859, p. 395.

3. Rouget, *Comptes rendus*, 1859, p. 792, 1018. — Hoffmann, *Arch. f. Anat. u. Physiol.*, 1871, p. 550.

4. Kaufmann, *Comptes rendus*, 1895, t. 1er, p. 567.

et du liquide d'un grand nombre de tumeurs[1]. Mais Hoppe Seyler[2] et Dastre[3], le premier, en caractérisant ce corps dans les globules blancs du sang, et le second, en constatant que le plasma de la lymphe ne contient pas trace de matière sucrée sous cette forme, ont suffisamment établi que le glycogène des liquides et des humeurs était entièrement fixé sur les éléments figurés, tels que les globules et les leucocytes. Bœhm et Hoffmann[4], en injectant une de ces pseudo-solutions de glycogène dans la jugulaire d'un chat, ont du reste constaté que, pour une faible quantité de substance injectée, les globules du sang étaient de suite altérés. Cela prouve que le glycogène ne peut se séparer en nature, même au sein des liquides, de l'élément cellulaire, dans lequel il se dépose.

Nous sommes maintenant suffisamment fixés sur la diffusion extrême, dans l'organisme animal, d'une substance sucrée, n'y existant jamais qu'à l'état solide par suite de sa très faible solubilité, et réagissant d'une façon assez caractéristique sous l'influence de l'iode. Mais, bien que répondant aux mêmes caractères généraux, ces dépôts hydrocarbonés sont-ils constitués par une seule matière, toujours identique à elle-même? Le glycogène répond à la formule générale $(C^6H^{10}O^5)^n$ de cette série bien homogène de glucosides qui, résultant de la condensation de plus en plus accentuée du glucose, comprend d'une façon certaine le maltose, les dextrines et l'amidon. Pelouze l'a analysé le premier et lui a trouvé la formule $(C^6H^{10}O^5)\,H^2O$, correspondant à une teneur en eau de 10 p. 100. Bœhm lui a attribué la formule $(C^6H^{10}O^5)^6\,H^2O$, qui n'exige que la présence de 1,85 d'eau. D'après Sabanéieff[5], le poids moléculaire du glycogène conduirait au contraire à la formule $(C^6H^{10}O^5)^{10}$. De tels écarts s'expliquent facilement si l'on songe que la dessiccation n'amène jamais le glycogène à avoir la même teneur en eau. C'est ainsi qu'après les avoir desséchés

1. Langhaus, *Virchow's Arch.*, 1890, p. 120, 167. — Brault, *Le Glycogène et le pronostic des tumeurs*. Paris, 1899.

2. Hoppe Seyler, *Arch. f. Physiol.*, 1873, p. 399.

3. Dastre, *Comptes rendus*, 1895, t. Ier, p. 1368. — *Arch. de physiol.*, juillet 1895. — *Soc. de biol.*, t. XLVI, p. 130.

4. Bœhm et Hoffmann, *Arch. f. exp. Pathol.*, t. VII, p. 489.

5. Sabanéieff, *Zeitschrift f. physiol. Ch.*, t. X, p. 192.

d'une manière identique, A. Gautier a trouvé dans des glycogènes de provenances diverses, et bien qu'ils fussent préparés à un état de pureté aussi parfait que possible, les quantités d'eau suivantes :

Glycogène de foie de lapin . . . . 4,08 p. 100
     —   de foie humain. . . . . 2,45 —
     —   de foie de poulet. . . . . 1,35 —
     —   de muscle de cheval. . . . . . 1,93 —

N'est-ce pas là déjà une preuve que tous les glycogènes ne sont pas identiques ? D'après Tichanowitsch et Seegen, ce corps s'obtiendrait doué de propriétés différentes suivant la nature du régime d'engraissement auquel on soumet les animaux [1]. Musculus et de Mering [2], après avoir étudié l'action de la diastase, de la salive et du suc pancréatique sur le glycogène, ont, il est vrai, très suffisamment démontré « qu'il n'existe qu'un seul glycogène, que l'animal d'où il provient ait été nourri exclusivement avec des hydrates de carbone, ou qu'il ait été nourri avec des substances albuminoïdes ». Il résulte en outre nettement des dernières recherches de A. Gautier [3] que les substances confondues sous le nom de glycogène ne diffèrent guère que par leur solubilité, leur coloration par l'iode, leurs pouvoirs réducteurs et rotatoires, et cela non seulement quand on les extrait d'organes différents (foie, muscles, etc.), mais aussi quand on les retire d'un même organe dans les diverses espèces animales. L'existence de plusieurs variétés de glycogène n'a du reste rien d'anormal. Beaucoup de composés, nous le savons, répondent aux caractères généraux des dextrines. Dans le grain d'amidon, par exemple, d'apparence cependant si homogène, on constate la présence simultanée d'hydrates de carbone différents. Or, dextrines, amidons et glycogènes sont des corps très voisins. Les deux derniers surtout, étant donnée l'analogie intime de leur rôle physiologique, sont absolument comparables, et il ne faut pas s'étonner de retrouver chez l'un ce que l'on observe chez l'autre.

---

1. Luchsinger, *Jahresb. f. Thierch.*, 1873, p. 194.
2. Musculus et de Mering, *Comptes rendus*, 1879, t. Iᵉʳ, p. 87.
3. A. Gautier, *Bull. Soc. chim.* (3), t. XXIII, p. 236.

Ces observations nous montrent que le glycogène est un *mélange, en proportions variables, de différentes matières sucrées, sans doute très proches parentes, mais qui doivent cependant différer au moins par des poids moléculaires plus ou moins élevés.* Peut-il en être autrement, étant données les transformations, souvent d'ordre contraire, que subit continuellement ce corps dans l'organisme? L'amidon animal n'est pas, en effet, aussi stable que l'amidon végétal. Ce dernier reste parfois normalement en réserve une année entière, avant d'être transformé par la plante en principes assimilables. Le glycogène, au contraire, n'a aucune fixité. C'est à peine si, quelquefois, il a le temps d'apparaître, car, aussitôt déposé, il perd de suite sa forme pour donner naissance au sucre que réclament les besoins de la nutrition animale. Il se reconstitue par contre aussi vite, et nous apparaît ainsi finalement comme un élément essentiellement mobile. Les cellules où s'élabore le glycogène sont le siège de phénomènes ininterrompus de synthèse et de dédoublement, et par conséquent la qualité et la quantité des hydrocarbonés qui s'y déposent ne peuvent que varier à chaque instant.

L'étude de la qualité des différents glycogènes, c'est-à-dire la séparation de leur mélange en un certain nombre de véritables espèces chimiques, n'intéresserait la physiologie que si ces diverses substances, après leur dédoublement, pouvaient livrer à l'organisme des principes variables suivant leur nature. Or, il semble aujourd'hui nettement établi que si l'on soumet la matière glycogène à l'action des acides étendus ou des diastases hydratantes animales ou végétales (nous verrons combien les premières sont répandues dans l'organisme), il se forme successivement des dextrines, puis du maltose, de l'isomaltose et, toujours finalement et presque exclusivement du glucose[1]. A. Gautier a trouvé que parfois les liquides provenant de l'hydrolyse de ces hydrates de carbone donnaient la réaction qualitative de plusieurs sucres; malgré cela, nous sommes autorisés à admettre que le *glucose,* c'est-à-dire le sucre du foie ou du sang, *peut*

---

1. Stscherbakok, *Zeitsch. f. Chim.*, 1870, p. 240. — Seegen, *Jahresb. f. Thierchem.*, 1879, p. 47. — W. Ebstein, *Die Zuckerharnruhr*. Wiesbaden, 1887. — Musculus et de Mering, *loc. cit.*, *Berich. d. deutsch. chem. Gesellschaft*, t. XII, p. 700. — Kulz et Vogel, *Zeitschrift f. Biol.*, t. XXIII, p. 100, 108.

dériver de la matière glycogène quelle qu'elle soit et que celle-ci, de même que les amidons, ne semble être en réalité uniquement qu'une source de glucose.

Variations de la teneur de l'organisme en glycogène.

La recherche de la quantité de glycogène contenue dans les différentes cellules de l'organisme, comme les cellules hépatiques et les fibres musculaires où il s'accumule de préférence, fournit plusieurs indications intéressantes pour la physiologie. Elle est naturellement basée sur la séparation, à l'état de pureté, du mélange hydrocarboné plus ou moins complexe qui, déposé dans les divers tissus, répond aux caractères généraux que nous avons vus. Le dosage du glycogène comprend rationnellement trois opérations distinctes [1] : d'abord l'épuisement des tissus par l'eau chaude pour obtenir la dissolution du glycogène, puis la séparation, au moyen de réactifs spéciaux, des matières étrangères azotées solubilisées en même temps ; enfin, la précipitation du glycogène, par l'alcool, dans la liqueur déjà purifiée. On sépare le dépôt du liquide afin de le peser après dessiccation. Si l'on veut une évaluation plus rigoureuse, il faut hydrolyser le glycogène et doser le glucose résultant de son dédoublement. On sait que 97,7 de glycogène sec de foie de lapin, par exemple, d'après le chiffre de A. Gautier, agissent, une fois saccharifiés, sur la liqueur cupro-potassique comme 100 de glucose anhydre ; il est facile de déduire par le calcul le poids de glycogène du poids de sucre régénéré et dosé. Le pouvoir réducteur, après l'intervention de l'eau acidulée à chaud, varie, il est vrai, avec les différents glycogènes. A. Gautier a trouvé que, à poids égaux, le glycogène du foie humain réduit plus que celui du lapin et beaucoup plus que le glucose. Il semblerait en résulter que, suivant leur composition et leur origine, tous les glycogènes ne livrent pas à l'organisme les mêmes poids de sucre ; mais la question ne paraît pas encore nettement tranchée. Il est possible que ces différences proviennent non pas

---

1. Pour les détails techniques du dosage, voir A. Gautier, *loc. cit.*, et G. Meillère, *Comptes rendus*, IVᵉ Congrès. — *Chimie appliquée*, t. II, p. 635.

réellement de la nature même du glycogène, bien qu'elle puisse varier, nous l'avons vu, suivant les tissus et les animaux, mais plutôt des divers procédés d'extraction, de purification et de dessiccation du mélange hydrocarboné sur lequel on opère.

Ces quelques remarques permettent d'entrevoir les difficultés que soulève le dosage du glycogène, aussi les résultats obtenus par la méthode primitive de Claude Bernard, même après les modifications que lui firent subir Hoppe Seyler, Gorup-Besanez, Landwehr, Brücke, Külz, Panormow et bien d'autres[1], sont-ils entachés d'erreur. Avant les travaux de A. Gautier, il est évident que les différents auteurs qui ont abordé la question ont eu rarement en main du glycogène pur, mais, comme la plupart d'entre eux ont procédé à des recherches comparatives en se servant des mêmes méthodes, il est permis d'accepter en toute confiance les conclusions de leurs travaux.

D'une manière générale, la teneur en glycogène de l'organisme animal varie souvent et très rapidement[2]. Bœhm[3] en a trouvé dans l'ensemble des muscles à peu près autant que dans le foie ; il serait peut-être imprudent de généraliser son observation sans de nouvelles expériences, car la quantité de glycogène est essentiellement variable dans le foie, tandis que dans les muscles elle est relativement beaucoup plus constante.

Dans le foie du chien, du lapin, de l'oie et des divers petits animaux que, de préférence, l'on observe au laboratoire, la proportion de glycogène ne dépasse qu'exceptionnellement 13 et 14 p. 100. Elle atteint au maximum 10 p. 100 dans le foie de l'homme qui, pesant en moyenne 1 500 grammes, en contiendrait donc alors 150 grammes. A ces chiffres opposons ceux de A. Gautier. Il a trouvé par sa méthode perfectionnée :

> Glycogène dans 100 de foie humain sain. 2,05
> —   dans 100 de foie de lapin 1,40

---

1. Voir ces différentes méthodes dans *Encycl. chim.*, Fremy. Garnier et Lambling, Schlagdenhauffen, *Chimie des liquides de l'organisme,* 2ᵉ fasc., p. 505, 673.

2. Voir Külz, *Zeitsch. f. Biol.*, t. XXII, p. 191. — *Festschrift*, Marbourg, où l'on trouvera beaucoup d'indications sur la teneur en glycogène des différentes substances.

3. Bœhm, *Pflüger's Arch.*, 1880, t. XXIII, p. 51.

Le foie humain en question provenait, il faut bien le dire, de l'assassin Carrara et avait été traité cinq heures après l'exécution de ce dernier. Le sujet n'était guère dans un état normal et l'on sait, de plus, qu'aussitôt après la mort, sous l'influence des ferments, la matière glycogène se dédouble en sucre et souvent en dextrines difficilement précipitables par l'alcool.

Les muscles renferment au maximum de 1,0 à 1,3 p. 100 de glycogène; la moyenne oscille autour de 0,5 p. 100. Si l'on évalue à 30 kilogr. le poids des muscles chez l'homme de taille ordinaire, cela donne un chiffre de 150 grammes de glycogène pour l'ensemble du tissu musculaire, c'est-à-dire autant que dans le foie. Le calcul indique que la quantité de glycogène contenue dans tout le corps humain est, au maximum, de 300 grammes, soit un peu moins de 0,5 p. 100 du poids du corps. La proportion de 1 p. 100 n'est jamais atteinte, même si l'on tient compte du glycogène fixé sur les globules blancs du sang et les leucocytes de la lymphe. Ces liquides n'en contiennent, en effet, que des quantités fort minimes. Kaufmann n'a trouvé le plus souvent dans le sang normal que des traces de glycogène (quelquefois cependant 10 et même 20 milligrammes par litre), et, d'après Dastre, la lymphe n'en contient que 0,097 p. 100 au maximum.

Ces chiffres moyens n'ont pas ici grand intérêt, puisque *les quantités de glycogène de l'organisme sont sujettes à de nombreux et rapides changements.* Chez les animaux supérieurs, trois causes principales influent sur ces variations : l'ingestion d'aliments, le travail musculaire et les températures anormales du corps.

Au moment de la digestion, le glycogène s'accumule dans le foie tant que l'absorption intestinale se continue. Ce n'est généralement que vingt-quatre heures environ après le repas qu'il augmente dans les muscles[1], où l'on voit sa proportion monter, comme chez le chat, par exemple, de 0,27 p. 100 qu'elle était à jeun jusqu'à 0,87[2]. Il diminue par contre dans l'intervalle des repas et, à plus forte raison, lors d'un jeûne absolu et un peu prolongé. *Le glycogène disparaît*

---

1. Hergenhahn, *Zeitsch. f. Biol.*, t. XXVII, 1890, p. 215, 227.
2. Bœhm, *loc. cit.*

complètement des cellules hépatiques au bout de quatre jours d'*ina-nition* chez la poule et le pigeon, de dix jours chez le lapin, de dix-huit jours chez le chien[1]. Les muscles seuls en conservent parfois des traces jusqu'au moment même de la mort. D'après cela, il faut s'attendre à trouver beaucoup de glycogène chez les individus sains, gras et bien nourris, et à le voir au contraire diminuer et même disparaître dans les muscles et surtout dans le foie des sujets faibles, insuffisamment alimentés, chez les malades et les fiévreux.

Sous l'influence du travail musculaire, le glycogène diminue et disparaît encore plus rapidement qu'au cours du jeûne prolongé. Après les exercices violents provoquant une grande fatigue, le foie ne contient plus que des traces de glycogène[2]; la teneur des cellules hépatiques en cet élément varie toujours du reste généralement avec l'activité motrice du sujet considéré. Le foie des pigeons en cage contient de 2,0 à 3,7 p. 100 de glycogène; on n'en retrouve plus dans le même organe, chez les mêmes animaux fatigués par le vol, que 1,4 p. 100 au maximum[3]. Il en est ainsi pour tous les muscles. Ils contiennent d'autant moins de glycogène qu'ils sont plus actifs. Entre mille exemples, les muscles de l'aile des oiseaux volant peu, comme la poule, sont beaucoup plus riches en ce principe que les muscles correspondants du pigeon ou du moineau, etc. On peut dire d'une façon générale que le muscle au repos contient au moins trois fois plus de glycogène que le même muscle fatigué. Voici plusieurs résultats extraits d'un travail de Monari[4] :

	MUSCLE	
	au repos.	fatigué.
	p. 100.	p. 100.
Glycogène	0,199	0,042
—	0,154	0,102
—	0,112	0,028
—	0,231	0,073

1. Aldehoff, *Zeitsch. f. Biol.*, 1889, t. XXV, p. 137-162. — Luchsinger, *Pflüger's Arch.*, 1878, t. XVIII, p. 472. — Hoppe Seyler, *Physiol. Chem.*, p. 709.

2. Külz, *Arch. f. exper. Path. u. Anat.*, t. III, p. 184.

3. Wittisch, *Centralbl. f. d. med. Wiss.*, 1875, p. 113.

4. Monari, *Maly's Jahresb.*, t. XIX, 1889, p. 303.

La contraction provoquée artificiellement par la tétanisation fait aussi bien disparaître le glycogène que la contraction volontaire et naturelle. Weiss[1] a analysé les muscles des pattes postérieures de grenouilles, les unes laissées inactives, les autres tétanisées. Dans les pattes inactives, il y avait 0,117 de glycogène p. 100 et 0,059 seulement dans les mêmes pattes ayant subi la contraction. Ces chiffres suffisent pour nous montrer nettement que la disparition du glycogène est un phénomène corrélatif de l'activité musculaire ; aussi la richesse de l'organisme en cet élément, toutes conditions physiologiques égales d'ailleurs, est-elle en raison inverse du travail demandé aux muscles.

Lorsque l'on refroidit un animal au-dessous de sa température normale, en le plongeant par exemple dans un bain froid, *le glycogène du foie diminue* aussi rapidement que si le sujet était soumis au jeûne ou astreint à une certaine production de travail musculaire[2]. Les animaux se refroidissent encore sous l'influence d'une immobilité absolue et forcée, et ne tardent pas à mourir. Après la mort qui survient lorsque la température est tombée de 10° ou 12° au-dessous de la normale, l'analyse constate la disparition complète du glycogène aussi bien dans le foie que dans les muscles. Autre exemple de l'influence du refroidissement sur le glycogène : un lot de lapins perd dans l'air à 10°, par heure et par kilogramme, 4,16 calories. Si l'on vient à recouvrir ces animaux d'un vernis imperméable, ils perdent dans les mêmes conditions 7,58 calories, c'est-à-dire beaucoup plus de chaleur. Ils tendent à se refroidir, et l'on constate, par des analyses comparées, que le glycogène disparaît de suite du foie, à moins que l'on ne réchauffe artificiellement l'animal.

Toutes ces causes de disparition du glycogène, le jeûne, le travail musculaire et le refroidissement, sont au fond un peu solidaires les unes des autres. L'inanition absolue, par exemple, est toujours accompagnée, surtout à la fin, d'un refroidissement notable et progressif. Chez les animaux à sang chaud privés de nourriture, on constate

---

1. Weiss, *Wiener Akad. Bericht.*, juillet 1871.
2. Külz, *Pflüger's Arch.*, t. XXIV, 1881, p. 46. — Bœhm et Hoftmann, *Arch. f. exper. Path. u. Phar.*, t. VIII, 1878, p. 295.

une diminution du glycogène d'autant plus rapide que la surface du sujet est plus grande proportionnellement à son poids, c'est-à-dire que l'animal est plus petit et par conséquent sujet à se refroidir plus facilement. Tout le monde sait encore que le refroidissement occasionné par l'air, les bains ou les douches provoque de violents frissons. Or, ceux-ci ne sont autre chose que des contractions musculaires convulsives, capables, nous l'avons dit, de faire diminuer et même disparaître le glycogène. Ces contractions musculaires, nous le verrons, sont en outre une source de calorique pour l'ani- mal qui lutte surtout contre le refroidissement en produisant le plus de chaleur possible[1]. Si, pour suivre la marche de ce réchauffe- ment et pour se rendre compte, en même temps, des organes qui y contribuent principalement, on plonge un animal dans un bain froid, et si on le laisse ensuite se réchauffer tout seul dans une couverture voici ce que l'on observe au moyen de thermomètres ou d'aiguilles thermo-électriques placés de façon à indiquer les variations de tem- pérature des différentes parties du corps : on voit que le surcroît de chaleur produit pour réchauffer progressivement l'animal est essen- tiellement, sinon exclusivement, produit par le foie et les muscles, c'est-à-dire par l'organe et les tissus où le glycogène se dépose de préférence et d'où il disparaît sous l'effet du refroidissement.

Ainsi donc, après avoir passé en revue les caractères généraux du glycogène, susceptibles de nous aider lors de la recherche et du dosage de ce corps, nous venons d'être conduits, par les causes mêmes qui influent sur la quantité de glycogène fixé dans les diffé- rents tissus, à reconnaître qu'il doit y avoir *une relation étroite entre le glycogène d'un organisme et la source où cet organisme puise son énergie musculaire et sa chaleur.* Les chapitres suivants nous confirmeront encore mieux cette idée générale, mais, pour pouvoir la développer en toute connaissance de cause, il nous faut aupara- vant résumer les propriétés générales du sucre qui constitue, avec le glycogène, la forme principale sous laquelle l'organisme utilise la matière hydrocarbonée. L'étude générale du glucose va terminer ce chapitre sur les hydrates de carbone de l'économie.

---

1. M. Arthus, *Éléments de physiologie :* La Lutte contre le refroidissement. p. 459.

Identité du glucose et du sucre du sang.

C'est Claude Bernard, nous le savons, qui, le premier, a affirmé l'existence dans le plasma sanguin d'un corps possédant un pouvoir rotatoire droit, réduisant la liqueur cupro-potassique et fermentant sous l'action de la levure. Cette triple propriété physique, chimique et biologique ne pouvait appartenir qu'à un sucre, ou plus exactement à deux sucres : le maltose et le glucose, faciles à différencier. Le premier est un glucoside, capable de se dédoubler à l'hydrolyse, tandis que si l'on fait chauffer avec un acide dilué une solution du second, celle-ci conserve ses pouvoirs réducteur et rotatoire. L'extrait du sang se comportant ainsi, Claude Bernard en avait conclu que ce liquide contenait du glucose ; et les expérimentateurs qui, depuis, comme Seegen [1], Külz, Chauveau, ont poursuivi de longues recherches sur la glycogénèse, ont toujours identifié le sucre du plasma au sucre de raisin, et l'ont toujours dosé comme tel.

On utilise généralement, en vue du dosage du glucose, l'une des trois propriétés principales que l'on peut reconnaître à ce corps. On emploie, suivant certaines conditions et conventions spéciales, la liqueur alcaline de cuivre, et l'on calcule le poids du sucre d'après le poids de métal réduit. On se sert aussi fréquemment d'appareils appelés saccharimètres, qui permettent d'appliquer la méthode polarimétrique proposée, pour la première fois, par Biot, justement à propos de l'analyse d'un liquide organique sucré, les urines de diabétiques. On peut enfin, par fermentation, transformer le sucre en alcool et en acide carbonique, et déduire du dosage de l'un ou l'autre de ces deux derniers éléments, la quantité de sucre transformée par la levure.

Mais, si l'on effectue comparativement et suivant les règles adoptées, le dosage du sucre dans un même échantillon de sang, au moyen de la liqueur de cuivre, puis du saccharimètre et ensuite de la fermentation, les résultats obtenus ne sont pas concordants.

---

1. Seegen, *Arch. f. d. gesammte Physiol*, Bd XXXIV. 1885.

Devant ces différences, certains physiologistes se sont crus autorisés à douter de la nature du sucre du sang, et à affirmer qu'elle était variable et différente parfois de celle du glucose pur, le d. glucose de la classification de Fischer. Le dosage du sucre par fermentation alcoolique ne présente pas, il est vrai, une précision suffisante. Malgré cela, Seegen s'est étonné de trouver 20 p. 100 de sucre en moins, après action de la levure, que par la liqueur cupro-potassique. G. Otto[1] a trouvé, lors de recherches très remarquables analogues à celles de Seegen, les quantités suivantes de substances réductrices non fermentescibles dans le sang des artères et des veines :

		ARTÈRE.	VEINE.
		p. 100.	p. 100.
Chez le chien . . .	Minimum.	0,16	0,18
	Maximum.	0,58	0,72
Chez le lapin . . .	Minimum.	0,17	0,26
	Maximum.	0,31	0,36

Mering[2], après avoir constaté des divergences entre les résultats, suivant que l'on procède au dosage du sucre par la méthode de la fermentation ou au moyen de la liqueur de cuivre, conclut que le sang doit contenir du maltose ou de la dextrine. Pavy[3] y caractérise l'iso-maltose. Lépine et Boulud ont souvent eux aussi observé l'écart des chiffres donnés par la fermentation, le polarimètre et la réduction de la liqueur, et ont obtenu dans le plasma sanguin les réactions caractéristiques spéciales à l'acide glycuronique, au lévulose, aux pentoses, et peut-être au saccharose[4]. Lors de l'analyse du sucre extrait à peu près pur du sang d'un diabétique, Hédon trouva par le polarimètre 21 grammes de glucose par litre, tandis que le titrage en décelait 36 grammes. « Il découle de cette constatation, dit-il, que le sucre du sang diabétique est un sucre particulier, différent du glucose, ou bien qu'il représente un mélange de plusieurs sucres à propriétés optiques inverses. Il en est de même, ajoute-t-il, du sucre du sang normal, qui jusqu'ici n'a jamais été

1. G. Otto, Nord. Arkiv., t. XVI, n° 27.
2. Mering, Dubois Arch. 1877.
3. Pavy, XIIIe Congrès intern. médec. Paris, 1900.
4. Lépine et Boulud, Comptes rendus, 1901, t. II. p. 138.

isolé à l'état de pureté, et sur la nature duquel l'on peut conserver des doutes[1]. »

Hanriot[2], d'un autre côté, a retiré du sang un corps paraissant, après son extraction, posséder un pouvoir rotatoire dextrogyre plus faible que celui du glucose et un pouvoir réducteur supérieur ; mais, lorsqu'il l'eut purifié plus complètement, il obtint 65 grammes environ d'un sucre qui donnait à l'analyse, par le saccharimètre et la liqueur de cuivre, des chiffres identiques, s'accordant exactement avec ceux du glucose pur. Pour plus de certitude, Hanriot soumit le composé qu'il avait isolé du sang à toutes les réactions susceptibles de le caractériser. Il le traita par l'acétate de phénylhydrazine et précipita dans les conditions de temps, de concentration et de température voulues, le même osazone, fusible à 204°, que s'il avait opéré avec du glucose pur. Sous l'action du chloral, il convertit encore son sucre en parachloralose fusible à 227-230°, autre réaction absolument caractéristique. Pickardt[3] vérifia de même sur le sucre du sang toutes les réactions chimiques du d. glucose.

Arthus[4] arrive, par une autre voie, à la même conclusion. Nous venons de voir que l'on ne peut douter de la présence dans le sang d'un corps qui, au point de vue chimique, donne exactement les mêmes réactions que le glucose. Mais, de ce qu'il est possible d'extraire ce corps, on ne doit pas en conclure qu'il existe réellement sous cette forme dans le sang normal. Ce liquide subit, en effet, en vue de la séparation du sucre, de nombreuses manipulations. On le fait, par exemple, bouillir. Or, la chaleur peut parfaitement provoquer des dédoublements et régénérer du glucose, même si ce corps se trouve dans le plasma à l'état de combinaison. Pour se rendre compte si le sucre conservait sa forme libre dans le sang non bouilli et avant toute manipulation, Arthus utilisa la propriété qu'ont tous les sucres solubles, ainsi que certains sels, de *dialyser*, c'est-à-dire de pouvoir

1. Hédon, *Bull. Soc. de biol.*, 1898, p. 510, et *Dict. physiol.*, Richet, art. : *Diabète*.

2. Hanriot, *Bull. Soc de biol.*, 1898, p. 545.

3. Pickardt, *Zeitschr. f. physiol. Chem.*, t. XVII, p. 217.

4. M. Arthus, *Éléments de physiologie :* Glucose du sang, p. 345.

traverser, lorsqu'ils sont en solution, les membranes de papier parchemin. Les substances dites *colloïdes* au contraire, comme certains corps azotés analogues à l'albumine du blanc d'œuf, comme le glycogène ou l'amidon qui ne fournissent que des solutions opalescentes, ne peuvent diffuser au travers des feuilles parcheminées. On additionne du sang, dès sa sortie des vaisseaux, de fluorure de sodium, afin d'éviter qu'il ne subisse l'action des ferments ou des microbes, puis on le place dans un dialyseur. On nomme ainsi un vase cylindrique dont le fond est constitué par une membrane de parchemin, assez fortement appliquée contre les parois du récipient pour que du liquide ne puisse pas s'infiltrer directement par les interstices du pourtour. Si l'on vient à plonger ce dialyseur contenant le sang dans de l'eau distillée, on constate qu'il passe du sucre à travers le parchemin. Ce sucre se retrouve dans l'eau et, forcément, sous la forme qu'il avait dans le sang, c'est-à-dire à l'état libre.

Pour déterminer plus exactement la nature du sucre dissous dans le plasma sanguin, Arthus, utilisant encore les phénomènes de dialyse, a basé ses recherches sur la propriété qu'ont les différents hydrocarbonés de ne pas tous traverser aussi rapidement les membranes parcheminées. Suivant Musculus et Meyer, les vitesses de diffusion des diverses matières sucrées sont les suivantes :

Glucose hydraté	100
Galactose	96
Lévulose	90
Saccharose	82
Lactose	77
Maltose	64
Dextrines	7 à 1

D'après cela, si l'on dialyse comparativement du sang et une solution pure, contenant la même quantité de glucose que ce sang, les sucres, dans les deux cas, ne mettront exactement le même temps pour traverser la membrane, qu'autant qu'ils seront identiques. L'expérience ayant constaté que les deux liquides dialysés perdaient leur matière sucrée avec la même vitesse, l'auteur était en droit d'affirmer non seulement que *le sucre se trouvait dans le sang sous forme libre, mais qu'il y existait à l'état de glucose.*

Toxicité des matières sucrées.

La faible toxicité des hydrates de carbone de la famille du glucose ou du saccharose rend du reste possible leur présence en solution dans le sang. Arrous[1] a déterminé cette toxicité sur le lapin, et ses chiffres, bien que susceptibles de varier avec les différentes espèces animales, n'en prouvent pas moins nettement que *les sucres sont des substances absolument inoffensives.* En injectant 10 grammes de galactose, de maltose ou de raffinose par kilogramme, l'animal survit sans accident. Pour provoquer une mort immédiate, il faut, par kilogramme, 31 grammes de sucre de canne, ou 35 grammes de lactose, ou 25 grammes de glucose. On voit, en passant, que la toxicité est d'autant plus forte que le poids moléculaire du sucre est moins élevé[2]. Le jeûne, l'énervation et l'ablation même des deux reins ne changent en rien les résultats. Pour la curiosité du fait, si nous appliquons à un homme de 70 kilogr. les chiffres trouvés pour le lapin, chez qui la survie est de règle après l'injection de 18 à 20 grammes de glucose par kilogramme, on voit que son sang pourrait, sans qu'il survînt d'accidents immédiats mortels, contenir momentanément 1 200 grammes de ce sucre. Normalement, chez le sujet sain, il n'y en a pas plus de $7^{gr},5$ en solution dans le plasma. A l'équivalent toxique du glucose il est intéressant de comparer celui des dextrines et du glycogène. Ils amènent la mort lorsqu'on les injecte à la dose de 10 grammes par kilogramme et occasionnent toujours une destruction considérable de globules rouges et l'apparition d'urines sanguinolentes. N'est-ce pas là une nouvelle preuve que *le glucose peut exister en solution, dans l'organisme, sous forme libre, tandis que le glycogène doit rester en dépôt dans les tissus.*

---

1. Arrous, Thèse, Faculté de Montpellier, 1900.

2. Le sucre interverti seul fait exception. Il se compose de molécules de glucose et de lévulose à parties égales. On devrait donc, étant donnée la toxicité de ces deux sucres, pouvoir injecter de 18 à 20 grammes de sucre interverti par kilogramme d'animal. Or, il suffit de 10 et même de 6 grammes pour amener la mort. On a constaté que le sucre interverti mélangé avec du saccharose ou un autre sucre était moins toxique.

Difficultés de dosage du glucose dans le sang.

Si, pour nous résumer, nous rapprochons maintenant les conclusions des auteurs qui ont voulu établir l'identité du sucre du sang,
nous voyons que leurs recherches ont souvent abouti à des contradictions. Les uns, déroutés, lors du dosage du sucre, par l'écart des
résultats obtenus en suivant différentes méthodes, nient l'existence
du glucose dans le sang. D'autres, et avec succès, cherchent à prouver
que l'on y trouve, à côté du glucose, les matières sucrées les plus
diverses. D'autres enfin obtiennent dans le plasma sanguin les réactions caractéristiques du glucose, et démontrent que la matière sucrée peut exister *in vivo,* sous cette forme, dans les liquides de
l'organisme et qu'elle y existe réellement. Comment la chimie et la
physiologie doivent-elles conclure devant de pareilles divergences ?

Tout d'abord, de ce que le résultat varie avec la méthode de dosage suivie, il ne s'ensuit pas logiquement que l'on se trouve en
présence d'un sucre différent de celui que l'on croyait pouvoir doser.
Dans un liquide organique sucré, il existe toujours, à côté du sucre,
des substances étrangères capables, comme ces derniers, de réduire
la liqueur de cuivre ou d'agir sur la lumière polarisée. Il faut se
débarrasser de ces causes d'erreur et l'on emploie le plus souvent
dans ce but des réactifs défectueux qui précipitent parfois le sucre
lui-même, et, parfois aussi, laissent dans le liquide soit des substances
réductrices, soit des corps doués d'un pouvoir rotatoire. C'est ainsi
que, d'après la technique imaginée par Claude Bernard [1], pour précipiter tout ce qui peut gêner pendant le dosage même du sucre,
on fait bouillir le sang avec du sulfate de soude ou avec un peu
d'acide acétique ou avec les deux réactifs à la fois. Dans ces conditions, il se forme un coagulum facile à séparer par filtration et
censé contenir tout ce qui, en dehors du sucre, peut réduire
le métal ou agir sur le polarimètre. Aucun travail suffisamment
documenté ne nous permet d'affirmer qu'il en est ainsi. Lors du

---

1. Pour les différentes méthodes de dosage du sucre dans le sang, voir : Tollens,
traduct. Bourgeois, *Les Hydrates de carbone,* p. 429, et surtout Dr Barral, *Le
Sucre du sang,* p. 27. Baillière, 1890.

dosage du sucre dans les urines de diabétiques, sucre dont la nature
a été aussi discutée que celle du sucre du sang, on élimine presque
toujours les impuretés au moyen du sous-acétate de plomb. On s'est
souvent étonné de trouver dans le liquide ainsi purifié des taux de
sucre variables suivant la méthode employée. Le docteur Patein [1] a
prouvé que ces écarts proviennent uniquement de la présence, dans
l'urine, de matières qui ne sont pas précipitées complètement par les
sels de plomb et qui, bien que différentes du sucre, sont cependant
douées d'un pouvoir rotatoire. Si l'on emploie des réactifs mieux
appropriés, toutes les méthodes conduisent aux mêmes chiffres.
L'identité de la matière sucrée des urines diabétiques n'est donc plus
contestable et, en dépit des objections, l'on se trouve toujours avoir
affaire à du glucose pur. Devant ces faits bien établis, rien ne nous
dit alors que l'on n'arriverait pas aux mêmes conclusions en choi-
sissant plus judicieusement l'agent chimique destiné à purifier le
sang avant le dosage du sucre. Hanriot n'a-t-il pas déjà démontré
l'existence, dans le sang comme dans l'urine des diabétiques, d'une
impureté à pouvoir réducteur plus élevé que celui du glucose, mais
dénuée de tout pouvoir rotatoire ?

L'infidélité des réactifs usuels n'est pas la seule cause possible de
perturbation dans le dosage. Les résultats, ainsi que nous allons
l'expliquer, bien que cela nous détourne un peu du sujet de ce chapitre, varient encore suivant la méthode employée pour recueillir
le sang. Ce liquide, dès sa sortie des vaisseaux, change de composition et, actuellement, il n'est plus permis au chimiste de le considérer, après son extraction, comme une solution sucrée quelconque,
inerte et susceptible de conserver sa teneur en sucre durant le
moment, très court cependant, qui sépare la saignée de la fin du
dosage.

Ferments du sang. — Glycolyse.

Les variations du sang *in vitro* sont la conséquence toute naturelle du rôle qu'il joue dans l'organisme comme intermédiaire obligé

---

1. Dr Patein, *Sucres urinaires.* — IVe Congrès internat., *Chimie appliquée*, t. II,
p. 655.

des échanges vitaux et comme vecteur de tout ce qui est nécessaire à l'entretien de la vie. « Le sang, dit le docteur Labbé [1], par sa circulation continuelle, établit le rapport, le contact entre les éléments les plus éloignés. C'est lui qui apporte à chacun ce qu'il réclame et remporte les matériaux devenus inutiles et nuisibles. Il est en un mot la voie de transport des substances nutritives, des ferments, des déchets, des toxiques, des microbes, etc... » Ainsi qu'en témoigne l'observation d'une multitude de ces phénomènes intimes, que les progrès de la technique microscopique et de la micro-chimie nous permettent aujourd'hui de suivre si facilement, ce transport de la matière par le sang s'effectue presque uniquement grâce aux globules blancs ou leucocytes demeurés avec les globules rouges en suspension dans le plasma. Mais alors que ces derniers ne servent guère de véhicule qu'à l'oxygène, et cela depuis les poumons jusqu'au niveau des tissus, les leucocytes nous apparaissent, au contraire, comme les seuls intermédiaires existant entre les tissus et les substances organiques ou minérales, alimentaires ou inassimilables, toxiques ou même médicamenteuses, qui, venues du dehors ou produites par l'économie, sont entraînées dans le courant de la circulation.

Sous le microscope on voit les leucocytes englober non seulement les corps étrangers inertes, les poussières végétales ou minérales et les pigments, mais aussi les cellules mortes de l'organisme, les éléments usés et les microbes. Ils absorbent de même les substances chimiques les plus diverses, les médicaments organiques ou minéraux et les fixent aussi bien que la plupart des toxines microbiennes ou d'origine végétale. Les globules blancs se chargent enfin de matériaux alimentaires de réserve, comme le glycogène, qu'ils accumulent volontiers dans leur protoplasma [2]. Tel est le rôle purement mécanique des leucocytes. Mais en même temps qu'ils transportent les substances, ils les modifient, pour leur donner la forme sous laquelle elles pourront être utilisées là où le besoin s'en fait sentir.

---

1. Dʳ M. Labbé, *Le Sang,* in *Actualités médicales.* Baillière.

2. Salmon, *Glycogènes et leucocytes.* Thèse. Paris, 1899. — (Beaucoup d'auteurs nient cependant aujourd'hui que les granulations des leucocytes qui réagissent par l'iode soient constituées par des amas de glycogène.)

Ils agissent, la chose n'est pas douteuse, durant l'absorption des aliments, des graisses par exemple qui, avant de pénétrer dans le canal thoracique et par conséquent dans le système général sanguin, suivent la voie des chylifères et traversent des organes lymphatiques riches en globules blancs. Il sera peut-être un jour démontré qu'ils interviennent encore lors de l'assimilation des matières albuminoïdes. Les leucocytes, en tout cas, peuvent transformer les substances, puisqu'ils les digèrent complètement et les détruisent. Devant ces faits généraux, nous voyons que leur rôle mécanique est doublé d'un rôle essentiellement chimique réclamant par conséquent l'intervention d'agents de transformation. Les réactifs, grâce auxquels les leucocytes interviennent ainsi dans les échanges vitaux, présentent les caractères des ferments solubles. Ils ne sont pas encore tous connus, la multiplicité des transformations à opérer en exige un nombre considérable, mais leur étude commence cependant à être déjà très avancée [1]. A côté de la *plasmase* ou *fibrin-ferment,* qui préside à la coagulation du sang en gelée, peu de temps après sa sortie des vaisseaux, et de la *thrombase* ou *histone,* qui s'oppose au contraire aux actions coagulantes, on trouve dans les leucocytes un ferment transformant la caséine, une *trypsine* analogue à celle du pancréas. Citons également la diastase digestive, grâce à laquelle se produit le phénomène de la *phagocytose,* autrement dit, la digestion et la destruction par les globules blancs des microbes et des cellules mortes ou usées, puis le ferment *lipasique,* capable, comme les acides et les alcalis, de saponifier les corps gras. Cette dernière diastase joue, croit-on, un rôle important lors de l'assimilation et de l'utilisation des graisses dans les ganglions mésentériques [2]. Mais parmi les substances élaborées par le protoplasma des leucocytes, il en est qui doivent ici retenir plus particulièrement notre attention, ce sont celles à qui leurs affinités spéciales permettent d'agir sur les hydrocarbonés. C'est ainsi que les *oxydases* des globules blancs

1. Pour l'étude particulière des divers ferments du sang, voir E. Duclaux, *Traité de microbiologie,* t. II.

2. A. Poulain, *La Graisse dans le ganglion lympathique normal et pathologique.* Thèse. Paris, 1902.

oxydent, ainsi que leur nom l'indique, non seulement les graisses [oxydation qu'elles poussent souvent jusqu'à les transformer en eau et en acide carbonique[1]], mais également les sucres et en particulier le glucose. Celui-ci peut alors donner naissance à l'acide glycuronique[2]. Les glucosides les plus divers sont également dédoublés par les ferments saccharifiants des leucocytes et entre autres par un ferment amylolytique, qui a été plus spécialement étudié[3]. Il en est de même de certaines matières azotées, comme les peptones. On régénère du sucre à leurs dépens sous l'action du ferment pepto-saccharifiant des globules blancs. Le ferment *glycolytique*[4] préside enfin au phénomène de la *glycolyse,* c'est-à-dire à la disparition progressive du sucre. A l'état normal, la production par les leucocytes de ces substances, aussi actives que variées, ne peut être assimilée qu'à une véritable sécrétion interne de leur protoplasma. Tant que le globule blanc, doué de sa pleine et entière vitalité, garde la composition, les propriétés (tension superficielle, pouvoir osmotique, etc.) et la forme que sait lui conserver le plasma sanguin qui le baigne normalement, il retient ses ferments et ne les fait agir uniquement que sur les corps qu'il englobe. Il y a là action ou digestion purement intracellulaire. Mais, s'il perd ses propriétés vitales, s'il est altéré par un processus toxique, si, en un mot, une cause quelconque vient rompre l'équilibre normal du sang en circulation, de suite les produits de sécrétion interne dont nous parlons sortent du protoplasma leucocytaire. C'est ce qui arrive lorsqu'on extrait le sang des vaisseaux. Aussitôt après la saignée, les leucocytes souffrent et, au bout d'un temps plus ou moins long suivant leur résistance, ils ne tardent pas à mourir. Au moment de leur mort, les ferments se répandent donc dans le liquide ambiant. Sous l'action de certains d'entre eux, il se forme une masse gélatineuse, constituée par une matière azotée, la fibrine, que l'on ne trouve pas dans le sang en circulation. Ce coagulum

---

1. Ferment lipolytique de Cohnstein et Michaelis.

2. Lépine et Boulud, *Comptes rendus,* 1901, t. II, p. 720.

3. Rossbach, *Deut. méd. Wochensch.,* 1890, et Zabolotny, *Arch. russes de pathol.,* 1900.

4. Dr E. Barral, *Le Ferment glycolytique.* Steinheil, 1892 (où se trouve toute la bibliographie de la question). — Lépine et Boulud, *Comptes rendus,* 1903, t. I, p. 73.

retient dans ses mailles les éléments figurés, tels que les globules rouges et les leucocytes, puis se rétracte et ne tarde pas à laisser exsuder un liquide jaune, généralement limpide, que l'on nomme le *sérum*. Parmi les diverses matières que contient ce sérum se trouvent, d'une part, les sucres du sang, que nous avions momentanément perdus de vue, et, d'autre part, les ferments que les leucocytes, par suite de la mort du sang, laissent transsuder de leur protoplasma. Le chimiste se trouve par conséquent en présence d'un sérum sucré manifestant à la fois, et cela d'une façon bien nette, des pouvoirs saccharifiants, oxydants et glycolytiques. Telle est la conclusion à laquelle nous conduit cette digression sur l'action leucocytaire.

Dans ces conditions, que signifie le dosage du glucose dans le liquide issu de la transformation du sang ? Nous donne-t-il le sucre réel préexistant au moment de la saignée, ou bien celui qui subsiste après l'action simultanée des diverses diastases sur la matière sucrée du sang ? Les ferments du sérum, d'après ce que nous en avons dit, peuvent agir d'une façon absolument contraire. Ils saccharifient le glycogène ou les peptones préexistant dans le sang, d'où augmentation du taux du sucre, ou bien ils procèdent par oxydation ou glycolyse, ce qui équivaut dans les deux cas à la destruction d'une certaine quantité de sucre libre. S'il y a oxydation, le sucre, qui est particulièrement sensible à cette action, peut se transformer en acides glycuroniques conjugués. Nous nous expliquons alors pourquoi les dosages par réduction, par voie optique et par fermentation peuvent ne pas fournir le même chiffre. Les acides glycuroniques conjugués ne réduisent pas, en effet, la liqueur cupro-potassique, tandis qu'ils dévient à gauche la lumière polarisée et restent insensibles à l'action de la levure. S'il y a glycolyse, le dosage accuse encore des résultats trop faibles. Dans ce cas, le ferment agit en dédoublant le sucre ou en l'oxydant dans la partie aldéhydique de sa molécule, ce qui l'empêche d'agir sur la liqueur cupro-potassique. Il peut aussi former par synthèse une substance plus condensée ne réduisant également plus le métal ou enfin pousser l'oxydation jusqu'à la transformation complète du sucre en eau et en acide carbonique. On ne sait pas encore bien exactement comment agissent tous ces ferments, mais, ce qui n'est pas discutable, c'est qu'il y a là matière à fausser complètement l'analyse qualitative et quantitative. Les résultats ne peuvent-ils pas varier en sens contraire, suivant que la destruction du sucre est plus ou moins rapide que le dédoublement du glycogène ou des autres substances saccharifiables ?

L'influence des ferments et surtout de la glycolyse qui, au bout d'un certain temps, provoque souvent la disparition totale du sucre dans le sérum, ne pouvait échapper à l'observation des physiologistes. Claude Bernard reconnut le premier que beaucoup d'auteurs n'auraient pas nié la présence du sucre dans le plasma sanguin s'ils n'avaient pas souvent attendu plus de vingt-quatre heures pour en opérer la recherche ou le dosage ; aussi recommande-t-il de toujours procéder à l'analyse aussitôt la saignée. Chauveau et Seegen signalèrent, l'un et l'autre, le même phénomène, mais personne ne songea à l'expliquer, jusqu'au jour où M. le docteur Lépine, après avoir démontré que la destruction du sucre du sang était due à une action diastasique, localisa ce ferment dans les globules blancs, l'isola et en étudia les principales propriétés *in vitro* et *in vivo*. L'influence des ferments une fois entrevue, il était facile d'y remédier, en les détruisant au moyen de la chaleur, par exemple, ce qui est le moyen le plus sûr et le plus rapide, avant qu'ils aient eu le temps de transsuder du protoplasma leucocytaire. D'après la technique de Claude Bernard, le sang, dès sa sortie des vaisseaux, était chauffé sur la flamme du gaz, en présence de sulfate de soude et d'acide acétique. L'ébullition étant atteinte, on pouvait donc se croire à l'abri de toute fermentation. Mais MM. Lépine et Barral ont démontré, à propos de l'étude du ferment glycolytique, qu'il se détruit du sucre même durant le temps très court que l'on met à chauffer la liqueur. Suivant que l'ébullition est atteinte au bout de trois ou de neuf minutes, on obtient, sans changer autrement le mode opératoire :

Glucose dans le sang chauffé rapidement . . . 0,86 p. 100
—   —   lentement. . . . 0,78 —

Nous citons ces chiffres pour montrer combien les moindres détails modifient le résultat. Devant la rapidité surprenante avec laquelle les matières sucrées du sang peuvent s'altérer, il faut que la destruction des ferments coïncide avec la sortie du sang des

vaisseaux, autrement dit, il faut chauffer instantanément le liquide
que l'on recueille par saignée. C'est pour cela que MM. Lépine et
Barral recommandent de faire tomber le sang, goutte à goutte, dans
du sulfate de soude préalablement chauffé à la température de 80°.
Cette technique a-t-elle été suivie par les auteurs, à qui le polarimètre et la réduction de la liqueur de cuivre ont donné des taux différents de sucre, évalué en glucose ? Sans vouloir aucunement criti-
quer leurs méthodes, nous croyons cependant n'en avoir pas moins
nettement établi que la variation des résultats suivant la méthode
de dosage employée ne constitue pas un argument suffisant pour
douter de l'identité du glucose et de la matière sucrée du sang. La
chimie ne permet pas d'autres conclusions.

Modifications possibles de la nature du sucre du sang.

Que répond à son tour la physiologie aux auteurs qui ont nettement caractérisé dans le sang les pentoses, la dextrine et le maltose,
le lévulose et le saccharose même ? Nous verrons, à la fin de ce chapitre, combien il serait imprudent de vouloir toujours considérer le
sucre du sang comme une espèce chimique unique. Il arrive qu'après
un repas copieux et riche principalement en hydrates de carbone
l'on retrouve dans le sang le sucre qui a été absorbé en surabon-
dance. On y provoque même et à coup sûr l'apparition d'un sucre
quelconque en ingérant rapidement de grandes quantités de ce
corps. Si donc, chez un sujet à nutrition très active, le sang, à dis-
tance éloignée d'un repas, ne contient uniquement que du glucose,
il peut ne pas en être du tout de même chez le sujet à nutrition
ralentie, dont les tissus déjà saturés d'hydrates de carbone ne fixent
ou n'utilisent que très difficilement de nouvelles quantités de sucre.
Dans ce dernier cas, surtout durant la période d'absorption consécutive aux repas, il est possible que le sang contienne les sucres les
plus divers. *La nature du sucre du sang, même chez les sujets sains,
varie*, en un mot, *avec le processus de la nutrition intime et suivant
l'alimentation*.

La possibilité de la présence dans le sang de la dextrine, du maltose, du saccharose ou du lévulose étant admise, la physiologie s'est

inquiétée de ce que devenaient alors ces hydrocarbonés. Nous verrons, car il nous faut un peu empiéter sur les chapitres suivants, que
les glucosides alimentaires sont généralement transformés, au niveau
de l'intestin, en sucres réducteurs directement assimilables, analogues au glucose, mais cela n'empêche pas que de semblables transformations digestives peuvent aussi bien se passer dans le liquide
sanguin. Celui-ci possède normalement des diastases saccharifiantes,
auxquelles il faut joindre celles que les leucocytes, détruits dans le
sang même, abandonnent constamment. Grâce à l'action intrasan-
guine de ces ferments, les glucosides, qui pénètrent dans l'économie sous forme de dextrines ou de saccharose, par exemple, sont
forcément remplacés dans le sang par un mélange uniquement
composé de sucres réducteurs simples et directement assimilables
comme le glucose, le galactose et le lévulose. Lorsqu'on dose le sucre
au cours de leur dédoublement, les indications du pouvoir réducteur
ne peuvent concorder avec celles du pouvoir rotatoire. Mais, tous
ces sucres, bien que se trouvant simultanément à la disposition de
l'organisme, ne sont pas utilisés avec la même vitesse. Nous verrons
que les cellules vivantes ont leurs préférences et savent choisir parmi
les aliments susceptibles de subvenir à leur nutrition intime. C'est
ainsi que le lévulose et le galactose disparaissent les premiers du
sang. Les chiffres fournis par les différentes méthodes de dosage
doivent donc se rapprocher alors, peu à peu, les uns des autres.
Finalement, le sang arrive à ne contenir que le sucre qui est le moins
facilement assimilable. La physiologie nous démontrera que ce sucre
n'est autre que le glucose ; à ce moment il y a enfin concordance
entre les résultats de la méthode optique et de l'analyse par la liqueur
cupro-potassique. Cela nous indique que l'on doit logiquement et
forcément toujours arriver à cette concordance, si les ferments ont
eu le temps d'agir sur les glucosides du sang et si les besoins de la
nutrition ont occasionné la dépense des sucres que l'organisme semble
utiliser de préférence au glucose. Cette conclusion n'est pas hypothétique. Elle nous paraîtra définitivement fondée, lorsque nous
aurons établi que l'on peut à volonté faire varier la nature du sucre
dans le sang et que le glucose constitue toujours le terme ultime de
la matière hydrocarbonée de l'économie.

Localisation du glucose physiologique.

Puisque le sang normal ne contient presque exclusivement, en fait de matière sucrée, que du glucose, on doit également retrouver ce sucre en solution dans les différents liquides de l'économie, ainsi que dans les humeurs tout l'organisme est imprégné. Il est des plus solubles et de nature à traverser facilement les parois des cellules et à se répandre dans tout le corps des animaux. Les échanges osmotiques entre le sang et les tissus ne sont-ils pas toujours très actifs? Aussi toutes les fois que l'on introduit une substance dans la circulation sanguine, elle diffuse très rapidement dans les tissus, et lorsque l'on vient au contraire à l'injecter dans les tissus, elle passe de même et aussi vite dans le courant sanguin, dans les sérosités et dans les exsudats[1].

La lymphe, qui sert d'intermédiaire entre le sang et les tissus, est sucrée, même après une longue abstinence. D'après Poiseuille et Lefort, elle contient 0,166 p. 100 de sucres réducteurs évalués en glucose; 0,096 p. 100 seulement suivant Dastre[2]. Le même liquide recueilli, par fistule, du canal thoracique de la vache, a donné à l'analyse 0,034 p. 100 de glucose. Cl. Bernard avait auparavant signalé la présence du sucre de raisin dans quelques sérosités et dans le liquide céphalo-rachidien de l'encéphale[3]. Le liquide amniotique, où nage le fœtus, et l'humeur qui remplit la vésicule allantoïdienne durant les premiers mois de la vie fœtale contiennent encore du sucre. Voici quelques chiffres empruntés à Majewski :

GLUCOSE DU	CHEZ LA BREBIS.		CHEZ LA VACHE.
—	5e semaine.	7e semaine.	12e semaine.
	p. 100.	p. 100.	p. 100.
Liquide amniotique (mère)	0,063	0,114	0,191
Liquide allantoïdien (fœtus).	0,240	0,450	0,610

---

1. De Velde, Passage du sérum des vaisseaux sanguins dans les tissus et les exsudats (*Presse médicale*, 3 janvier 1900).

2. Dastre, *Comptes rendus*, 1895, t. I, p. 1366.

3. Grimbert et V. Gouland viennent de démontrer que la substance réductrice du liquide céphalo-rachidien est bien du d. glucose. (*Société de Biologie*, 5 février 1903.)

On trouve enfin dans le tissu musculaire et dans certains organes comme le thymus et surtout le foie un hydrocarboné présentant également les réactions chimiques du glucose[1]. La glande hépatique, absolument fraîche et portée rapidement à 100°, aussitôt après la mort de l'animal, pour arrêter l'action des ferments, renferme généralement de 2 à 6 p. 1 000 de sucres réducteurs.

Teneur du sang en glucose.

Tout l'intérêt de la question réside évidemment dans la teneur en sucre du plasma sanguin d'où diffuse le glucose dans les divers liquides et tissus de l'organisme animal[2]. Puisque le sang part du cœur pour y revenir, c'est dans cet organe qu'il semble rationnel d'étudier tout d'abord la composition du sang moyen. Seegen et Chauveau ont trouvé, chez des sujets soumis au jeûne, la même quantité de sucre dans le sang rouge du cœur gauche et dans le sang noir du cœur droit, mais, malgré cela, d'une façon générale le sang veineux est toujours moins sucré que le sang artériel. Le fait a été contesté par Seegen, entre autres, ainsi que par Pavy et de Mering[3]. Ces auteurs n'ont pas observé de différences sensibles entre le sang de l'artère et celui de la veine correspondante, entre la carotide par exemple et la jugulaire, et leurs analyses dénotent qu'il y a excès de sucre tantôt dans l'artère, tantôt dans la veine. Mais la technique qu'ils ont suivie pour recueillir le sang, ainsi que leur méthode de dosage du sucre, rendent ces résultats absolument douteux.

Pour être en droit de comparer les analyses des sangs artériel et veineux dans le même département vasculaire, l'on doit opérer rigoureusement la cueillette et le traitement des deux sangs ainsi que l'a indiqué M. Chauveau[4]. Il faut puiser le liquide dans les deux vais-

---

1. Panormow, *Zeitschr. f. physiol. Chem.*, t. XVII, p. 596.

2. Voir l'historique de la question du sucre du sang dans E. Barral, *loc. cit.*, p. 5.

3. Pavy, *The Lancett*, 2e sem. 1877. — De Mering, *Arch. f. Anat. und Physiol.*, 1877.

4. Chauveau et Kautmann, *Comptes rendus*. 1893. t. Ier, p. 229.

seaux simultanément et en même quantité, car il suffit parfois d'un
très court intervalle pour que sa composition se modifie. Cela arrive
surtout dans toutes les expériences de physiologie, où l'on provoque
généralement des lésions du système nerveux. Il faut ensuite faire
traiter les deux échantillons de sang exactement de la même manière et par le même manipulateur exercé. Les analyses comparatives
sont alors très suffisamment exactes, même lorsque la méthode de
dosage est incapable de donner intégralement le chiffre absolu de
glucose contenu dans le sang. Pour plus de détail, voici comment l'on
opère : on choisit dans un organe l'artère y amenant le sang et la
veine qui en émerge et emporte ce sang ; on passe autour de l'artère
et de la veine isolées, trois fils à ligature. Si l'animal s'agite, on attend
un peu, car, sous l'influence de la contraction musculaire, la proportion de sucre diminue dans les veines. On enfonce alors une canule
dans la veine, en suivant pour cela le procédé spécial de cathété-
risme des vaisseaux imaginé par M. Chauveau. On laisse perdre un
peu de sang, afin de laver la canule et le tube de caoutchouc adapté
à son extrémité, puis on en recueille un certain poids dans la solution chaude de sulfate de soude. On prélève de même et simultanément, autant que possible, un échantillon du sang artériel. Les
saignées ayant été faites dans les conditions que nous venons d'indiquer, l'opérateur est ainsi à l'abri des causes d'erreurs et l'on peut
procéder à l'analyse des deux sangs. Depuis 1856, date à laquelle il
fit paraître son premier mémoire sur la question [1], M. Chauveau a
opéré plus de deux cents analyses comparatives de sang artériel et de
sang veineux. Voici, au hasard, les résultats de deux de ses expériences concernant le sucre de la carotide et de la jugulaire chez le
cheval :

1°) Pour 100 de sucre supposé trouvé dans la (82,5 soit en moins 17,5 p. 100.
2° (carotide, la jugulaire en contenait (93,0   —   7,0 —

Cl. Bernard, en suivant la même technique que M. Chauveau [2]

---

1. Chauveau, *Comptes rendus*, 1856, t. XLII, p. 1008.

2. On a souvent considéré à tort M. Chauveau comme n'ayant fait, dans la question
actuellement traitée, que confirmer les faits et les vues de Cl. Bernard, alors que
Cl. Bernard, au contraire, n'a été que son confirmateur.

et en opérant sur des chiens, est arrivé à des conclusions analogues :

P. 100 DE SUCRE SUPPOSÉ TROUVÉ	LA VEINE CORRESPONDANTE EN CONTENAIT	
	p. 100.	p. 100.
1° Dans l'artère axillaire.	98,8	soit en moins 9,2
2° Dans l'artère crurale	{ de 50,3	— 49,7
	{ à 92,0	— 8,0
3° Dans la carotide	{ de 60,9 } (jugulaire) {	— 39,1
	{ à 75,4 } {	— 24,6

Encore quelques chiffres empruntés aux travaux de MM. Lépine
et Barral, pour bien mettre en évidence les différences de composition des sangs artériel et veineux :

1°	Pour 100 de sucre supposé trouvé dans l'artère fémorale, la veine correspondante en contenait	94,3 soit en moins 5,7 p. 100.
2°		91,0 — 9,0 —
3°		95,0 — 5,0 —
4°		100,0 — 0,0 —
5°		91,3 — 8,7 —
6°	Pour 100 de sucre supposé trouvé dans la carotide, la jugulaire en contenait.	94,8 — 5,2 —
7°		82,9 — 17,1 —

Les résultats de Lépine et Chauveau se rapprochent beaucoup.
Cl. Bernard trouvait de plus grandes différences entre les deux sangs,
parce qu'il opérait trop lentement la destruction des ferments et n'em-
pêchait pas la glycolyse.

Ainsi, l'analyse comparative du sang artériel et du sang veineux,
à l'état physiologique, ne manque jamais de démontrer que le *sang
veineux est moins riche en glucose que le sang artériel*. Ce principe, dont nous verrons plus tard les conséquences et la véritable
signification physiologique, est aujourd'hui nettement acquis à la
science. Il n'a été, il est vrai, accepté que tardivement, mais les
contradicteurs se font rares depuis que M. Chauveau a encore retrouvé cette infériorité, au point de vue de leur teneur en sucre, du
sang veineux sur le sang artériel, même lorsqu'il provoquait expérimentalement un trouble de la fonction glycogénique, soit par lésion
du système nerveux central, soit par extirpation du pancréas [1].

---

1. Chauveau et Kaufmann, *Comptes rendus,* 1893, t. Ier, p. 297, 463, 551, 613.

Après avoir comparé le sang rouge et le sang noir dans le même département vasculaire, il nous reste, pour être complet, à suivre les variations du sucre tout le long de l'arbre artériel et de l'arbre veineux. *Le taux de sucre ne varie que très peu dans le sang des grosses artères.* Cl. Bernard et Chauveau lui ont toujours trouvé une composition constante. Seul Tieffenbach a signalé une décroissance du sucre dans le sang artériel à mesure que l'on s'éloigne du cœur, mais ses expériences demandent à être vérifiées.

Si les différences sont peu sensibles dans les artères, il n'en est pas de même dans le système veineux. *Le sucre varie dans les veines,* suivant que l'organe d'où elles proviennent est au repos ou en activité physiologique; nous y reviendrons plus tard. C'est pour cela qu'il augmente ou diminue continuellement dans chacun de ces vaisseaux. L'observation dénote en outre qu'il n'existe pas, en même quantité, dans les différentes veines. Une des conclusions des travaux de Cl. Bernard n'est-elle pas que le sang veineux issu du foie présente de nombreuses variations? Si l'animal se nourrit de viande, il y a peu de sucre dans la veine porte, alors que l'on en trouve toujours en quantité sensible dans la veine sus-hépatique. Par contre, lorsque l'alimentation est riche en hydrocarbonés, les sucres qui pénètrent directement et en nature dans l'organisme se retrouvent dans la veine porte, en quantité souvent supérieure à celle où ils existent dans la veine sus-hépatique. Mais en général le sang provenant du foie contient deux fois autant de sucre que celui qui y arrive. Ces faits nous confirment que le *sang peut s'enrichir en sucre d'abord au niveau de l'intestin pendant la digestion* et ensuite *au niveau du foie, même en dehors de l'absorption intestinale.* L'activité de la circulation hépatique nous permet donc de nous rendre compte de l'enrichissement en sucre éprouvé par le sang à la suite de son passage dans le foie. Chez les trois chiens ayant servi aux expériences de Seegen et qui pesaient 7, 10 et 41 kilogr., il devait respectivement passer à travers le foie, et dans les vingt-quatre heures, 179, 233 et 433 litres de sang. En admettant que le plasma sanguin se charge environ de 0,1 p. 100 de sucre dans la glande hépatique, cet organe déversait ainsi dans la circulation générale des trois animaux en question respectivement 179, 233 et 433 grammes de sucre par jour. On pourrait déduire de ces chiffres que le foie d'un homme de 70 kilogr. peut fabriquer en vingt-quatre heures de 1 à 2 kilogr. de glucose [1].

Nous venons d'insister sur ce que, normalement, chez l'animal, la quantité de sucre est moindre dans le sang qui revient des organes que dans le sang artériel, exception faite naturellement pour le foie. Nous avons également constaté que dans les différentes parties du système veineux lui-même, le sucre était sujet à de nombreuses et rapides variations. Mais, si toutes ces différences de composition du sang ont une grande importance au point de vue physiologique, le chimiste n'en doit pas moins reconnaître que les écarts sont en réalité très faibles. Des nombreuses analyses faites sur le sang du chien par exemple, il résulte, en effet, que le sang artériel contient en moyenne $1^{gr},32$ de glucose par litre et le sang veineux $1^{gr},20$. Seegen a trouvé $1^{gr},19$ de sucre dans le sang de la veine porte et $2^{gr},30$ dans celui des veines sus-hépatiques. Les dosages n'oscillent guère qu'entre $1^{gr},0$ et $1^{gr},5$ par litre. L'analyse chimique, malgré ses imperfections, nous conduit à conclure que *le sang contient du glucose en quantité sensiblement constante*.

Fonction glycémique.

De nombreuses causes, cependant, peuvent déjà, à notre connaissance, et il y en a bien d'autres, faire varier la teneur du sang en sucre. Par l'absorption intestinale l'organisme ne reçoit-il pas, à certains moments, d'abondantes provisions d'hydrocarbonés ? Le jeûne, le travail musculaire, par contre, n'épuisent-ils pas ces réserves de glycogène, c'est-à-dire la matière première aux dépens de laquelle le foie fabrique du sucre ? La privation d'aliments, comme le refroidissement, ne déterminent-ils pas encore la disparition du glucose ? Et pourtant, pendant l'absorption intestinale, durant le travail et le jeûne, le sucre ne varie pas sensiblement dans le sang. Il faut

---

1. Seegen, Communication à la Société império-royale des médecins de Vienne. *Semaine médicale*, 1897, p. 106.

alors *qu'il existe un mécanisme régulateur pour maintenir l'équi-libre entre la production et la consommation du sucre.* C'est cet ensemble si complexe d'actes biologiques, physiques et chimiques, qui aboutit à la permanence de la matière sucrée dans le sang et à son maintien dans ce milieu en quantité relativement constante, que l'on désigne communément sous le nom de *fonction glycémique.*

Il faut laisser à la physiologie pure la tâche délicate d'y voir clair au milieu de tous les rouages compliqués de ce mécanisme. Contentons-nous, sans plus de détails, de reconnaître à la fonction glycémique une existence indéniable, et considérons la *glycémie,* c'est-à-dire l'état du sang lorsque sa teneur en sucre est normale, comme le résultat de cette sorte de balancement physiologique qui, facilité par la mise en œuvre des diverses diastases et grâce aux phénomènes d'osmose, s'établit sans cesse entre le sang et les tissus. L'équilibre sanguin se rétablit dès qu'il vient à être troublé [1]. Chez l'individu normal, la masse totale, la composition chimique et histologique du sang ainsi que les conditions spéciales de son état physique sont remarquablement fixes ; il n'y a donc pas lieu de s'étonner que le sucre, de même que tous les éléments constituants du plasma sanguin, présente lui aussi une grande fixité.

Variations de la glycémie normale. — Hyperglycémie. Glycosurie.

Beaucoup de causes, en agissant d'une façon accidentelle ou continue, peuvent rompre l'équilibre physiologique du sang. Parmi ces causes, certaines agissent plus spécialement sur la teneur en sucre du plasma, et l'on constate de l'*hypoglycémie* ou de l'*hyperglycémie,* suivant qu'il y a diminution ou exagération de la glycémie normale.

L'hyperglycémie est la modification la plus facile à suivre, car l'accumulation du sucre dans le sang est presque toujours accompagnée de *glycosurie,* c'est-à-dire de l'apparition du glucose dans l'urine.

---

1. Achard et Loeper, Mécanisme régulateur de la composition du sang (*Presse médicale,* 11 septembre 1901). — *Soc. de biol.,* 23 et 30 mars 1901.

D'après les travaux les plus récents sur la question, on ne trouve au maximum dans l'urine, chez l'homme sain, que 0,003 et 0,009 p. 100 d'un sucre réagissant, dans la plupart des cas, comme le glucose[1]. On peut conclure que l'urine normale ne contient pas de glucose ; mais il n'en est plus de même si la proportion de ce sucre dans le sang, après avoir dépassé la moyenne qui, nous l'avons dit, oscille autour de 1,5 p. 1 000, atteint 3 ou 4 p. 1 000. L'absence du glucose dans l'urine normale paraît du reste être en désaccord avec les propriétés physiques de ce sucre qui dialyse si facilement. Pourquoi le rein, absolument imperméable lors d'une glycémie normale, se laisse-t-il traverser dans les cas d'hyperglycémie ? La physiologie et la physique n'ont pas encore résolu le problème et n'ont donné du phénomène aucune explication rationnelle. Mais cela n'est pas de nature à nous arrêter. Il nous suffit de savoir que la glycosurie est le symptôme de l'hyperglycémie et que celle-ci en est uniquement la cause, bien qu'il puisse paraître étrange qu'un petit excès de glucose dans le sang (3 p. 1 000 au lieu de 1,5 p. 1 000) puisse fournir aux reins l'occasion de sécréter des urines contenant généralement plus de 50 grammes de glucose par litre, et d'éliminer en un jour 100, 200 et jusqu'à 500 grammes de sucre.

Nombreux sont les cas d'hypoglycémie et d'hyperglycémie que l'on peut occasionner expérimentalement. Lorsque l'on enlève le foie à un animal, ou si l'on vient à lier les vaisseaux sanguins de cet organe, le sang, durant les quelques heures de survie, contient de moins en moins de sucre. L'hypoglycémie se manifeste également quand on sectionne la moelle entre la troisième vertèbre cervicale et la cinquième vertèbre dorsale. On provoque au contraire l'hyperglycémie par l'ablation du pancréas, par piqûre du plancher du quatrième ventricule ou du bulbe, par lésion de la protubérance du cervelet, des faisceaux antérieurs de la moelle, etc., ou enfin par l'asphyxie lente. La glycosurie accompagne alors toujours l'hyperglycémie qui, dans ces cas, est la conséquence d'une surproduction de sucre par le foie sans exagération simultanée de la consommation, par l'organisme, de cet excès de sucre. Il est un cas, unique il est vrai, où l'on peut cependant

---

1. Baisch, *Zeitschr. f. physiol. Chem.*, t. XIX, p. 338, et t. XX, p. 249.

observer de la glycosurie sans hyperglycémie, c'est lorsque l'on fait ingérer à un animal, ou lorsqu'on lui injecte sous la peau de la *phloridzine*. Ce glucoside, que l'on trouve à l'état naturel dans l'écorce du tronc et de la racine de pommier, et qui, à l'hydrolyse, fournit du glucose, a, entre autres, cette propriété, que nous saurons utiliser dans la suite, de diminuer et même de faire disparaître le glycogène du foie. La phloridzine ne produit pas d'hyperglycémie ; certains auteurs prétendent même qu'elle provoque de l'hypoglycémie.

La maladie, de même que les conditions expérimentales que nous venons de rapporter, peut être une cause de perturbation de la glycémie normale. Tout le monde connaît l'état morbide que l'on dénomme *diabète sucré*, ou diabète grave, ou encore diabète maigre et qui est accompagné d'une polyurie et d'une glycosurie très intenses[1]. Il y a alors dans le sang, à la fois, excès de sucre et de glycogène et tandis que, par exemple, la proportion de cette dernière substance ne dépasse que rarement 25 milligr. par litre de sang normal, elle peut aller chez les diabétiques jusqu'à 500 milligr. Mais la glycosurie n'est pas toujours le symptôme du diabète grave. L'apparition du sucre dans les urines est constante dans une foule d'états morbides continus ou passagers. On l'a signalée dans les cas d'empoisonnements par le phosphore, l'arsenic ou l'oxyde de carbone, dans les maladies du foie, de l'estomac et du poumon, dans quelques infections aiguës comme la grippe. On enregistre encore en clinique d'autres variétés de glycosuries comme les glycosuries nerveuses, les glycosuries intermittentes des arthritiques, des polysarciques et des gros mangeurs (glycosurie des jeunes sujets, glycosurie goutteuse de l'adulte, glycosurie des obèses, glycosurie azoturique), les glycosuries digestives (par alimentation sucrée ou par troubles digestifs), souvent ou longtemps ignorées par le malade, de même que les précédentes ; enfin les glycosuries puerpérales[2].

Pour pousser plus avant la question des hyper ou des hypoglycémies, il nous faudrait, on le voit, entrer franchement sur le terrain de la physiologie expérimentale et de la pathologie. Ce serait sortir

---

1. Dr Lépine, Le Diabète, in *Actualités Méd*. Baillière, 1899.
2. Dr Roque, Les Glycosuries non diabétiques, in *Actualités Méd.*, 1899.

de notre cadre. Parmi tous ces cas, il en est deux cependant qui nous intéressent ici un peu plus spécialement, ce sont les glycosuries provenant des hyperglycémies dites alimentaires et celles que l'on observe au cours de la grossesse.

En découvrant la matière glycogène, Cl. Bernard, nous nous en souvenons, avait démontré la possibilité de comparer rationnellement le foie à un grenier d'abondance où venait s'accumuler l'excès de la matière sucrée fournie par l'alimentation. Qu'une cause quelconque vienne à supprimer le rôle du foie comme lieu d'emmagasinement, il est évident que l'organe hépatique ne retenant plus la matière sucrée, celle-ci pourra se retrouver en excès dans le sang à la suite de chaque digestion. On observera une hyperglycémie d'origine alimentaire, souvent suivie de glycosurie, toutes les fois que l'animal absorbera rapidement une quantité de sucre plus grande que celle qu'il peut fixer dans ses tissus et principalement dans le foie. Le clinicien n'est pas le seul que la question puisse intéresser. Nous devons nous aussi nous y arrêter un peu dans ce travail dont le but est de fixer le consommateur sur le pour et le contre de l'alimentation par ingestion directe du sucre.

L'étude des *hyperglycémies* et des *glycosuries alimentaires*[1] est fort complexe, car ces sortes de perturbations accidentelles et passagères de la glycémie normale varient suivant l'individu, suivant son mode de nutrition intime et la manière dont il établit son bilan de recettes et de dépenses, suivant le régime alimentaire antérieur du sujet, suivant la nature de l'hydrocarboné ingéré, suivant encore que la matière sucrée est absorbée à dose massive ou à doses fractionnées, seule ou avec d'autres aliments, etc. Chaque exemple de glycosurie alimentaire constitue en un mot un cas spécial. C'est ainsi que, pour provoquer l'apparition du sucre dans les urines d'un individu sain et à nutrition très active, il faut le plus souvent lui faire prendre des quantités considérables de matière sucrée. Le professeur Bouchard

---

1. Voir, à ce sujet, les travaux de : Worm Muller, *Pflüger's Arch.*, 1884. — Hofmeister, *Arch. f. exp. Path. u. Pharm.*, t. XXV, 1889, p. 240. — Fr. Moritz, *Congr. f. inn. Med.*, t. X, 1891, p. 492. — Linossier et Roque, *Arch. méd. exp.*, t. VII, 1895, p. 2. — Krause et Ludwig, *Wien. klin. Woch.*, 1891, n°s 46 et 47. — Achard et Weill, *Soc. méd. des hôpitaux*, 18 février-22 juillet 1898.

cite l'observation d'un jeune homme de dix-sept ans qui, durant cinq jours, a mangé près de 600 grammes de sucre par vingt-quatre heures, sans que l'analyse de ses urines ait pu déceler la moindre glycosurie. Si l'on s'adresse au contraire à des organismes à nutrition ralentie [1], c'est-à-dire, par exemple, à des sujets ayant une tendance à l'arthritisme, à la goutte, à l'obésité, mais non malades cependant (ce dont il est facile de s'assurer en constatant que leurs urines ne contiennent pas habituellement de sucre), on observe couramment de la glycosurie alimentaire après un repas riche en hydrates de carbone. Pour une quantité minime de sucre ingéré en nature, l'urine est alors très souvent sucrée et d'autant plus sucrée que l'ingestion de sucre suit, par exemple, un repas très copieux. Cela revient à dire qu'il existe de nombreux intermédiaires entre l'individu chez lequel l'ingestion de doses massives d'hydrocarbonés ne provoque pas une hyperglycémie suffisante pour amener de la glycosurie et celui qui devient glycosurique dès qu'il entre dans sa ration une quantité même minime de matière sucrée. Nous compléterons ces idées générales sur l'hyperglycémie alimentaire, lorsque le développement méthodique de notre sujet nous conduira à parler des contre-indications à l'alimentation sucrée. Nous verrons alors s'il y a et quand il y a danger à consommer le sucre ordinaire, dont nous nous occuperons dans la suite tout particulièrement, et à quelle dose l'on peut introduire cet aliment dans une ration, sans avoir la crainte de provoquer un de ces troubles passagers de la nutrition.

Parmi les anomalies que présente la glycémie, il en est encore une sur laquelle nous fixerons notre attention ; c'est celle qui se manifeste toujours au cours de la grossesse. On sait que, dans ce cas, l'on observe très fréquemment de la glycosurie [2], ou plutôt de la *lactosurie*. Le lactose ou sucre de lait se rencontre constamment dans l'urine des femelles pleines quelques jours avant l'accouchement [3]. L'apparition du sucre dans l'urine, quelle que soit du reste la nature de ce sucre, dénote une hyperglycémie certaine. Et effective-

---

1. Ch. Bouchard, *Maladies par ralentissement de la nutrition*, 1885.
2. Brocard, *Glycosurie de la grossesse*. Paris, 1898.
3. Porcher et Leblanc, *Soc. centr. de médec. vétér.*, 24 juillet 1902.

ment les recherches de Charrin [1] ont établi que l'on trouve toujours plus de glycogène dans le foie des femelles pleines, avec des écarts atteignant parfois plus du quadruple des quantités décelées chez les femelles normales. Il semble, dit cet auteur, que l'organisme consomme alors le glucose avec une activité inférieure à ce qu'elle doit être, puisqu'il paraît ne demander au parenchyme hépatique que de bien minimes quantités de glycogène destinées à être utilisées à l'état de sucre. Il en résulte sûrement un certain degré d'hyperglycémie, exactement comme chez les individus à nutrition ralentie que nous venons de signaler. L'hyperglycémie, ici, est intéressante, car, après l'accouchement, l'organisme sait détruire toute cette provision accumulée de sucre. A ce moment commence, en effet, la lactation, c'est-à-dire l'élaboration par l'économie animale d'une nouvelle forme de la matière sucrée, le lactose.

---

1. Charrin, Glycogène hépatique pendant la grossesse (*Comptes rendus,* 1900, t. Ier, p. 673).

CHAPITRE III

Classification des aliments.

Il est un fait physiologique qui résume tout ce que nous venons
d'exposer au cours du précédent chapitre, c'est la persistance de la
matière sucrée dans l'économie animale. L'organisme utilise pourtant cette matière sucrée. La disparition du glycogène dans le foie
et les muscles, la diminution du glucose dans le sang veineux reve-
nant des différents tissus et organes, nous permettent d'être affir-
matifs à ce sujet, en attendant qu'il nous soit donné de contrôler, au
sein même de l'organisme, cette consommation du sucre. Aux dépenses qui se font incessamment, nous ne saurions ne pas opposer
des recettes.

Comment s'opère ce renouvellement de la matière sucrée? Les
faits généraux d'observation et les résultats expérimentaux ont déjà
répondu à la question. Ils sont d'accord pour démontrer qu'elle
trouve sa source dans l'alimentation, sans qu'il y ait lieu de se
préoccuper des particularités du régime alimentaire.

Tout d'abord, comme la matière sucrée existe dans l'organisme sous
deux formes principales, le glycogène et le glucose, est-il nécessaire de
rechercher séparément l'origine de chacune d'elles? La chimie nous
en dispenserait presque. Par sa composition le glycogène ne se rat-
tache-t-il pas, en effet, très étroitement au glucose? Malgré cela,
ces deux substances se montrent au fond assez différentes. Le glycogène est insoluble, incapable de subir l'osmose au travers des membranes animales. Il demeure inutilisable sans transformations préalables, ce qui ne l'empêche pas, du reste, d'être un aliment de premier

ordre, car, lorsqu'il se dépose dans les cellules où il est essentiellement localisé, il en disparaît parfois très rapidement. *Le glycogène,
pour nous résumer, quoique essentiellement mobile, est dans l'économie la forme de dépôt et de réserve de la matière hydrocarbonée.*
Nous lui avons opposé le sucre de tous les liquides de l'organisme,
le glucose directement assimilable, susceptible par diffusion de traverser rapidement les parois cellulaires et de se répandre dans les
tissus, *le glucose* qui, normalement, se retrouve toujours dans le
sang en quantité constante, et *constitue, en un mot, la forme de
transport de la matière sucrée physiologique.*

Le glycogène et le glucose sont en somme deux termes assez
distincts, auxquels aboutit dans l'économie animale la synthèse de
la matière sucrée. Aux dépens de quels matériaux s'effectuent ces
deux productions, qu'il nous faut dorénavant étudier séparément?
C'est à quoi nous allons tâcher de répondre. On peut réunir ces matériaux sous la dénomination d'*aliments*, si l'on convient, ainsi que
nous l'avons déjà fait, de désigner par ce terme générique toutes
les matières premières, quelle que soit leur nature, qui servent habituellement ou sont susceptibles de servir à l'édification, à l'entretien
et aux besoins des tissus. Devant cette définition de l'aliment, c'est
donc à la physiologie seule que nous devrions demander la classification de toutes les sources possibles de glycogène et de glucose.
Il faut cependant songer que le rôle physiologique des aliments, ainsi
compris, est essentiellement variable. Non seulement l'utilisation
d'un même principe assimilable change suivant les individus, mais
elle varie suivant l'état du sujet considéré. C'est ainsi, pour donner
de suite un exemple de circonstance, qu'un même organisme, pris
à des jours différents et cependant dans les mêmes conditions apparentes, ne consomme pas dans le même temps les mêmes quantités
d'une même solution d'un même sucre[1]. Il est par conséquent préférable de chercher à faire rentrer les principes nutritifs dans des
cadres un peu moins élastiques. On y arrive en se bornant à les
énumérer dans un ordre plutôt chimique que physiologique.

---

1. Dr Brocard, *Utilisation des sucres* (en collaboration avec Charrin), *loc. cit.*,
p. 29. — *Comptes rendus,* 1902, t. I, p. 48 et 188.

Nous avons déjà indiqué, dans le premier chapitre, les grandes lignes de la division chimique couramment adoptée. Les éléments inorganiques comme l'eau et les sels minéraux étant mis à part, on sépare en deux les principes organiques, c'est-à-dire ceux qui subissent, plus ou moins longtemps après leur ingestion, des modifications telles qu'il n'est souvent plus possible de les retrouver en nature dans les excreta solides, liquides ou gazeux [1].

Une première catégorie comprend les matières azotées ; on range dans une seconde les principes non azotés.

Dans les *substances azotées*, il faut tenir compte des différentes formes sous lesquelles l'azote se trouve engagé. En plus de l'ammoniaque et des nitrates que nous classerons parmi les principes inorganiques, l'analyse, aidée par la physiologie, nous oblige à distinguer les matières *albuminoïdes* des matières *non albuminoïdes*. Les premières, appelées également *matières protéiques* (de πρωτεύω, je suis le premier) à cause de leur rôle prépondérant dans la nutrition, sont des substances fort complexes, dont on ne peut donner une définition simple. Mais, bien que différentes par leur origine, leurs propriétés et leur composition, elles peuvent cependant être rangées dans une même famille naturelle. L'*albumine* du blanc d'œuf, la *caséine* du lait, la *myosine* des muscles, la *fibrine* du sang, le *gluten* de la farine, sont des exemples de matières protéiques naturelles. Par hydratation, sous l'influence des acides et des alcalis dilués ou des ferments, ces substances subissent des modifications et se dédoublent en différents produits artificiels qui conservent encore les caractères généraux des albuminoïdes. C'est ainsi que l'on obtient les *syntonines* et les *protéoses*, parmi lesquelles se rangent les *peptones* résultant de l'action digestive des ferments analogues aux sucs gastriques ou pancréatiques. On compte également comme albuminoïdes certains principes que ces derniers ferments ne peuvent attaquer. Les *nucléines* figurent parmi ces résidus protéiques insolubles de la digestion.

---

1. Pour l'énumération et le dosage des différents principes que l'on rencontre dans les aliments complexes, voir : Alquier, *Analyse immédiate des aliments du bétail*. Masson, Gauthier-Villars, 1901.

Les matières *azotées non albuminoïdes* comprennent tous les composés organiques, dérivés par hydratation ou oxydation des albuminoïdes proprement dits. Ils se distinguent de ces derniers par leurs réactions générales. On compte dans ce groupe un grand nombre de composés basiques, les *alcaloïdes* entre autres, puis les *amides* et les *acides amidés* doués à la fois de propriétés acides et basiques, tels que l'*asparagine,* la *leucine,* la *tyrosine,* le *glyco-colle.* Ce sont des produits de décomposition avancée que l'on re-trouve toujours lorsque l'on traite les albuminoïdes par les acides ou les alcalis à l'ébullition ou après action des ferments de la putré-faction.

A la suite des principes quaternaires, il faut enfin citer les ma-tières dites *collagènes.* Insolubles à froid, elles se transforment à l'ébullition en isomères solubles, telles que la *gélatine,* l'*osséine,* la *chitine,* la *chondrine,* susceptibles parfois de fournir à l'hydrolyse des matières sucrées réductrices. Ces corps, nous nous sommes déjà suffisamment étendus à ce sujet, forment une liaison toute naturelle entre les principes azotés et les principes non azotés.

Quant à ces derniers, nous n'avons rien à ajouter à ce que nous en avons dit au début de ce travail. Rappelons seulement d'une ma-nière très générale que, parmi les substances ternaires, l'on trouve d'abord les *matières grasses* et les corps analogues solubles dans les mêmes dissolvants que les graisses, puis le groupe, on ne peut plus étendu et complexe, des *hydrocarbonés.* Nous nous souvenons que les corps gras neutres sont des éthers de la glycérine, alcool triatomique. Nous savons également que, dans le langage courant, la dénomination d'hydrate de carbone s'applique à un grand nombre de principes à fonctions alcooliques et non pas seulement aux sucres vulgaires à 6 atomes de carbone, où l'hydrogène et l'oxygène se trouvent combinés dans les mêmes proportions que dans l'eau.

Cette division classique des aliments, on le sent bien, nous est im-posée bien plus par l'état actuel et l'imperfection de nos connaissances que par l'ordre naturel et véritable des choses. Il serait imprudent de supposer, en effet, que les *aliments complexes naturels,* tels que les animaux les consomment, et qui suffisent à entretenir la vie ne sont uniquement constitués que par le mélange des trois catégories *d'aliments chimiques simples* que l'analyse vient de nous révéler : la matière albuminoïde, la graisse et la substance hydrocarbonée. Il y a quelque chose de plus dans la forme, l'état physique ou chimique de la matière alimentaire naturelle. Et sur ce quelque chose, la chimie ne nous apprend rien. Cela nous démontre en passant que sa classification n'est pas parfaite. Malgré ses défauts, elle va nous être cependant un guide bien précieux. Comment sans elle pourrions-nous étudier méthodiquement les différentes sources auxquelles puise l'organisme pour élaborer son glycogène et son glucose ?

Étude générale de la formation du glycogène.

Commençons par le glycogène. Nous l'avons localisé principalement dans le foie et les muscles. Mais celui qui se trouve imprégner le foie n'est-il pas formé dans un autre organe, puis amené à la glande hépatique par le sang, où l'on constate presque toujours sa présence ? N'est-ce pas le sang qui transporterait de même le glycogène du foie dans les muscles ? Voilà deux questions auxquelles nous devons tout d'abord répondre, car avant de s'inquiéter de la qualité des matériaux aux dépens desquels va se former le glycogène, il faut être sûr que les divers tissus où il se dépose sont bien le siège de cette production hydrocarbonée. Sans cela, l'observation limitée seulement au foie et aux muscles n'aurait aucune valeur. Les propriétés physiques du glycogène nous permettent de répondre brièvement : ce corps est incapable, ou à peu près, de traverser les parois cellulaires ; quand il existe dans une cellule, c'est donc qu'il y a été créé en nature sur place. D'autre part, étant donnée la très faible quantité de glycogène incluse dans les éléments figurés du plasma sanguin, il semble peu probable que le sang puisse suffire à apporter aux muscles la réserve hydrocarbonée qu'ils contiennent.

On compte beaucoup de travaux sur la formation du glycogène dans le foie. Les recherches ont été presque toutes faites sur des animaux soumis à l'inanition, c'est-à-dire chez lesquels le jeûne prolongé avait, ainsi que nous le savons, entièrement ou presque entièrement privé la glande du glycogène qui y existe habituellement, ou bien encore sur des animaux ayant antérieurement reçu de la phlorid-zine, c'est-à-dire chez lesquels le glycogène avait également disparu du foie. L'animal d'expérience ainsi préparé, l'on faisait ingérer l'aliment protéique ou la matière grasse ou l'hydrocarboné que l'on voulait étudier en tant que source de glycogène; puis, après digestion, on sacrifiait l'animal pour y rechercher dans le foie qua-litativement ou quantitativement ce dernier corps. Suivant que cet organe en contenait ou n'en contenait pas, on considérait l'aliment en question comme une source de glycogène, ou comme inapte à servir de matière première, lors de la formation de cette réserve sucrée.

Devant les seuls faits sur lesquels on se base pour l'établir, que vaut cette dernière conclusion? Elle n'est rien moins que fort aven-turée, car l'apport alimentaire n'est pas la seule cause capable d'in-fluer sur la présence du glycogène en plus ou moins grande quan-tité dans les tissus. Nous savons que le glycogène est un élément essentiellement mobile, qu'il diminue et augmente sans cesse. Aliment de réserve par excellence et inutilisable sous sa propre forme, il a besoin d'être transformé pour devenir directement assimilable. Cette transformation s'opère sous l'influence de ferments hydrolysants. Or, l'un des caractères des diastases, c'est justement de n'apparaître que lorsqu'elles sont utiles, c'est-à-dire lorsque le besoin d'entamer les réserves se fait sentir. D'après cela, il n'y a plus lieu de consi-dérer la présence du glycogène dans la cellule que comme la résul-tante de deux fonctions contraires, la dépense et la ˋrecette que l'organisme fait de ce principe. Qu'elles soient nulles ou très actives, qu'elles s'équilibrent, ou que la seconde n'arrive pas à balancer la première, il peut y avoir dans tous les cas absence complète de glycogène. Lorsque l'on constate par contre la présence de ce corps, cela ne peut et ne doit signifier qu'une seule chose, c'est que la production dépasse la consommation. Les expériences tenant compte à la fois de la présence ou de l'absence du glycogène dans les cel-lules observées et de la production ou de la consommation générale du sucre par l'organisme sont donc les seules qui puissent rester à l'abri des critiques et permettent de conclure sur la formation du glycogène aux dépens de tel ou de tel aliment.

Effectivement, les quelques exemples suivants vont nous montrer que, en dehors de tout apport alimentaire, le glycogène des tissus est fonction à la fois et de la production et de la consommation de la matière sucrée par l'organisme entier. Toutes les fois qu'il y a excitation de la glycolyse, c'est-à-dire augmentation de dépense, ou bien modération de la glycogénie, c'est-à-dire diminution de la formation du sucre, la répercussion de ces phénomènes généraux de la nutrition se fait nettement sentir sur le glycogène.

Les alcalins à forte dose agissent, paraît-il, sur la glycogénie. C'est pour cela que la thérapeutique les emploie. Les expériences de Dufourt [1] établissent qu'ils ont également de l'influence sur la réserve sucrée du foie. Elles portent sur deux chiens de même poids (6 kilogr.) et aussi semblables que possible. Après un jeûne absolu d'une durée de quatre jours, on les nourrit durant quinze jours avec exactement la même quantité de viande. L'un des sujets reçoit en outre, en mélange dans sa ration, de 2 à 5 grammes de bicarbonate de soude. Lorsque, par section du bulbe, on sacrifie simultanément les deux animaux d'expérience, on trouve que le foie du chien au bicarbonate renferme une quantité de glycogène double de celle qui est contenue dans le foie du chien témoin.

	POIDS du foie.	SUCRE préexistant.	GLYCOGÈNE.
	Gr.	Gr.	Gr.
Chien au bicarbonate	229	3,01	3,78
Chien témoin	192	2,49	0,15

Cet excès de glycogène hépatique vient-il d'une production plus abondante de glycogène ou d'une destruction moins abondante de cette matière sucrée ? Il est permis de pencher pour la seconde hypothèse : le bicarbonate *in vitro* empêche, dans une certaine limite, la transformation du glycogène en sucre par les diastases hydrolysantes [2]. L'arsenic, qui, comme les alcalins, doit également compter parmi les convoyeurs d'oxygène, favorise la glycolyse lorsqu'il est

---

1. Dufourt, *Arch. de méd. expér. et d'anat. pathol.*, mai 1890, p. 424. — *Comptes rendus, Soc. biol.*, 1890, p. 146.

2. Gans, *Semaine médic.*, 1896, p. 168.

absorbé à petites doses. A fortes doses, il diminue au contraire la glycogénie, et, dans ce cas, le foie des animaux est toujours très pauvre en glycogène[1]. Voici encore d'autres exemples : les substances connues sous le nom d'antipyrétiques[2], ainsi que la quinine[3] et la morphine[4] empêchent la formation du sucre. Quelquefois, ils ralentissent en même temps la destruction du glycogène, et la consommation générale de la matière sucrée, et cela, au point que les teneurs en glucose des sangs artériels et veineux, chez les sujets ayant ingéré de l'antipyrine, présentent moins d'écart qu'à l'état normal[5].

L'ingestion de bicarbonate, d'arsenic, d'antipyrine, de quinine, etc..., provoque en un mot l'apparition du glycogène dans le foie, et pourtant il n'est venu à l'esprit de personne de considérer ces corps comme susceptibles dans ce cas de servir de matières premières alimentaires. Mais, nous dira-t-on, ce sont là des substances médicamenteuses qui agissent directement sur la cellule hépatique et ses ferments[6] ou qui exercent incontestablement leur action par l'intermédiaire du système nerveux général. Sans doute, mais en quoi les médicaments se distinguent-ils donc des aliments ? Parmi ceux-ci il en est qui servent à l'assimilation et réparent les pertes que cause la désassimilation ; il en est aussi qui, en même temps, favorisent ou règlent ces deux grandes fonctions. N'est-ce pas là justement le rôle de certains médicaments, et, pour ne pas être exclusif, il faut alors reconnaître que médicaments et aliments ne diffèrent souvent au fond que par la proportion dans laquelle ils sont couramment employés. L'alcool, nous le verrons, est un très médiocre aliment ; cela n'empêche pas que, pris à doses même modérées, il provoque une notable excitation des cellules hépatiques qu'il irrite. Autre fait : le

---

1. Saïkowsky, *Centr. Bl. f. d. med. Wissensch.*, 11 novembre 1865.

2. Lépine et Porteret, *Comptes rendus*, 1888, t. I, p. 1023 ; t. II, p. 416.

3. Martz, *Circulations artificielles à travers le foie et le pancréas*. (Thèse de Lyon, 1897.)

4. Richter, *Zeitsch. f. klin. Med.*, 1898, t. XXXVI, p. 1.

5. Lépine, *Arch. de Méd. exp. et d'Anat. pathol.*, janvier 1889, p. 45. — *Semaine méd.*, 1889, p. 261.

6. Lépine, *Arch. de Méd. exp. et d'Anat. pathol.*, janvier 1889, p. 55.

pancréas sécrète un ferment, la trypsine, pouvant dissoudre et transformer les matières protéiques. Les peptones et autres produits de cette digestion tryptique passent normalement dans l'économie ; or, les recherches expérimentales viennent démontrer qu'ils favorisent assez activement la destruction du sucre par les cellules vivantes. La levure de bière [1], en effet, mise en présence d'un morceau de pancréas fortement imprégné, après excitation des nerfs, des produits de sa sécrétion physiologique et notamment de peptones, fait fermenter le sucre beaucoup plus vite qu'en présence d'un morceau de pancréas non excité. Mais, d'autre part, ainsi que l'ont démontré Gilbert et Carnot [2], les peptones ont une action considérable sur les cellules hépatiques dont elles semblent exciter le fonctionnement. C'est ainsi qu'elles augmentent notamment le pouvoir d'arrêt du foie vis-à-vis du sucre. On ne peut cependant considérer les produits normaux de la digestion des albuminoïdes comme de nature médicamenteuse, et pourtant, selon toute vraisemblance, ces peptones naturelles peuvent avoir la propriété d'augmenter *in vivo* tantôt la mise en réserve du sucre dans le foie, tantôt sa consommation par les divers tissus.

C'est ainsi que l'on découvre peu à peu mille faits susceptibles d'influencer la glycolyse et la glycogénie générales et par suite de changer dans les cellules la provision de glycogène. Ces critiques, précisées par la science moderne, ont été nettement pressenties par les physiologistes qui, des premiers, ont abordé l'étude de l'origine du glycogène. Alors que les uns comme Pavy, Dock, Luchsinger considèrent l'apparition du glycogène, consécutive à l'ingestion d'une substance alimentaire comme le résultat de la *transformation directe* de cette substance en glycogène, les autres au contraire, et ils sont nombreux (Tscherinoff, Tieffenbach, Ogle, Weiss, Salomon, Pink, de Méring, Wolffberg, Finn, Külz, Nebelthau, F. Voit, etc.), admettent que certains aliments, tout en ne servant pas de matière première lors de l'élaboration du glycogène, peuvent cependant opérer par *épargne ou protection* et provoquer une augmentation

1. Lépine et Martz, *Comptes rendus,* 1899, t. I, p. 904.
2. Gilbert et Carnot, *Fonctions hépatiques,* C. Naud, 1902, p. 136.

de glycogène dans le foie[1]. Ces aliments, par suite de leur utilisation immédiate, permettraient l'accumulation d'une réserve de sucre qu'elles protégeraient en subvenant aux besoins de l'organisme. Malheureusement, aucune donnée expérimentale ne permet de se prononcer nettement en faveur de la théorie de la formation directe ou de la théorie de l'épargne. Peut-être sont-elles vraies toutes les deux ? Sans vouloir trancher cette question, toute théorique au fond, cherchons plutôt s'il n'est pas possible d'indiquer parmi les divers aliments de notre classification ceux que la cellule utilise de préférence pour former ou épargner son glycogène.

Dans la très nombreuse bibliographie de la question, mettons de côté les recherches auxquelles les observations précédentes laissent moins de valeur, et adressons-nous seulement aux quelques expériences que l'on peut considérer comme probantes. Et, à notre avis, il y en a. Ce sont, par exemple, celles où l'auteur a opéré par comparaison sur des lots d'animaux assez nombreux pour que l'on soit sûr d'être mis à l'abri des variations individuelles et où il a été possible de prouver que le foie des sujets mis au régime spécial renfermait plus de glycogène que le foie des témoins.

Formation du glycogène aux dépens des matières azotées.

En reconnaissant que la présence de la matière sucrée dans l'économie est indépendante du genre d'alimentation, nous avons déjà implicitement admis que tous les aliments sont aptes à se transformer en sucre physiologique. Passons-les successivement en revue. Le glycogène peut-il se former aux dépens des matières azotées ?

----

1. A propos de la théorie de la formation directe et de la théorie de l'épargne, voir : Dock, *Arch. f. Physiol.*, 1872, p. 571. — Luchsinger, *Dissert.*, Zurich, 1875. — Tschérinoff, *Sitz. d. Wien. Akad.*, t. LI, deuxième partie, p. 412. — *Arch. f. path. Anat.*, t. XLVII, p. 102. — *Med. Centralb.*, 1865, n° 43. — Ogle, *Saint-George Hospital Reports*, t. III, 1868, p. 119. — Weiss. *Wiener akad. Sitzungsb.*, t. LXIV, 1871 ; t. LXVII, 1873. — Salomon, *Med. Centralbl.*, 1874, n° 12. — Pink, *Dissert.*, Kœnigsberg, 1874. — De Méring, *Pfluger's Arch.*, t. XIV, p. 281. — Wolffberg, *Zeitsch. f. Biol.*, 1876, t. XII. — Finn, *Dissert.*, Erlangen, 1877. — Külz, *Festschrift*, p. 27-35. — F. Voit, *Zeitsch. f. Biol.*, t. XXVIII, p. 353 ; t. XXIX, p. 146.

Dès ses premiers travaux, Claude Bernard avait reconnu que le foie et les muscles des animaux, nourris exclusivement avec de la viande dégraissée, contenaient une notable quantité de glycogène. Naunyn[1] refit l'expérience sur des poules, en écartant toutes les causes d'erreur possibles. Il débarrassa entièrement les animaux de leur glycogène par un jeûne de six jours, ce dont il s'assura sur quelques-uns d'entre eux, puis il les nourrit exclusivement, durant quelques jours, avec de la viande maigre bouillie, abandonnée ensuite à une légère fermentation, pressée enfin, et cela pour être sûr qu'elle ne contenait ni glycogène, ni sucre, ni inosite. Les poules une fois sacrifiées, on trouva de 2 à 3 p. 100 de glycogène dans leur foie. De Mering laissa jeûner deux gros chiens durant 21 jours; l'un d'eux reçut de la fibrine pure, et, 6 heures après ce repas, on le tua. Son foie contenait alors 13 grammes de glycogène et celui du témoin 0,5 seulement. Ce glycogène n'existait pas au début de l'expérience et ne provenait sûrement pas des hydrates de carbone extraits auparavant de l'aliment. Il pouvait, dans ce cas, y avoir eu formation de glycogène aux dépens des matières protéiques dont la viande était presque exclusivement composée.

Dans les cas de régimes mixtes, le glycogène augmente, du reste, toujours avec les quantités d'albuminoïdes absorbées. Voici, à ce sujet, quelques chiffres empruntés à Wolffberg :

RATION DES POULES D'EXPÉRIENCE par vingt-quatre heures.	GLYCOGÈNE p. 100 de foie.
600 grammes de sucre + 8 grammes d'albumine. . . .	0gr,474
600 — — + 30 — —	0 ,821
600 — — + 50 — —	1 ,840

Il est avec cela expressément reconnu[2] que la quantité de viande ingérée augmente l'hyperglycémie et la glycosurie des diabétiques. En 1881-1882, Seegen compléta ces premières données sur le rôle des protéiques et arriva à cette conclusion que, dans le foie, il y a

---

1. Naunyn, *Arch. f. exper. Pathol. u. Pharm.*, t. III, 1875, p. 94.

2. Külz, *Arch. f. exper. Pathol. u. Pharm.*, t. VI, 1876, p. 140. — Naunyn, *Der Diabetes mellitus.* Vienne, 1898, p. 137.

formation directe de glycogène aux dépens des peptones provenant de la digestion de ces albuminoïdes. L'opinion de Seegen s'appuyait sur l'expérience suivante : des chiens, préalablement soumis à un jeûne de un à quatre jours, reçurent de 15 à 28 grammes de peptones de Darby en dissolution dans une certaine quantité d'eau ; on les sacrifia une heure après environ, et l'on dosa le glycogène dans leur foie. On en trouva 2,88 p. 100 (moyenne de dix expériences). Chez des chiens pris comme termes de comparaison et privés de peptones, la quantité de glycogène ne dépassa jamais 1,50 à 2 p. 100.

Au sujet de la transformation des nucléines que nous avons encore citées parmi les albuminoïdes, de Renzi et Reale[1] s'exprimaient ainsi au 8e Congrès de la Société italienne de médecine interne : « On sait que Kossel[2] a démontré *in vitro* que si l'on traite la nucléine par un acide dilué, il se sépare des hydrates de carbone. Nous avons cherché à nous rendre compte si ce dédoublement a lieu au sein des tissus. Nos expériences nous ont prouvé que cette substance doit être considérée comme une source d'hydrocarbonés dans l'organisme. » C'est ainsi que chez des diabétiques présentant une amélioration, on fait réapparaître la glycosurie par injection de nucléine. Par les courants de haute fréquence qui augmentent la désassimilation de la nucléine, on peut provoquer également de la glycosurie en même temps que l'azote augmente dans les urines, signe d'une plus grande consommation de matières azotées par l'organisme.

Tous les protéiques semblent donc agir très nettement sur l'apparition du glycogène dans le foie, mais il faut reconnaître qu'il en est de même de bien d'autres substances azotées. Les amides, bien que n'étant pas de nature albuminoïde, interviennent presque aussi efficacement. Rohmann[3] a dosé le glycogène contenu dans le foie de deux séries de lapins, dont l'alimentation ne différait que par quel-

---

1. *Semaine médicale,* 1897, p. 405.

2. Kossel, *Chimie des albuminoïdes (Revue générale des Sciences),* 30 mai 1902.

3. Rohmann, *Pfluger's Arch.,* t. XXXIX, 1886.

ques grammes d'asparagine ou de glycocolle donnés en plus à l'une des deux séries; l'analyse a trouvé :

	GLYCOGÈNE p. 100 de foie.	Témoins.
Quand on ajoutait de l'asparagine	5,88	1,37
Quand on ajoutait du glycocolle	2,46	1,99

Cela se comprend si l'on songe que l'asparagine est brûlée comme les protéiques, puisque l'on retrouve son azote dans l'urine à l'état d'urée [1], et de plus qu'elle semble pouvoir remplacer en partie les matières albuminoïdes [2]. Kohn [3] a établi récemment par des expériences effectuées sur le chien que l'ingestion de leucine est de même suivie d'une notable augmentation du glycogène hépatique.

Pour finir de passer en revue toutes les matières azotées que nous avons nommées, il ne nous reste plus qu'à rechercher s'il y a augmentation du glycogène dans le foie après ingestion de gélatine. De Méring [4] fit jeûner des chiens durant dix-huit jours ; après quoi il les nourrit, quatre jours de suite, avec la ration quotidienne suivante : 125 grammes de gélatine et 3 grammes d'extrait de viande pour rendre l'alimentation plus appétissante. A l'examen du foie, on trouva dans cet organe $4^{gr},45$ de glycogène.

Tels sont les résultats brutaux de l'expérience ! Mais comment le glycogène, matière ternaire, se forme-t-il aux dépens des matières azotées quaternaires ? Aucun des faits que nous venons d'énoncer ne nous renseigne à ce sujet. Nous y reviendrons. En attendant, toute réponse à cette question serait forcément hypothétique. Ce que l'on sait de positif, c'est que les principes quaternaires pénètrent dans l'économie par voie sanguine, en suivant les capillaires intestinaux, les veines mésentériques, la veine porte et les capillaires du foie, et que cet organe peut les arrêter au passage. Claude Bernard ayant in-

1. Seegen, *Centralbl. f. d. med. Wissensch.*, 1876, p. 849.
2. Voir Dr J. Kuhn, Traduc. Raquet. Paris, Asselin, 1901.
3. Kohn, *Zeitsch. f. Physiol. Chem.*, t. XXVIII, p. 211.
4. De Méring, *Arch. f. d. gesam. Physiol.*, t. XIV, 1877, p. 282.

jecté de l'albumine d'œuf dans la jugulaire d'un lapin la retrouva dans l'urine, ce qui n'arrivait pas lorsqu'il l'introduisait par la veine porte. Bouchard a constaté la même action d'arrêt du foie sur la caséine et les peptones, même injectées à doses massives. Plotz et Gyergyai ont établi en outre, par des circulations artificielles, que les peptones disparaissaient en traversant certains tissus et notamment le foie. Lehmann avait, avant eux, également constaté que le sang de la veine porte contenait plus de fibrine que celui de la veine hépatique. Les substances, une fois arrêtées, servent-elles alors de matières premières au foie pour former son glycogène? Préservent-elles seulement de la destruction la réserve sucrée qui se serait peut-être aussi bien formée aux dépens des autres matériaux du sang, mais qui, sans leur intervention, aurait peut-être aussi été consommée? Rien ne nous permet encore de choisir entre l'une ou l'autre hypothèse; le résultat de ces recherches, au point de vue pratique, n'en est pas moins évident : *après l'ingestion des matières azotées les plus diverses, on peut nettement constater l'apparition du glycogène dans le foie.*

Formation du glycogène aux dépens des graisses.

Voyons maintenant, en suivant toujours la même méthode, s'il peut se former du glycogène aux dépens des matières grasses alimentaires. Il semble très nettement prouvé que sous l'influence des corps gras ingérés seuls, non seulement la quantité de glycogène n'augmente pas dans le foie, mais qu'elle tend plutôt à baisser[1]. Le résultat est-il donc tant de nature à étonner pour que les expérimentateurs aient renouvelé maintes fois leurs recherches à ce sujet ? La première condition, nous semble-t-il, pour qu'un organe puisse élaborer un principe aux dépens de matériaux quelconques, c'est que ces matériaux arrivent à portée de cet organe et que ce dernier puisse exercer sur eux son activité. Or, que deviennent les graisses

---

1. De Méring, *Arch. Pfluger's,* t. XIV, 1877, p. 282. — Kumagawa et Miura, *Arch. f. Physiol.,* 1898, p. 431-454.

ingérées ? Si, sans nous occuper de la nature même des changements qu'elles subissent, avant d'être absorbées ou pendant qu'elles
sont absorbées, nous suivons la voie qu'elles prennent pour pénétrer dans l'économie, nous les voyons (fig. 9), dans les villosités
intestinales, passer des vaisseaux sanguins dans les chylifères, arriver ensuite dans le canal thoracique et se déverser enfin dans le
système veineux général, sans passer par la veine porte et le foie.
Voilà qui nous permettrait de ne pas tenir compte des quelques
expériences où l'ingestion de graisses a été suivie presque immédiatement d'une augmentation de glycogène hépatique, si les faits
ne nous engageaient pas, d'autre part, avec une certaine insistance,
à ne pas restreindre autant le rôle du foie vis-à-vis des corps
gras.

En premier lieu, il ne faut pas perdre de vue que la glande hépatique est capable d'arrêter ce dernier principe lorsqu'il arrive en
contact avec elle. Drosdoff, puis Gilbert et Carnot[1] ont constaté cette
action d'arrêt. Les savons sont également bien retenus en masse
par le foie, et lorsque l'alimentation devient excessive, on sait quelles
quantités énormes de graisses cet organe est capable d'accumuler. On
connaît aussi à l'état pathologique la dégénérescence graisseuse du
foie des alcooliques, des tuberculeux et des intoxiqués. Mais si, d'une
part, la cellule hépatique arrête et accumule la graisse, on peut constater d'autre part qu'elle l'élimine, et qu'il est possible, quelques jours
après son absorption, de voir disparaître histologiquement les corps
gras[2]. Ceux-ci sont-ils alors transformés et en quoi sont-ils transformés ? Lorsque, après leur introduction et leur localisation dans
le foie, ils cessent d'y rester en nature, on n'a pas remarqué, jusqu'à présent, que leur disparition ait alors été suivie d'une augmentation du glycogène. Un fait cependant serait peut-être de nature
à démontrer la transformation de la graisse en glycogène. Nattan-
Larrier a observé chez le nouveau-né que la graisse avait une topo-

---

1. Gilbert et Carnot, *Loc. cit.*

2. Il faut remarquer à ce sujet que les histologistes ont coutume de considérer
comme de la graisse toutes les gouttes transparentes des cellules qui noircissent par
l'acide osmique. Or, il semble que cette réaction n'offre pas grande sécurité. (Siegert,
Beitr. z. chem. Physiol. u. Pathol., t. 1, p. 114.)

graphie périportale, et le glycogène une topographie péri-sus-hépatique. Durant les premiers jours après la naissance, il est possible de constater que la graisse diminue très brusquement et qu'elle est alors remplacée sur place par des dépôts de glycogène. Voilà la seule observation précise que nous puissions enregistrer en faveur du rôle que le foie jouerait dans ce cas.

Les fibres musculaires, où le glycogène se dépose également, se comportent-elles consécutivement à l'ingestion de corps gras, comme les cellules de la glande hépatique? Les expériences du professeur Bouchard et du docteur Desgrez [1] répondent à la question. Elles ont été faites sur le chien. Les auteurs ont tout d'abord déterminé la proportion de glycogène contenue dans le foie et les muscles de chiens nourris avec un mélange de pommes de terre et de viande, c'est-à-dire recevant une alimentation mixte. Ils ont renouvelé le même dosage sur les foies et les muscles de chiens soumis à une inanition de deux à quatre jours. Ces animaux étaient séparés en deux séries : les uns jouant le rôle de témoins et les autres ingérant de 300 à 1100 grammes de graisse, sous forme de lard privé avec soin de toutes les parties maigres. Sur les animaux, sacrifiés par hémorragie, on pratiquait immédiatement le dosage du glycogène dans 40 ou 50 grammes de foie ou de muscle de la cuisse. Voici quels furent les résultats comparatifs obtenus :

	GLYCOGÈNE par kilogramme	
	de foie.	de muscles.
1° Alimentation mixte (viande et pommes de terre)	66,30	4,20
2° Témoins à l'inanition (ne recevant que de l'eau). . . .	2,54	2,29
3° Régime exclusif de la graisse après inanition	1,67	3,13

Les conclusions rendues possibles par ces expériences sont les suivantes : l'alimentation copieuse par la graisse, succédant à l'inanition, n'augmente pas le glycogène dans le foie, alors qu'elle relève le chiffre du glycogène musculaire de $2^{gr},29$ à $3^{gr},13$. Il nous reste maintenant à interpréter.

----

1. Bouchard et Desgrez, *Comptes rendus*, 1900, t. I, p. 816.

Faut-il considérer la graisse comme une source réelle de glycogène musculaire ? Le professeur Bouchard se montre très affirmatif
à ce sujet, et voici, d'après lui, comment il a été amené à vérifier, ainsi que nous venons de le voir, la réalité de l'origine du
glycogène aux dépens des corps gras. Des personnes ne recevant
d'autres ingesta que les gaz atmosphériques et n'éliminant de matières que par la perspiration cutanée et l'exhalation pulmonaire,
les autres excreta étant retenus dans la vessie et l'intestin, peuvent, dans l'espace de une heure, présenter des augmentations de
poids atteignant 10^{gr},20 et même 40 grammes, augmentations nettement enregistrées à plusieurs reprises sur une bascule sensible[1].
Les augmentations réelles sont encore supérieures, car les sujets
en question éliminent certainement de l'eau et de l'acide carbonique. Quelle est la matière empruntée à l'air et fixée par les
tissus, capable de produire cette augmentation de poids ? Est-ce la
vapeur d'eau, l'acide carbonique, l'azote ou l'oxygène, pour ne
parler que des principaux gaz de l'atmosphère ? Ce ne peut être la
vapeur d'eau. Il est reconnu que l'air expiré en est toujours saturé
et que le corps perd plus d'eau par l'expiration qu'il n'en gagne
par l'inspiration. Comme il est évident que de telles augmentations
de poids ne s'expliquent sûrement pas par fixation d'acide carbonique ou d'azote, c'est à l'oxygène seul qu'il faut imputer le phénomène. Ce gaz n'étant de nature à produire des variations de
poids importantes ni par dissolution ni par combinaison avec l'hémoglobine, il faut alors admettre qu'il s'agit, dans ce cas, d'une
oxydation incomplète survenue au cours de la destruction des albuminoïdes, des graisses ou des hydrocarbonés. Le professeur Bouchard écarta, par le raisonnement, toute intervention des protéiques
et des sucres, et, s'étant aperçu que la souris et le chien augmen-
taient de poids, presque à volonté, lorsqu'une alimentation copieuse
à la graisse succédait à un jeûne prolongé, il en arriva à conclure que de telles variations positives de poids n'étaient certainement dues qu'à une oxydation incomplète des graisses. L'oxydation
complète n'expliquerait, en effet, qu'une augmentation très minime

1. Bouchard, *Comptes rendus*, 1898. t. II, p. 464.

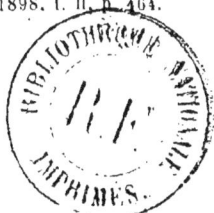

de poids. En transformant la graisse en glycogène d'après l'équation
suivante :

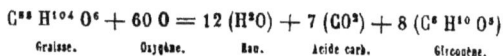

$$C^{55} H^{104} O^6 + 60\ O = 12\ (H^2O) + 7\ (CO^2) + 8\ (C^6 H^{10} O^5)$$

Graisse.   Oxygène.   Eau.   Acide carb.   Glycogène.

pour une partie de graisse ainsi oxydée, il peut, au contraire, y avoir
augmentation de poids de $0^{gr},758$. Telle est l'hypothèse formulée par
le professeur Bouchard. Sans faire sortir la discussion du domaine
de la théorie pure, on peut lui répondre, en chimiste, avec M. Berthelot[1] que les albuminoïdes de l'économie animale ne peuvent être
mis hors de cause et sont susceptibles de fixer momentanément 20
et même 40 grammes d'oxygène. Quant à la transformation de la
graisse en glycogène, il existe évidemment un nombre illimité d'é-
quations résolvant le problème. M. Berthelot les a toutes étudiées
et parmi celles qui sont possibles[2] en théorie, on retrouve la formule du professeur Bouchard ; mais pourquoi l'adopter plutôt
qu'une autre ? Dans les sciences positives, on n'admet la réalité d'une
réaction qu'autant que l'on peut en fournir la démonstration. Or,
les réactions confirment non pas la formation des hydrates de carbone aux dépens des corps gras, mais bien le contraire, la transformation des matières sucrées en graisses. Hanriot[3] a cherché à
provoquer l'oxydation de la graisse à l'air, soit en la mélangeant avec
du noir de platine, soit en l'additionnant d'un de ces ferments oxydants dont l'existence dans les tissus animaux n'est plus douteuse
depuis les recherches de Jacquet et Abelous, de Conhstein et Michaelis, d'Abelous et Gérard ; jamais il n'a pu former ni sucre, ni
glycogène, ni le moindre corps réducteur. L'action de l'ozone ne se
montre pas plus efficace ; dans ce cas, la graisse fixe bien une quantité relativement considérable d'oxygène, ce qui vient à l'appui de
l'hypothèse par laquelle le professeur Bouchard explique les augmentations de poids signalées, mais en revanche il n'est pas possible

---

1. Berthelot, *Comptes rendus*, 1898, t. II, p. 491, et *Chaleur animale* (*Encyclopédie Léauté*), p. 150.

2. Berthelot, *Annal. de Chim. et de Phys.*, 7e série, t. XII, p. 557.

3. Hanriot, *Comptes rendus*, 1898, t. II, p. 561.

de découvrir dans les produits de cette oxydation un corps ayant des propriétés réductrices, ou réagissant comme l'amidon, les dextrines, la cellulose. Le seul fait, purement chimique, susceptible d'expliquer le changement de la graisse en glycogène nous est fourni par M. Berthelot[1]. Il a observé le changement en sucre du dixième du poids d'un corps gras neutre susceptible, après dédoublement, de fournir de la glycérine et nous verrons que l'ingestion de cet alcool triatomique occasionne une augmentation réelle de glycogène. Dans les expériences de Bouchard et Desgrez, la formation d'une réserve musculaire sucrée, sous l'influence de la glycérine est donc plausible, mais elle ne satisfait pas ces auteurs. On ne saurait du reste ne pas reconnaître que la formule indiquée par le professeur Bouchard et son école ne s'accorde nullement avec les faits d'expérience. Les chiffres fournis par le raisonnement et ceux que l'on observe en réalité ne s'approchent jamais en résumé les uns des autres.

Devons-nous pour cela qualifier d'empiriques les formules de chimie pure imaginées à ce sujet, et l'expérience peut-elle nous fournir une interprétation démonstrative des phénomènes consécutifs à l'ingestion des matières grasses? Ne prolongeons pas cette discussion, car nous y reviendrons à propos de la formation du glucose. Contentons-nous de résumer les différentes solutions que comporte le problème. Les graisses peuvent préserver d'une destruction active le glycogène qui, sans leur intervention, aurait peut-être été consommé aussitôt sa formation. Il est encore admissible que sous l'influence des actes de la digestion, elles se dédoublent et régénèrent de la glycérine, mais alors celle-ci intervient-elle comme matière première aux dépens de laquelle les muscles savent élaborer le surcroît de glycogène observé, ou bien seulement comme élément d'épargne? Il est enfin permis de supposer que le carbone des acides gras, qui sont, comme la glycérine, un des produits de dédoublement des graisses, entre également en jeu! Les points d'interrogation abondent, on le voit. Tout en nous basant, parmi les faits de science pure, uniquement sur ceux dont il faut attendre un résultat pratique,

---

1. Berthelot, *Annal. de Chim. et de Phys.*, 3ᵉ série, t. L, p. 369.

nous sommes en droit cependant de conclure que *l'ingestion d'une grande quantité de graisse provoque l'apparition d'une très minime quantité de glycogène musculaire.*

Digestion et transformations chimiques du saccharose et des hydrocarbonés.

La formation du glycogène aux dépens des hydrocarbonés en général et surtout des diverses matières sucrées que l'on trouve dans les aliments habituels de l'omnivore et de l'herbivore, nous retiendra un peu plus longtemps. Cette étude, on le conçoit, se trouve à la base de notre programme.

Reprenant notre classification du début, nous devons tout d'abord mettre à part les hydrates de carbone qui se distinguent par leur grande solubilité et leur aptitude à subir l'osmose. Lors de leur ingestion, ces substances sont dissoutes de suite par les liquides du tube digestif, tels que la salive, les sucs gastriques et intestinaux. Aussitôt après leur contact avec les muqueuses, elles peuvent donc être absorbées. Cette absorption commence, mais faiblement, dans la bouche ; elle se continue, sans beaucoup plus d'intensité dans l'estomac, pour n'atteindre seulement son maximum que dans l'intestin et surtout dans l'intestin grêle ; c'est là que la presque-totalité des hydrates solubles pénètre dans l'économie. Comme cette absorption se fait uniquement par la voie sanguine, c'est-à-dire par les capillaires intestinaux et le système de la veine porte, on comprend de suite l'importance alimentaire de ces substances susceptibles, nous allons le voir, d'apporter à la glande hépatique la matière sucrée toute formée. Parmi ces hydrocarbonés solubles on trouve :

1° Les composés à fonction alcoolique comme le glycol, alcool diatomique, la glycérine, alcool triatomique, l'érythrite, quatre fois alcool, les pentites à cinq atomes de carbone, enfin les hexites analogues à la sorbite, à la mannite, à la dulcite ;

2° Les sucres réducteurs, correspondant aux alcools précédents, sucres à cinq atomes de carbone comme les pentoses ou à six atomes comme les hexoses, parmi lesquels figurent le glucose, aldéhyde de la sorbite, puis le mannose et le fructose, le premier aldéhyde et le second acétone de la mannite, enfin le galactose, aldéhyde de la dulcite ;

3° Les sucres hydrolysables souvent désignés sous le nom de bi-hexoses, tels que le lactose, le maltose et le saccharose, issus de la condensation, avec perte d'eau, des sucres réducteurs précédents, auxquels ils redonnent du reste si facilement naissance.

Pour être complet, il faudrait ajouter les produits à fonction acide, tels que les acides acétique, butyrique, lactique, oxalique, malique, tartrique, citrique, etc., tels encore que les acides galactonique, glu-conique, glycuronique, mucique, saccharique, dérivés par oxydation des trois catégories précédentes.

La possibilité pour tous ces corps d'arriver facilement et rapide-ment au foie étant admise, voilà le moment de nous préoccuper de leur utilisation par la cellule animale. Voilà également le moment de nous souvenir que les propriétés biologiques de la molécule sucrée sont solidaires du nombre et de la disposition des atomes composant cette molécule. Que deviennent ces hydrocarbonés solubles après leur absorption? Sont-ils utilisés en nature lors des échanges nutri-tifs ou bien, indirectement assimilables, l'organisme peut-il s'en servir quand même et comment s'en sert-il ?

Diverses méthodes expérimentales permettent à la physiologie de résoudre ces problèmes. La première, la plus facile, consiste à re-chercher si la substance en question, une fois injectée dans le sang, n'y perd pas son individualité physique et chimique, ou bien si elle n'est pas au contraire, substance inerte et inutile, rejetée par les émonctoires et le rein en particulier. C'est au génie de Claude Ber-nard que l'on doit cette définition rationnelle et pratique de l' « Ali-ment », ce terme désignant non pas les substances comestibles qui font journellement partie de l'alimentation, mais bien la matière première, utilisable sous sa propre forme, aux dépens de laquelle la cellule s'édifie, répare ses pertes, entretient en un mot sa vitalité. Le signe distinctif de « l'Aliment » c'est donc, après avoir été intro-duit directement et en nature dans le sang, d'y disparaître complète-ment durant son transit forcé à travers tous les tissus. Cet aliment s'élèvera alors à un niveau d'organisation supérieure et plus com-plexe et deviendra de la matière vivante, ou bien il servira au fonctionnement de la cellule et celle-ci, en le détruisant, l'acheminera vers l'état de matière morte pour libérer l'énergie dont elle a besoin. Dans le cas présent, le travail intime et intérieur de la cellule aboutira toujours aux déchets normaux de la destruction de toute matière organique ternaire. Il y aura production d'eau et d'acide carbonique, éliminés en partie dans la suite par le poumon, ou bien il restera un résidu alimentaire inattaquable par la cellule, quand bien même celle-ci en serait gorgée, ou par les sucs digestifs, et qui sera éliminé par le rein ou le tube digestif.

Un second procédé consiste à faire circuler artificiellement dans un organe quelconque un sérum ou du sang tenant en solution le corps que l'on veut étudier. Par l'analyse répétée à plusieurs reprises du liquide en circulation, il est facile de se rendre compte s'il y a consommation ou inutilisation de la substance. On peut encore rechercher si l'introduction dans l'économie de l'un des principes que nous avons à étudier n'en modifie pas ce que l'on nomme les échanges respiratoires, c'est-à-dire, entre autres, la production de l'acide carbonique, terme résiduaire inévitable de la destruction ou, pour parler le langage de la chimie, de la combustion de tout principe organique. Nous ne ferons que mentionner la méthode par laquelle on recherche si une cellule quelconque, microbe ou moisissure, consomme directement la substance, sans lui faire subir de transformations préalables. Elle est du domaine de la physiologie végétale et, dans le premier chapitre, nous avons indiqué les principales matières sucrées pouvant fermenter directement sous l'action de la levure.

Tels sont les différents procédés que nous allons utiliser tour à tour. Un certain nombre d'hexoses, de la catégorie des sucres réducteurs, répondent à la définition, donnée par Claude Bernard, du véritable *aliment physiologique*. La démonstration en a été faite. Lorsque l'on injecte dans les veines d'un animal une solution de d. glucose, ou de d. lévulose, ou de d. mannose ou enfin de d. galactose[1], et cela assez lentement pour ne pas provoquer brusque-

---

1. On est convenu d'affecter de la lettre *d* les sucres qui dérivent des alcools polyatomiques dextrogyres : c'est ainsi que le lévulose ordinaire, dont nous parlons ici, est, bien que lévogyre, précédé de la lettre *d* parce qu'il dérive de la mannite d. ou dextrogyre.

ment de l'hyperglycémie, et par conséquent de la glycosurie, on ne retrouve trace de ces sucres, ni dans les fèces, ni dans les urines. Par contre, les alcools polyatomiques tels que la glycérine, la sorbite, la mannite, la dulcite, les bihexoses solubles, c'est-à-dire le saccharose, le maltose et le lactose, injectés en nature dans le sang, sont éliminés comme déchets par le rein. Les pentoses à cinq atomes de carbone rangés à côté des hexoses parmi les sucres réducteurs, subissent le même sort : l'arabinose et le xylose, administrés à des hommes sains ou malades, passent rapidement et en grande partie dans l'urine [1].

Ces constatations d'ordre général nous obligent à rechercher sommairement quelles sont, dans les conditions ordinaires de l'alimentation et de la digestion, les transformations que subissent ces matières sucrées, inassimilables en nature, avant de pénétrer dans le sang et d'arriver à la cellule.

Comment les alcools polyatomiques deviennent-ils des aliments physiologiques? La question n'a encore été que très peu suivie et étudiée. La glycérine se modifie-t-elle sous l'influence des ferments oxydants et fournit-elle, comme en présence de l'acide azotique ou du noir de platine ou du brome, un mélange de corps divers parmi lesquels se trouve l'*aldéhyde glycérique*, qui est un sucre réducteur? Cet aldéhyde ne paraît pas, il est vrai, pouvoir être directement utilisé, mais Emmerling [2] a montré qu'il devient cependant assimilable pour la levure, après s'être condensé en un sucre en C^6, étudié dans les laboratoires de Fischer [3] et de Berthelot [4]. La glycérine peut encore, sous l'influence des ferments, se changer en un hydrocarboné lévogyre, à moins qu'elle ne fournisse d'autres alcools plus ou moins complexes et des acides variés comme lors de sa fermentation sous l'influence du *Bacillus subtilis* des infusions de foin, ou du *Bacillus boocopricus* du purin ou encore du *Bacillus*

1. Ebstein. *Virchow's Arch.*, t. CXXIX, p. 401. — Cremer. *Habilitationsschrift*, Munich, p. 63. — Salkowski, *Ber. d. deuts. chem. Gesell.*, t. XXVI, p. 896.

2. Emmerling, *Ber. d. deuts. chem. Gesell.*, t. XXXII, p. 542.

3. Fischer et Tafel, *Ber. d. deuts. chem. Gesell.*, t. XX, p. 3384.

4. Berthelot, *Chimie organique fondée sur la Synthèse*, t. II, p. 649.

butylicus de Fitz[1]. Ce qu'il est permis de supposer, c'est que la glycérine ne peut conserver sa forme dans l'économie animale. Sa consistance sirupeuse pourrait nuire mécaniquement, et de plus elle semble assez toxique[2]. En injection dans le sang, à la dose de $10^{gr},7$ par kilogramme d'animal, elle tue le lapin, alors que la survie est de règle chez le même animal, nous l'avons vu, après injection de 18 à 20 grammes de glucose, de lactose ou de saccharose. Quels que soient du reste les changements subis *in vivo* par la glycérine, qu'elle se transforme en sucre ou que les villosités intestinales aient, ainsi que le prouve l'observation, la propriété de régénérer des corps gras à ses dépens, il n'en reste pas moins nettement prouvé qu'elle possède des propriétés nutritives. Dès qu'elle pénètre dans l'économie, elle active la respiration[3] et augmente l'élimination de l'acide carbonique; cela prouve, d'après ce que nous savons déjà, qu'il y a consommation de cet alcool par les cellules de l'organisme.

La dulcite, la mannite que l'on trouve dans les betteraves, dans les carottes, dans le pain lui-même, la sorbite toujours présente dans la plupart des fruits (pommes, poires, cerises, prunes, pêches, etc.), doivent subir des modifications analogues à celles de la glycérine[4].

Au fond, tous ces alcools ne nous intéressent que peu. Il n'en est pas de même des bihexoses, comme le saccharose et le lactose, dont on fait très largement usage dans l'alimentation journalière. Que deviennent ces substances après leur ingestion? La réponse à cette question, posée à propos du sucre de canne, est, on le comprend, capitale dans cette étude. Nous avons vu, avec Claude Bernard, que le saccharose, injecté sous la peau ou dans le système sanguin, passe

---

1. Fitz, *Ber. d. deutsch. chem. Gesell.*, t. IX, p. 1348; t. X, p. 2226 et 2276; t. XI, p. 1892; t. XII. p. 480; t. XIII. p. 1311.

2. La glycérine existe bien normalement dans le sang, mais en quantité fort petite (2 milligr. environ dans le sang du chien a jeun depuis quarante heures; $4^{mg},5$ dans le sang de lapin nourri à volonté). Lorsqu'on l'y injecte, elle disparaît avec une très grande rapidité; elle est éliminée par l'urine en proportion notable et cela en un temps relativement court. (Nicloux, *Comptes rendus*, 1903, t. I, p. 559 et 764; t. II, p. 70.)

3. Arnschink, *Zeitschr. f. Biol.*, t. XXIII, p. 413, et J. Münk, *Arch. f. d. Gesell. Physiol.*, t. XLVI, p. 303.

4. Fitz, *Ber. d. deutsch. chem. Gesell.*, t. XVI, p. 844. — Berthelot, *Ann. de Chim. et Phys.*, t. L, p. 322 et 369.

rapidement en nature dans l'urine. Lorsqu'il pénètre au contraire par l'une ou l'autre des extrémités du tube digestif, c'est-à-dire lorsqu'il est ingéré normalement ou introduit dans l'intestin par voie rectale, il s'invertit, et se transforme en un mélange directement utilisable de glucose et de lévulose. Ce dédoublement est l'œuvre de un ou de plusieurs ferments, très voisins les uns des autres par leur mode d'action, et que l'on dénomme ordinairement *sucrases* ou *invertines*. Si l'on recherche ces sucrases parmi les sécrétions normales des tissus animaux, on trouve qu'elles y existent parfois, mais que, néanmoins, elles semblent bien moins répandues que les autres ferments digestifs. La salive privée par une filtration de germes microbiens et de cellules animales, n'intervertit pas, paraît-il [1]. Parfois, on n'obtient pas davantage d'hydrocarbonés réducteurs en faisant agir sur le sucre une macération de muqueuse intestinale également filtrée, pour se maintenir à l'abri des germes [2]. Ces quelques faits pourraient faire mettre en doute l'existence des invertines animales, mais on peut leur objecter que les diastases sont retenues par les filtres ou que les cellules peuvent, durant la macération, ne pas laisser exsuder leurs ferments. On connaît beaucoup de levures qui n'opèrent l'interversion qu'à l'intérieur de leur protoplasma et laissent ensuite diffuser les hexoses auxquels aboutit le dédoublement du saccharose. Beaucoup d'auteurs [3] cependant, après Claude Bernard, ont trouvé une propriété inversive réelle au suc intestinal pur du chien, du lapin, des oiseaux, des poissons, des insectes même. On doit donc accorder aux glandes digestives la faculté d'élaborer ce ferment spécial, mais on n'en est pas moins conduit, par les faits, à supposer que l'invertine peut avoir, à côté, une autre origine. Parmi les agents formateurs de cette diastase, les micro-organismes tien-

---

1. Goldschmidt, *Zeitschr. f. phys. Chem.*, t. X, 1886, p. 273.

2. Bourquelot, *Comptes rendus*, 1883, t. II, p. 1000.

3. Paschutin, *Arch. de Reichert*, 1871, p. 305. — Eichhorst, *Pflüger's Arch.*, t. IV, p. 570. — Demant, *Virchow's Arch.*, t. LXXV, p. 419. — Brown et Héron. *Liebig's Ann.*, t. CCIV, p. 228. — Vella, *Moleschott's Untersu.*, t. XIII, p. 40. — Lehmann, *Pflüger's Arch.*, t. XXXIII, p. 180. — Ellenberger et Hofmeister, *Jahresb. f. Thie. Chem*, 1884, p. 308. — Grünert, *Centralblatt f. Physiol.*, t. V, p. 285. — Pregl, *Pflüger's Arch.*, t. LXI, p. 359.

nent une place importante ; aussi nous paraît-il nécessaire de rappeler ici rapidement l'existence et le fonctionnement des infiniment petits dans le tube digestif, où ils pullulent.

Ces micro-organismes appartiennent aux catégories les plus variées : champignons, moisissures, levures et surtout microbes (bactéries, etc.). Les uns proviennent des aliments, les autres de l'atmosphère d'où ils passent facilement dans la bouche. Une fois introduits et déglutis avec la salive, ils se développent plus ou moins dans le tube digestif. Une infinité de causes, on le pressent, causes qu'il serait superflu d'examiner dans ce travail, influent sur la germination de ce monde microscopique. Il n'entre pas davantage dans notre programme d'énumérer toutes les espèces de cette flore microbienne qui, du reste, n'est encore que très imparfaitement déterminée [1]. Ce qu'il nous faut seulement prendre ici en considération d'une manière générale, c'est la quantité très élevée de ces microbes, c'est leur répartition dans les différentes régions du tube digestif, c'est enfin et surtout leur influence possible sur les phénomènes de la digestion. Il est peu probable que l'action des bactéries sur les substances alimentaires soit bien marquée dans l'estomac, où les aliments ne séjournent que très peu. Mais, par contre, les microbes ont tout le temps d'agir dans l'intestin ; ils semblent y trouver en tous cas les conditions les plus favorables à leur développement, puisque c'est là et particulièrement dans le jéjunum et l'iléon que leur nombre atteint son maximum.

Y a-t-il lieu d'établir un rapprochement entre les actes de la digestion et la présence abondante des bactéries dans le tube digestif ? Deux théories sont en présence : la première, esquissée par Claude Bernard et depuis soutenue avec tant d'ardeur par Pasteur, Duclaux [2], Vignal, Nencki, Kuhne et Nothnagel, prétend que les diastases de tous ces microbes suffisent pour expliquer, sans avoir recours aux sécrétions physiologiques, la transformation du bol alimentaire.

---

1. Voir résumé sur les parasites du tube digestif et leurs propriétés dans Charrin (*Encyc. Léauté*), *Poisons du tube digestif.*

2. Duclaux, *Comptes rendus*, 1882, t. I, p. 736, 808, 877, 976, et *Annales agronom.*, 1881. — *Ferments et maladies*, 1882. — *Traité de microbiologie* (première édition).

L'école adverse[1] admet également que les sécrétions dérivées de nos propres cellules et de celles des micro-organismes présentent de grandes analogies, que leur action est évidente, puisque l'on n'a pas encore trouvé de sécrétions glandulaires capables d'engendrer aux dépens des aliments quelques-uns des produits trouvés normalement dans l'intestin, mais par contre elle n'ose reconnaître que l'intervention microbienne est indispensable à l'accomplissement des digestions.

Pour trancher la question, il faudrait pouvoir comparer la nutrition d'un sujet dont l'intestin est normal, et ensuite privé de micro-organismes. Il faudrait voir comment se comporte, sans microbes dans le tube digestif, le nouveau-né, par exemple, qui n'a pas de parasites intestinaux (toutes les observations sont d'accord sur ce point). Bien des expériences ont été tentées, mais sont-elles toutes à l'abri des causes possibles d'erreur[2], et n'a-t-on pas souvent conclu d'après des digestions supposées stériles, et qui cependant étaient faites en présence de bactéries ? Les résultats en tout cas sont contradictoires, et les interprétations que l'on en donne, souvent encore plus opposées.

En ce qui concerne plus spécialement les sucrases de l'intestin, quels sont les faits mis en avant par les deux théories ? Suivant Duclaux, Landois, Hoppe-Seyler, Schottelius, il faut admettre qu'elles sont surtout sécrétées par les microbes. Ceux-ci pullulent dans le tube digestif et principalement dans l'intestin ; ce sont le plus souvent des ferments du sucre, mais comme cet aliment n'est pas directement utilisable, pas plus pour eux que pour les cellules animales, il doit tout d'abord subir un dédoublement. Cela revient à dire que l'on est en droit de considérer les microbes comme d'actifs producteurs d'invertine. Et, en effet, si l'on vient à faire macérer une portion de l'intestin grêle d'un lapin, tué en pleine digestion, et si après filtration grossière de la liqueur sur coton, on l'additionne de sucre, celui-ci, au bout de douze heures à l'étuve à 38°, est entièrement in-

---

1. Voir M. Arthus, *Éléments de physiologie*, p. 210. — Levin, *Ann. de l'Inst. Pasteur*, 1899.

2. Sur les expériences de Nuttal et Thierfelder et de Schottelius, voir : Duclaux, *Ann. de l'Inst. Pasteur*, 1895, p. 896 ; 1896, p. 411 ; 1899, p. 77. — Mme Metchnikoff, *Ann. de l'Inst. Pasteur*, 1901, p. 631.

terverti, à moins qu'il n'ait été ajouté en trop grande quantité. La solution est alors peuplée d'innombrables bactéries. Nous avons vu, au contraire, qu'en opérant aseptiquement on peut souvent ne pas constater d'action sur le sucre. L'interversion se fait encore plus vite si l'on introduit un liquide sucré dans une anse d'intestin, serrée entre deux ligatures chez l'animal vivant. La solution au bout de très peu d'instants réduit la liqueur cupro-potassique. « Il semble, dit M. Duclaux[1], que ce soient seulement les microbes qui interviennent avec leurs diastases ou celles dont ils ont fini par imprégner la muqueuse et le contenu du canal digestif. » L'opinion peut être acceptée, mais elle ne doit pas être acceptée à l'exclusion de toute autre. L'invertine physiologique, c'est-à-dire sécrétée par les cellules animales, existe certainement. Miura[2] l'a trouvée dans l'intestin grêle d'enfants mort-nés, où les microbes et les aliments n'avaient pas encore pénétré.

La question de savoir si la sucrase intestinale est d'origine animale ou microbienne nous passionnerait davantage s'il était prouvé que ce ferment constitue le seul agent d'inversion dont disposent les êtres vivants supérieurs pour dédoubler le saccharose. Mais le sucre est très peu stable, et ainsi que l'a démontré Bourquelot[3], son dédoublement peut s'accomplir sous l'action des divers acides que l'on rencontre dans l'économie, ceux-ci étant employés, en solution, dans des proportions physiologiques et à la température du corps. Additionnons une solution à 1 p. 100 de saccharose de 0,20 p. 100 d'acide chlorhydrique ou d'acide lactique, acides dont la présence dans l'estomac est sinon constante du moins très fréquente, et maintenons-la à 38°, voici ce que l'on constate : avec l'acide chlorhydrique, 70 p. 100 du saccharose sont intervertis au bout de six heures, 90 au bout de douze heures. L'acide lactique dédouble 33 p. 100 du même sucre en trente-six heures. L'acide carbonique agit de même et, au bout de cinq jours, intervertit 3,20 p. 100 de sucre à la pression ordinaire et toujours à la température du corps. « Il est donc

---

1. Duclaux, *Traité de microbiologie*, t. II, 1899, p. 501.
2. Miura, *Zeitsch. f. Biol.*, t. XXXII, p. 266.
3. Bourquelot, *Comptes rendus*, 1883, t. II, p. 1002.

difficile de soutenir, conclut M. Bourquelot, que le sucre de canne soit dédoublé seulement dans l'intestin grêle et de ne pas admettre que les acides de l'économie soient des facteurs importants de sa digestion. Il y a plus : si de petites quantités de sucre de canne passent dans les vaisseaux sanguins, on peut supposer que l'acide carbonique, dont la présence est constante dans le sang, suffit pour provoquer l'interversion. » On pourrait objecter à cette thèse que l'acidité du suc gastrique n'est pas entièrement due à l'acide chlorhydrique ou à l'acide lactique, et en outre, que chez quelques animaux, les herbivores par exemple, l'acidité totale des sécrétions de l'estomac n'est pas équivalente à 0,20 p. 100 d'acide chlorhydrique. Béchamp, reprenant des expériences de Claude Bernard [1], a cependant démontré, bien avant les travaux de Bourquelot, que le suc gastrique, même étendu de son volume d'eau, intervertit rapidement le sucre de canne. Celui-ci reste au contraire inaltéré lorsque l'acidité du suc gastrique est exactement neutralisée avec du carbonate de soude.

Nous savons maintenant comment le saccharose s'intervertit durant la digestion. Que devient dans les mêmes conditions le lactose ? Inutile de nous attarder à l'étude du rôle nutritif de ce sucre. Elle peut être entièrement calquée sur celle qui précède. Le lactose ou sucre de lait, élément important de l'alimentation de l'enfant et de tous les jeunes mammifères, n'est pas utilisé en nature par l'organisme. Injecté dans les veines en solution chaude, il repasse à peu près en totalité dans les urines. Quelles transformations subit ce sucre avant de pénétrer dans le sang ? Pour suivre l'évolution du lactose dans l'économie, M. Dastre [2], des premiers, a recherché d'une manière comparative l'action qu'exerçaient sur lui les différents liquides digestifs de l'adulte et du jeune. Le lactose résiste à la salive, au suc gastrique, aux sécrétions du foie et du pancréas. Le suc intestinal et encore seulement celui qui provient de l'intestin grêle d'animaux jeunes ou d'enfants nouveau-nés se montre assez actif. Il attaque le

1. Béchamp, *Les Microzymas*, p. 314. — Cl. Bernard, *Leçons de physiol. expérimentale*, t. II, p. 314. — Ferré, *Journ. de méd. de Bordeaux*, 1890, t. XX, p. 326.

2. Dastre, Mémoire à l'Acad. des Sciences (*Comptes rendus*, 1883, t. I, p. 932). — *Arch. d. Physiol.*, 1889, p. 718; 1890, p. 103.

lactose et le transforme nettement en un mélange de d. glucose et de d. galactose, capables tous les deux d'entretenir les échanges matériels de la nutrition. Le ferment qui dédouble ainsi le lactose et que l'on dénomme *lactase* ne semble donc exister uniquement que dans le suc intestinal, et encore n'y est-il pas constant, puisque les macérations d'intestin provenant seulement des jeunes animaux peuvent agir *in vitro* sur le sucre[1]. Certains auteurs ont imaginé que la transformation du lactose avait lieu lors de son passage à travers la muqueuse intestinale. Comme nous savons — nous reviendrons du reste sur ce sujet — que le propre des diastases est de n'apparaître que lorsque leur présence est nécessaire, les expérimentateurs ont peut-être alors recherché la lactase là où elle n'existait pas et n'avait nul besoin d'exister. Il semble en outre, ainsi que Fischer[2] l'a démontré, que ce ferment n'est que très peu diffusible en dehors de la cellule.

Le maltose est le dernier des bihexoses solubles dont le rôle physiologique mérite de fixer notre attention. Il n'existe pas tout formé dans la nature, mais nous le retrouverons tout à l'heure comme l'un des termes auxquels aboutit forcément l'évolution dans le tube digestif des amylacés et en général de toutes les matières sucrées de la famille des dextrines. Le maltose diffère du sucre de canne ou du sucre de lait, en ce que, après dédoublement, il ne donne uniquement naissance qu'à du d. glucose. Il est rationnel de supposer que son utilisation, comme celle du saccharose ou du lactose, dont il est si voisin, nécessite son dédoublement préalable sous l'action d'une diastase appropriée. Brown et Héron[3] furent les premiers à constater que le maltose est transformé au contact du suc pancréatique et intestinal du porc. Leurs observations se trouvèrent confirmées par de Méring[4]. Lorsque Bourquelot[5] reprit la question, il

1. Pautz et Vogel, *Zeitsch. f. Biol.*, t. XXXII, p. 304. — Portier, *Bull. de la Soc. de Biol.*, 2 avril 1898. — Röhmann et Lappe, *Ber. d. deutsch. chem. Gesell.*, t. XXVIII, p. 2506.

2. Fischer, *Ber. d. deutsch chem. Gesell.*, t. XXVII, 1894, p. 2481.

3. Brown et Héron, *Ann. d. chim. et de pharmac.*, 1880, p. 228.

4. De Méring, *Zeitschr. f. physiol. Chem.*, 1881.

5. Bourquelot, *Comptes rendus*, 1881, t. II, p. 978; 1883, t. II, p. 1000 et 1322. — *Journ. Anat. et Physiol.*, 1886, p. 183.

trouva cependant que le maltose n'était modifié par aucun des ferments digestifs pris à l'état pur, c'est-à-dire séparés par filtration des micro-organismes. En présence au contraire des bactéries normales du tube digestif ou de l'atmosphère, le liquide de macération de la portion moyenne de l'intestin grêle d'un lapin tué en pleine digestion dédoublait en dix-huit heures 70 p. 100 du maltose mis en expérience. Si l'on écarte l'intervention des ferments d'origine microbienne, il en résulte que ce bihexose, contrairement aux autres sucres similaires, doit pénétrer en nature dans le sang. Mais intervient-il alors quand même dans les échanges organiques ? Pour s'en rendre compte Dastre et Bourquelot [1] pratiquèrent sous la peau de divers animaux des injections de maltose et constatèrent que 75 à 90 p. 100 du sucre introduit étaient manifestement consommés dans l'organisme. Cela ne prouvait pas que le maltose était assimilé en nature. Les recherches de Dubourg [2], succédant à celles de Béchamp [3], tranchent la question. Elles démontrent l'existence dans le sang et dans l'urine des animaux d'un ferment, connu généralement sous le nom de *maltase*, capable en agissant sur le maltose de donner naissance à du glucose. Le maltose injecté serait lui aussi réellement dédoublé avant son utilisation.

Nous en avons fini avec les principaux hydrocarbonés solubles : abordons maintenant l'étude de la digestion des polysaccharides. L'homme et les animaux utilisent, en effet, très volontiers toutes ces matières sucrées que les végétaux savent mettre en réserve si abondamment. A côté des amylacés et de l'inuline nous avons rangé dans cette vaste catégorie les principes qui, dans les substances végétales, forment souvent la majeure partie des corps non azotés : ce sont les celluloses saccharifiables, gommes ou mucilages, pentosanes, mannanes ou galactanes, lévulosanes, etc. Ces dernières incrustent la cellulose, c'est-à-dire l'hydrate de carbone constituant à proprement parler la charpente des végétaux et, à un autre point de vue, le seul principe capable de donner aux aliments le volume suffisant

---

1. Dastre et Bourquelot, *Comptes rendus,* 1884, t. I, p. 1604.
2. Dubourg, *Ann. de l'Inst. Pasteur,* 1889.
3. Béchamp, *Comptes rendus,* t. LIX, p. 496.

pour remplir l'estomac des herbivores. Notre intention étant de n'emprunter à la physiologie de la digestion que ce qui peut inté-resser le sujet tout particulier d'alimentation que nous avons choisi, nous laisserons de côté le rôle propre à chacun de ces corps dans la nutrition animale. Il nous suffit de savoir qu'il faut séparer en pre-mier lieu de cet ensemble l'amidon et l'inuline, dont la disparition dans l'organisme est complète et dont on ne retrouve le plus sou-vent pas trace dans les excreta. Les celluloses saccharifiables, pento-sanes, mannanes et autres, méritent ensuite de fixer notre attention, car si, d'après Aimé Girard, l'homme ne les assimile qu'excessivement peu, il en est autrement des animaux. La cellulose enfin, elle aussi, est partiellement digérée dans leur appareil digestif ; cela ne fait aucun doute aujourd'hui, depuis les belles recherches d'Henneberg et Stohmann.

Que deviennent amidons, inulines, celluloses saccharifiables et celluloses à la suite de leur ingestion ? Les changements doivent tout d'abord porter sur leurs propriétés physiques. L'insolubilité, le plus souvent complète, de ces principes, est incompatible avec leur absorption et leur assimilation par les cellules animales. La né-cessité de les voir se modifier chimiquement n'est pas moins évi-dente, car, même après avoir admis que ces hydrates de carbone de-viennent solubles et dialysables, on ne peut concevoir qu'ils soient directement utilisés. Claude Bernard[1] ayant injecté dans le sang de lapins des solutions de dextrines et d'amidon soluble de Béchamp constata que ces matières sucrées passaient dans l'urine. En fait, l'on ne retrouve jamais trace d'amidon dans le sang de la veine porte, même pendant l'absorption intestinale après un repas riche en fécu-lents. L'inuline, qui à l'hydrolyse régénère du lévulose, ne peut, une fois introduite directement dans la circulation, bien que très soluble et facilement dialysable, subvenir aux besoins nutritifs. Dans ces conditions, elle passe toujours en nature dans l'urine. Des modifi-cations d'ordre physique et chimique sont nécessaires. Voyons rapi-dement par quels processus elles s'accomplissent.

La digestion de l'amidon s'opère certainement *in vivo* grâce à

---

1. Cl. Bernard, *Leçons sur le Diabète*, p. 539.

l'intervention d'une diastase de même espèce que celle du malt (orge germée), dont l'action sur la fécule est analogue à celle des acides chauds dilués. On a constaté la présence d'*amylases* [c'est ainsi que l'on baptise les ferments doués d'un pouvoir amylolytique, c'est-à-dire qui saccharifient les amidons] dans la salive mixte constituée par le mélange de diverses sécrétions (glandes parotidiennes, sublinguales et sous-maxillaires). Mais là, peut-être avec raison, a-t-on le droit de mettre en doute son existence? Dans la bouche, il y a très probablement action simultanée des microbes, et de plus chacune des glandes salivaires, lorsqu'elle agit seule, ne se montre pas active[1]. Le véritable siège de la sécrétion physiologique de l'amylase, et par suite des transformations de l'amidon, c'est le pancréas. Le suc pancréatique recueilli par fistule et filtré pour écarter toute ingérence des microbes[2] manifeste un pouvoir amylolytique énergique. Le résultat ne change que peu, lorsque l'on s'adresse au suc intestinal. Tous les tissus et les liquides de l'organisme, les muscles, le foie, le sang et la lymphe, ainsi que nous l'avons déjà signalé, l'urine même, possèdent, du reste, la même propriété. Inutile d'insister sur des faits connus de tout le monde et que l'on retrouve développés dans les traités de physiologie les plus élémentaires. Il existe, par conséquent, dans l'économie, un réactif, susceptible de disloquer progressivement l'amidon, et de le transformer en maltose, sucre sur le sort duquel nous sommes déjà fixés. C'est ainsi que l'amidon atteint peu à peu le terme glucose, sous l'influence des maltases. Celles-ci doivent succéder aux amylases et peut-être aux dextrinases, si avec M. Duclaux[3] l'on juge nécessaire l'intervention d'un ferment spécial pour transformer les dextrines en maltose.

A l'action des diastases solubles et purement physiologiques, comme l'amylase du pancréas, viennent certainement s'en superposer d'autres, encore peu connues, mais qui doivent agir dans le même sens sur les polysaccharides, bien que les sucs digestifs des animaux supérieurs les plus divers, pris à jeun ou en pleine diges-

---

1. Müller, *Sem. méd.*, 1901, t. 141.
2. Bouchardat et Saudras, *Comptes rendus*, 1845, p. 1885.
3. Duclaux, *Traité de microbiologie*, t. II, 1899, p. 392.

tion, employés seuls ou en mélange, se montrent inactifs vis-à-vis de l'inuline, des gommes, des celluloses saccharifiables, et des celluloses. Ces hydrocarbonés ne sont pas directement assimilables et cependant ils disparaissent en partie dans le tube digestif.

Que devient, par exemple, l'inuline ? Biéri et Portier et en même temps Richaud[1] ont vainement cherché dans le tube digestif des oiseaux, du cobaye, du lapin, du chien, du porc, du bœuf, une diastase spécifique à cet hydrate de carbone, une *inulase,* analogue à celle des tubercules de topinambour en germination[2]. Comme les sécrétions digestives glandulaires, même sous l'influence d'un régime inulacé exclusif, ne produisaient pas d'inulase, ils se sont demandé si les acides de l'économie étaient susceptibles de saccharifier l'anhydride du lévulose. Effectivement l'acide chlorhydrique, dans des conditions de dilution et de température aussi voisines que possible de celles qui se trouvent réalisées dans l'organisme vivant, dédouble assez rapidement et presque complètement l'inuline. En conséquence, le suc gastrique serait, chez les animaux, l'agent physiologique normal de la transformation de l'inuline. D'après les observations de Blondlot, Frerichs, Lehmann, Bauer et Voit[3], les gommes, hydrates de carbone encore très peu connus au point de vue chimique, donneraient également naissance à des sucres réducteurs sous l'influence des acides dilués et du suc gastrique.

L'on ne peut expliquer de la même façon la dissolution dans le tube digestif des celluloses, autrement plus difficiles à hydrolyser. Si l'on sacrifie un porc quelques heures après un repas d'orge, on retrouve dans son intestin la plus grande partie de l'enveloppe externe et dure des grains ; mais, dans l'amande naturellement composée de grandes cellules bourrées de grains d'amidon, on constate que les parois cellulaires ont généralement disparu sous l'effet de la digestion et que celles qui subsistent sont à moitié rompues. Comment se détruisent ces parois cellulosiques ? Brown se proposa

---

1. Biéri et Portier, *Bull. Soc. de biol.,* 5 mai 1900. — Dr Richaud, Thèse Paris, 1900 (Carré et Naud).

2. Bourquelot, *Journ. d. phar. et chim.,* 5e série, t. XXVIII, p. 5. 1893.

3. Bauer, *Zeitsch. f. Biol.,* t. 10.

de résoudre le problème[1]. Il rechercha dans le pancréas et l'intestin du porc, du cheval, du bœuf, et de la brebis une sécrétion physiologique, capable de dissoudre les celluloses. Il n'en trouva point. Après s'être rendu compte que l'action mécanique de la mastication et des mouvements péristaltiques de l'estomac n'était pour rien dans le phénomène, et que les microbes n'intervenaient pas davantage, il s'aperçut que la graine apportait avec elle une diastase susceptible de dissoudre la cellulose. Le seigle, et surtout l'avoine à l'état de repos germinatif, contiennent ce ferment. Voilà un premier mode de digestion de la cellulose. Le réactif qui nous intéresse ici, la *cytase*[2], pour lui laisser le nom que lui ont donné Brown et Morris, préexisterait dans certains grains, de sorte que son ingestion par les animaux ne ferait que le mettre dans des conditions de milieu et de température assez favorables pour qu'il entre de suite en jeu. On peut attribuer, dans le même ordre d'idées, une action similaire à la *séminase*. Le ferment que l'on trouve dans les graines de légumineuses peut généralement solubiliser les anhydrides du galactose et du mannose et régénérer à leurs dépens ces deux derniers sucres[3]. Ajoutons à cela que le caractère nutritif de l'action des cytases d'origine végétale n'est pas douteux, puisque chez la jeune plante en germination, on voit souvent la formation de l'amidon succéder à la liquéfaction des parois cellulosiques.

Mais, ainsi que le fait justement remarquer M. Duclaux[4], il ne faudrait pas croire que ce processus de la digestion des matières sucrées les plus condensées et les moins solubles soit très général. Chez les herbivores outillés pour bien utiliser les fourrages fibreux, le séjour très prolongé, dans le tube digestif, des aliments expose ces derniers à des influences microbiennes non douteuses. Afin d'expliquer l'utilisation réelle des diverses formes de cellulose, on n'a alors trouvé rien de mieux, en l'absence de toute sécrétion physiologique capable d'agir, que d'invoquer, avec l'école Pasteurienne, l'intervention des microbes.

1. Brown, *Journ. of the chem. Soc.*, avril 1892.
2. Duclaux, *Traité de microbiologie*, t. II, 1899, p. 26.
3. Bourquelot, *Comptes rendus*, 1899, p. 228 ; 1900, p. 340 et 731.
4. Duclaux, *Ann. d. l'Inst. Pasteur*, 1892, p. 283.

Parmi les bactéries de l'intestin, il en est une voisine, par sa forme, du vibrion butyrique, que l'on classe dans le groupe complexe des *Amylobacter*. On appelle ainsi ces microbes parce qu'ils jouissent de la propriété de se colorer en bleu par l'iode, tout comme l'amidon. Il faut certainement voir dans ce bacille un des agents digestifs de tous les hydrates de carbone de condensation un peu accentuée et insolubles. Cela ressort des beaux travaux de Van Tieghem (1877-1879) ainsi que des recherches de Tappeiner[1]. Si l'on vient à additionner de la cellulose d'un peu du contenu de la panse de bœufs nourris au foin, autrement dit, si l'on vient à ensemencer un mélange normalement alimentaire pour ces animaux avec les microbes qui pullulent habituellement dans leur tube digestif, on constate qu'il se développe rapidement une fermentation active. La cellulose disparaît en même temps qu'il se dégage des produits gazeux, tels que l'acide carbonique, le formène (CH^4) ou gaz des marais, et il reste dans les ballons d'expérience de grandes quantités d'acide acétique, d'acide butyrique et un peu d'alcools et d'aldéhydes. Tappeiner ayant justement observé que les mêmes gaz et les mêmes acides se formaient normalement dans l'estomac et l'intestin des bêtes bovines, l'intervention des microbes dans les phénomènes de la digestion des celluloses et leur mode d'action étaient ainsi démontrés. Une question se posait alors : l'animal utilise-t-il ces produits résiduaires de la fermentation cellulosique ? Parmi les termes extrêmes auxquels aboutit la transformation de la cellulose, certains, comme l'acide carbonique et le formène, n'ont sûrement aucune valeur. Une partie des acides de fermentation échappe en outre à l'absorption. On pourrait ainsi mettre en doute l'apport par les celluloses de principes véritablement nutritifs, bien qu'une partie des acides acétique et butyrique formés puisse cependant disparaître et être utilisée dans l'économie. Mais Ellenberger et Hofmeister[2], Holdefleisz ensuite, ont reconnu que toutes les matières cellulosiques ne participaient pas à la fermentation forménique et qu'il fallait considérer non seulement les termes extrêmes, mais les échelons

---

1. Tappeiner, *Annales de biologie*, t. XX et XXI (1885).
2. Ellenberger, *Vergleichende Physiologie*, 1re partie.

intermédiaires de la transformation de ces corps. On constate alors que, dans le tube digestif, la plus grande partie des celluloses se transforme en un principe soluble, analogue à la substance *amyloïde* qui prend naissance lorsque l'on fait agir sur les mêmes celluloses les acides minéraux concentrés. Ces substances amyloïdes peuvent être comparées à l'amidon, auquel elles ressemblent en ce qu'elles sont susceptibles comme lui de se colorer en bleu sous l'action de l'iode et de régénérer un sucre après hydrolyse ; elles constituent par cela même une transition évidente et tangible entre les amidons et les celluloses. Il n'est pas douteux que, parmi les sécrétions des microbes du tube digestif, et à côté des cytases capables de dissoudre les celluloses, ne se trouve un autre ferment d'hydratation auquel incombe le rôle d'acheminer peu à peu les celluloses solubilisées vers le terme glucose. Ne trouve-t-on pas ce dernier hexose dans le jabot des oiseaux avant l'intervention des diastases physiologiques saccharifiantes ou amylolytiques ordinaires (Duclaux)? D'une façon générale, l'utilisation des celluloses, comme celle de tous les glucosides très condensés, comporte en résumé deux grandes phases préliminaires : la solubilisation, qui généralement ne s'opère pas naturellement, et la saccharification. Le sucre une fois formé, l'absorption s'en empare et le soustrait ainsi à l'action des microbes, de telle sorte que la fermentation n'a pas le temps d'être complète et d'aboutir uniquement aux termes qui, comme l'acide carbonique et le gaz des marais, sont arrivés ou presque arrivés au maximum de simplification.

Formation du glycogène aux dépens des hydrocarbonés.

Nous arrêterons là cet aperçu général sur les principales phases de l'absorption digestive des hydrates de carbone, car nous avons en main les éléments nécessaires pour étudier simplement et rapidement toute formation possible de glycogène à leurs dépens. Au point de vue chimique, le nombre des hydrocarbonés alimentaires était presque illimité. La biologie et la physiologie viennent de nous démontrer qu'il suffit de porter seulement notre attention sur quatre d'entre eux : le glucose, le lévulose, le galactose et le mannose.

Telles sont, en effet, les formes presque exclusives sous lesquelles les diverses matières sucrées pénètrent généralement dans le sang, car nous venons de nommer là les termes inévitables et presque invariables vers lesquels convergent tous les hydrocarbonés dans le mouvement que leur imprime l'organisme en vue de satisfaire aux nécessités de sa nutrition intime. Il n'existe véritablement pas d'autres sucres que la cellule vivante puisse utiliser sans transformations préalables, et cette cellule sait fort bien nous témoigner elle-même de sa préférence pour les hexoses directement assimilables, qui sont par leur nature des substances alimentaires pour ainsi dire déjà digérées et transformées. Les leucocytes du sang ne se comportent pas (on en a maintes preuves) comme de simples corps inertes et passifs, transportés par le courant sanguin. Ils jouissent d'une sensibilité toute spéciale et la manifestent d'une façon différente suivant la composition chimique du milieu qui les baigne. C'est ce que l'on nomme le *chimiotaxisme*. Certaines substances les attirent toujours, d'autres au contraire les éloignent invariablement. Comment se comportent ces leucocytes vis-à-vis des différents sucres? Albertoni l'a recherché. Si, en prenant des précautions spéciales (asepsie rigoureuse et absence de toute hémorragie), on vient à introduire sous la peau de quelques animaux des tubes capillaires de verre très fin contenant des solutions de différents sucres, on constate, vingt-quatre heures après, que les leucocytes ont été, par exemple, attirés par le glucose et ont abondamment pénétré dans les tubes qui en contenaient, tandis que le saccharose les a laissés presque complètement insensibles. Il semble difficile, après cela, de reconnaître les mêmes propriétés nutritives et biologiques aux hexoses pouvant être utilisés sans transformations, et aux bihexoses, comme le saccharose, qui, pour être mis en œuvre, doivent être dédoublés. Voici, dans un autre ordre d'idées une nouvelle preuve que l'organisme ne fait pas le même cas des différents sucres : nous avons vu que la teneur du sang en glucose diminue rapidement dès la sortie des vaisseaux et que le phénomène est dû à l'action des ferments. M. Portier[1] a recherché si ces derniers agissaient aussi bien sur tous les sucres

---

1. Portier, *Comptes rendus*, 1900, t. II, p. 1217.

que sur le glucose. Le galactose et le lévulose ont pu subir la glycolyse en présence du sang de chien ou de lapin et disparaître même
complètement, alors que le saccharose, le lactose et les pentoses
étaient intégralement retrouvés après une fermentation glycolytique
de quarante-huit heures. N'était-il pas du reste à prévoir que les
cellules vivantes et leurs diastases devaient manifester leurs préférences dans le même sens?

Quel que soit donc l'hydrate de carbone ingéré, quelles que soient
son origine, sa constitution chimique et sa structure moléculaire, *il
est toujours amené à fournir comme aliment véritablement physiologique du glucose, du lévulose, du galactose ou du mannose.* Les alcools polyatomiques subissent pour cela une oxydation ménagée,
tandis que les hydrocarbonés de condensation sont dédoublés ainsi
que nous venons de le voir.

Nous nous étions précédemment posé cette question : Se forme-t-il
du glycogène aux dépens des hydrates de carbone alimentaires?
Nous y répondrons, puisque nous y sommes autorisés, après l'avoir
ainsi transformée : Le glucose, le lévulose, le galactose et le mannose
déterminent-ils l'apparation du glycogène, lorsqu'ils sont offerts
comme aliments à la cellule animale?

Voyons ce qui se passe dans le foie. On doit à Claude Bernard
d'avoir signalé le premier que cet organe est beaucoup plus riche
en glycogène lorsqu'il provient d'animaux nourris abondamment et
presque exclusivement avec des féculents ou des matières sucrées.
C'est même en constatant que les amylacés et le sucre donnent au foie
la propriété de fournir une décoction aqueuse d'apparence louche,
et fort différente de celle des solutions obtenues avec les foies d'animaux maintenus en inanition, que le grand physiologiste, nous l'avons
dit, fut amené à découvrir l'existence du glycogène. Si ce corps se
forme dans les cellules hépatiques aux dépens des sucres amenés
par le sang de la veine porte, rationnellement on doit constater que la
glande, quand on les lui offre, retient les sucres en partie et que ces
derniers ne continuent pas à être emportés par le courant sanguin dans
la veine sus-hépatique. Schöpffer et Forster[1], après Claude Bernard,

---

1. Schöpffer, Thèse. Bonn, 1872. — Forster, *Zeitsch. f. Biol.*, t. II, p. 515.

ont nettement mis en évidence que le foie arrête les matières sucrées. On pratique très lentement dans la jugulaire, c'est-à-dire dans le système circulatoire général d'un animal à jeun, dont les tissus et le foie principalement sont pauvres en glycogène, l'injection d'une solution très étendue de sucre, de glucose par exemple. Cette substance est susceptible par sa nature d'être utilisée dans les capillaires généraux. Mais nous savons que, malgré cela, si l'on prolonge l'injection, il est possible, après avoir introduit une certaine quantité de sucre, de provoquer de l'hyperglycémie et par conséquent de la glycosurie. Chez le même animal à jeun, poussons au contraire l'injection par la veine porte ou par une branche quelconque de l'une des veines mésentériques, conduisant directement au foie comme le système porte ; pour exactement la même quantité de sucre injecté, les conditions de l'injection (concentration de la solution, vitesse d'injection) restant les mêmes, on ne provoque pas trace de glycosurie et par conséquent d'hyperglycémie. Ces faits, que l'on peut renouveler en employant, au lieu de glucose, le lévulose, ou le mannose, ou le galactose, démontrent indiscutablement que la glande hépatique arrête les sucres au passage. Peut-on invoquer que ces hexoses demeurent immobilisés en nature dans les cellules hépatiques ? Évidemment non, car, essentiellement solubles, ils seraient entraînés par le courant sanguin et forcément retrouvés dans la circulation générale. Puisque la formation, à leurs dépens, d'une matière sucrée insoluble s'impose, l'on ne saurait supposer alors que cette matière néoformée est autre que le glycogène. L'économie animale à l'état physiologique, nous le savons, ne donne jamais d'autres formes à sa matière sucrée de réserve. En faisant circuler artificiellement dans un foie isolé et, suivant la technique de Luchsinger, une solution d'un des sucres analogues au glucose, on assiste pour ainsi dire à l'élaboration du glycogène aux dépens de l'hexose introduit. On enlève un fragment au foie d'un chien soumis à l'inanition depuis quinze jours environ pour y doser le glycogène subsistant malgré le jeûne ; puis on fait passer dans l'organe, une heure durant, un courant de sang défibriné additionné de 1,5 p. 100 de glucose. La circulation artificielle interrompue, on dose de nouveau le glycogène. La proportion atteint alors 1,3 p. 100 de l'organe, tandis qu'au début il y en avait au maximum 0,6 p. 100. L'expérience est concluante : *le foie peut arrêter les sucres et les transformer certainement en glycogène.* Cette néo-formation de glycogène se produit toutes les fois que les quatre hexoses directement assimilables traversent le foie et arrivent au contact des cellules de la glande, et cela, que leur introduction dans l'économie soit pratiquée artificiellement par injection directe dans la veine porte ou les veines mésentériques, ou bien qu'elle se fasse naturellement à la suite de l'absorption digestive. Külz[1] a constaté qu'il se dépose de notables quantités de glycogène dans le foie de lapins à jeun depuis six jours et alimentés ensuite avec du glucose ou du lévulose. D'après Crémer et Meyer[2], le d. mannose, ainsi que tous les mannoses isomères, y compris ceux qui ne sont pas fermentescibles, provoquerait la même formation. F. Voït[3], par contre, a trouvé que le galactose est peut-être moins actif, mais ses expériences ont été contredites par Weinland. Après l'étude suffisamment détaillée que nous avons faite des divers changements subis dans le tube digestif par les bihexoses et les autres anhydrides des sucres réducteurs, analogues par leurs formes très condensées à l'inuline et à l'amidon, il devient presque inutile de se demander si l'ingestion de saccharose, de lactose, de raffinose, de maltose, de dextrines et de féculents, etc..., provoque la formation de glycogène hépatique. Les recherches suivies de C. Voït[4] sur ce sujet ont toujours répondu par l'affirmative. Pour suivre le processus de la formation du glycogène aux dépens des hydrates de carbone, tout en se maintenant dans les conditions ordinaires de l'alimentation, ce dernier auteur renouvela ses expériences de la façon suivante. Après avoir fait jeûner un lot d'oies, suffisamment pour débarrasser à peu près complètement leur organisme de tout son glycogène, ce dont il était facile de s'assurer, il donna comme nourriture à ces ani-

---

1. Külz, *Zeitsch. f. Biol.*, t. XXII, p. 191. — *Pfluger's Arch.*, t. XXIV, 1881, p. 1 et 19.

2. Cremer, *Zeitsch. f. Biol.*, t. XXIX, p. 484. — Meyer, *20ᵉ congrès méd. intern.* Wiesbaden, 1902.

3. F. Voït, *Zeitsch. f. Biol.*, t. XXVIII, p. 353, et t. XXIX, p. 146.

4. C. Voït, *Ber. d. deuts. chem. Gesell.*, t. XXV, p. 914. — *Zeitsch. f. Biol.*, t. XXV, 1888, p. 543-552. — *Zeitsch. f. Biol.*, t. XXIX, p. 484.

maux de la pâtée de riz, aliment très riche en amidon et pauvre en matières azotées et en graisses. L'ingestion de ces derniers principes pouvait-elle influencer les résultats? Il n'y avait pas lieu de se préoccuper des corps gras ; ils ne peuvent que très peu augmenter le glycogène hépatique, mais il fallait, nous le savons, tenir compte des protéiques utilisés par les animaux durant l'expérience. La chose était relativement facile. Il suffisait de doser l'azote sous ses différentes formes dans l'aliment et ensuite, après digestion, dans les excreta. Voït se rendit compte que 32 grammes environ d'albuminoïdes avaient disparu en cinq jours dans le tube digestif. Il sacrifia donc les oies au bout de ce temps et rechercha le glycogène dans leurs divers tissus. L'analyse trouva en moyenne par tête 44 grammes de glycogène de formation nouvelle, lesquels rationnellement ne pouvaient provenir de la décomposition des protéiques. Ce chiffre de 44 grammes était, en effet, de beaucoup supérieur à la quantité maxima de glycogène pouvant provenir d'après les calculs théoriques de la matière azotée. L'expérience autorisait finalement à conclure que le glycogène total et par conséquent le glycogène hépatique, qui d'après l'analyse atteignait presque la moitié du glycogène total, avait indubitablement une origine hydrocarbonée.

L'expérimentation nous donne des résultats moins nets en ce qui concerne la production du glycogène aux dépens des alcools polyatomiques, des diverses celluloses de la nature des pentosanes, et des acides organiques dérivés par oxydation de ces alcools et des sucres. Külz[1] a pu observer une légère augmentation de glycogène dans le foie d'animaux ayant ingéré de l'érythrite, de la mannite, de l'inosite, de la quercite, de la dulcite, des acides dextronique, glycuronique, saccharique, mucique. A cette liste de substances actives, Külz joint encore les tartrates, les lactates, ce qui est en opposition du reste avec les expériences de Luchsinger. Les gommes, telles que la gomme arabique, produit de la condensation de l'arabinose et du galactose, restent sans influence[2]. Les pentosanes qui sont par rapport à l'arabinose et au xylose, sucres à cinq atomes de car-

1. Külz, *Festschrift*. Marbourg, p. 27-33-35.
2. Salomon, *Arch. f. pathol. Anat.*, t. LXI, p. 184.

bone, ce qu'est l'amidon par rapport au glucose ou l'inuline par rapport à un autre hexose, le lévulose, devraient durant la digestion se transformer avec fixation d'eau en pentoses. Mais, en admettant que la digestion les dédouble ainsi, nous savons d'après Cremer[1] que ces derniers sucres en C^5 ne produisent chez les poules et le lapin qu'un faible dépôt de glycogène, et encore le résultat est-il contesté par Frentzel[2]. Cet auteur, après ingestion de xylose, n'est pas arrivé à provoquer chez le chien la formation de glycogène hépatique. N'avons-nous pas dit que l'arabinose et le xylose passent en partie inaltérés dans les urines, et qu'on les y retrouve également après l'absorption d'aliments riches en pentosanes? Devant ces faits, il est permis de penser que les celluloses peu condensées, analogues aux pentosanes, ont infiniment moins de valeur que les sucres et que l'amidon, en tant que sources de glycogène. Toutefois, ce n'est pas une raison pour refuser toute valeur aux hydrocarbonés facilement saccharifiables, pas plus du reste qu'aux celluloses vraies, bien que ces dernières ne se laissent dissoudre *in vitro* que par les acides concentrés.

En résumé, parmi les diverses matières sucrées ou voisines des sucres, énumérées précédemment, *les hexoses, les bi-hexoses et les amidons se rangent certainement en première ligne comme capables d'intervenir efficacement lors de la production du glycogène hépatique*. Les autres glucosides tels que les celluloses, les acides et les alcools d'où dérivent les acides, semblent beaucoup moins intéressants. Parmi ces alcools, il en est un cependant, la glycérine, qui agit aussi nettement que les sucres, pour provoquer l'augmentation du glycogène dans les cellules hépatiques. Les expériences de Weiss[3], de Luchsinger et de Salomon[4] à ce sujet sont très démonstratives.

---

1. Cremer, *Habilitationsschrift*. Munich, 1893, p. 62. — *Münchener Gesell. f. Morphol. u. Physiol.*, 1893, n° 1.

2. Frentzel, *Chemiker Zeitung*. 1894, p. 105.

3. Weiss, *Wiener Akad. Zitzungsber.*, t. LXVII, 1873.

4. Luchsinger, *Pflüger's Arch.*, 1878. — Salomon, *Centralblat. f. d. med. Wissensch.*, 1874, p. 47.

Formation du glycogène après l'ingestion de saccharose.

Nous venons d'étudier successivement la production du glycogène hépatique aux dépens des divers principes de notre classification chimique des hydrates de carbone ; il ne nous reste plus, pour être complet, qu'à suivre dans le foie la marche de cette formation des réserves sucrées. Les expériences de Praustnitz[1], que nous allons résumer, vont nous fournir, à ce point de vue, une étude plus approfondie de l'influence du régime hydrocarboné exclusif sur l'élaboration du glycogène non seulement dans le foie, mais dans l'organisme entier. Tout en terminant ce qui a trait à l'origine du glycogène hépatique nous commencerons ainsi en même temps l'étude du glycogène musculaire. Prausnitz soumet un certain nombre de poules à un jeûne de quatre jours, afin d'obtenir la destruction à peu près complète de leur glycogène. L'analyse faite sur les divers tissus de quelques-uns des sujets d'expérience lui permettait de déterminer rigoureusement les réserves sucrées contenues dans le foie, dans les muscles, dans les organes différents du foie, dans les os enfin. Le lot de poules reçut une quantité à peu près constante de saccharose — de 23 à 24 grammes environ, — puis on les sacrifia plus ou moins longtemps après ce repas. L'analyse permit de suivre la quantité de sucre réellement absorbée et de se rendre compte du glycogène nouvellement formé, sous l'influence de cet aliment, dans le foie, dans les muscles ainsi que dans toutes les autres parties du corps. Pour rendre plus facile la lecture des chiffres de Prausnitz, nous avons résumé et figuré au moyen du graphique ci-contre (fig. 10) les résultats généraux auxquels il est arrivé. Sur la ligne des abscisses est porté l'intervalle, exprimé en heures, entre la mort de l'animal et le moment où ce dernier a terminé l'ingestion de sa ration de sucre. Les quantités de glycogène trouvées à l'analyse et exprimées en grammes figurent en ordonnées. L'auteur a pris le soin de doser séparément le glycogène du foie, des muscles, des os et des autres organes,

---

1. Prausnitz, *Zeitschr. f. Biol.*, t. XXVI, 1890, p. 377 et 413.

mais, pour plus de clarté, nous avons simplement opposé le glycogène total du foie, figuré par la courbe à gros trait, au glycogène total du reste de l'économie, figuré par le trait pointillé. La figure ne fournit aucune indication sur les quantités de sucre réellement résorbées, car il nous sera donné de revenir en détail sur l'absorption du saccharose dans le tube digestif. Quelles sont les conclusions qui découlent de la lecture de ce graphique ? On voit que la matière sucrée en pénétrant dans l'économie détermine presque immédiatement une notable augmentation du glycogène hépatique. Cette augmentation se maintient progressive et régulière durant les 12-16 premières heures postérieures à l'ingestion du sucre. Elle atteint

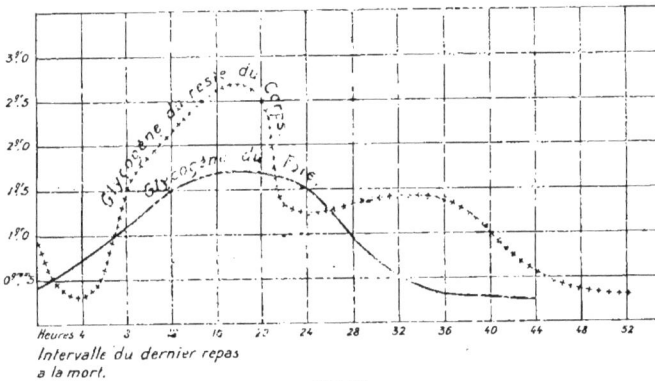

Fig. 10.

son maximum vers la vingtième heure ; au bout de vingt-quatre heures, il y a diminution tellement rapide du glycogène hépatique, qu'à la trente-sixième heure il n'en reste presque plus que des traces. Quant au glycogène du reste de l'économie, celui qui, nous le savons, est en majeure partie localisé dans les fibres musculaires, l'action de l'aliment sucré ne se fait pas de suite sentir sur lui. Il n'augmente que lorsque le glycogène hépatique a déjà atteint un taux assez élevé, c'est-à-dire six ou huit heures après le repas. Mais cette augmentation, au lieu d'être lente comme pour le glycogène hépatique, se produit au contraire très rapidement, si bien qu'entre la huitième et la vingt et unième heure, il y a beaucoup moins de glycogène dans le foie que dans le reste du corps (muscles, os et autres organes ou tissus). C'est seulement 16-20 heures après l'ingestion du sucre que le maximum du glycogène musculaire est atteint. A partir de ce moment, on observe une brusque diminution de l'accroissement. Celui-ci cesse entre la vingt-quatrième et la trente-sixième heure. Enfin, au bout de quarante-huit heures, le glycogène disséminé ailleurs que dans le foie revient à son taux de départ.

Il serait peut-être imprudent de généraliser ces conclusions sans aucune réserve, et de considérer le graphique qui les traduit comme l'image absolue et immuable de la formation du glycogène dans l'économie. Nous ne devons pas oublier, en effet, que ce glycogène est sous la dépendance de deux fonctions contraires. Comment les poules de Prausnitz avaient-elles établi leur budget de matières sucrées, et l'animal règle-t-il toujours ainsi son bilan? On peut se le demander. La marche générale du phénomène n'est cependant pas sans enseignement. L'expérience de Prausnitz nous démontre nettement que l'augmentation du glycogène n'est pas parallèle dans le foie et dans les muscles, c'est-à-dire dans les deux principaux tissus où la réserve sucrée s'accumule de préférence. La cellule hépatique étant la première à recevoir les produits de la digestion manifeste son activité bien avant les autres, mais cela ne veut pas dire qu'elle soit plus apte que la fibre musculaire à élaborer son glycogène aux dépens des hydrocarbonés.

Formation du glycogène musculaire aux dépens du sucre du sang.

Si l'on veut bien songer que tous les tissus du corps sont en contact perpétuel avec le glucose du sang, on est en droit de se demander le rôle que joue ce dernier sucre, en tant que source du glycogène musculaire par exemple. Cherchons à provoquer directement dans le muscle cette transformation du glucose en glycogène. Laves[1] conduit son expérience de la façon suivante : il prend 3 lots de grenouilles, de même poids à très peu de chose près, et les laisse jeûner une semaine. Sur les membres inférieurs des grenouilles du premier

---

1. Laves, *Arch. f. exper. Pathol. u. Phar.*, t. XXIII, 1887, p. 139 et 142.

lot, on dose le glycogène. Aux animaux des deuxième et troisième groupes on enlève le foie, pour être sûr que, dans le cas de néoformation de glycogène musculaire, la glande hépatique n'intervienne en rien. Ces deux groupes sans foie sont enfin maintenus à jeun durant quatre jours ; les animaux du troisième lot reçoivent 0ᵍʳ,5 de glucose, en injection sous-cutanée dorsale. A l'analyse on trouve dans les membres inférieurs des trois séries les quantités suivantes de glycogène :

Groupe n° 1 (témoin avec foie). . . . . 1,29 p. 100
Groupe n° 2. . . . . } sans foie. { 1,27 —
Groupe n° 3 (après injection du glucose) . . } { 1,60 —

Il s'est donc, sans l'intervention de la glande hépatique, formé du glycogène musculaire aux dépens du glucose injecté. Les expériences de Külz [1] confirment entièrement celles de Laves. Comme les muscles symétriques, soumis naturellement aux mêmes conditions de travail, contiennent des quantités très voisines de glycogène, Külz irrigue artificiellement l'une des cuisses d'un chien avec un courant de sang défibriné, et l'autre avec le même sang additionné de glucose. Le dosage du glycogène des deux membres dénote toujours une différence sensible en faveur des tissus irrigués par le sang sucré. Tous les faits concordent pour établir que les tissus musculaires reconstituent leur réserve de matière sucrée aux seuls dépens du sucre du sang. Si ce dernier liquide cesse d'apporter aux cellules les éléments nutritifs qui leur sont nécessaires, l'on constate de suite une diminution du glycogène. Chandelon [2] a dosé ce corps dans des muscles symétriques, dont les uns étaient irrigués naturellement et dont les autres avaient été détournés, par ligature des artères, de la circulation générale. Il trouva, pour le lapin, comme moyenne de sept expériences :

GLYCOGÈNE.

Dans les muscles irrigués. . . . . . 0,069 p. 100
Dans les muscles non irrigués . . . . 0,027 —

On obtient le même résultat lorsque l'on supprime dans le foie

---

1. Külz, *Pflüger's Arch*, t. XXIV, 1880, p. 64. — *Zeitsch. f. Biol.*, t. XXVII, 1890, p. 237.
2. Chandelon, *Arch. f. Physiol.*, t. XIII, 1876, p. 626.

l'irrigation sanguine. La ligature des vaisseaux intéressant les organes abdominaux et donnant naissance au système porte amène de même une notable diminution de la réserve sucrée hépatique [1]. Donnons enfin une dernière preuve que *le glycogène prend naissance dans le muscle aux dépens du sucre sanguin :* nous savons que le muscle perd son glycogène à la suite du travail, mais qu'il sait le reconstituer durant le repos. Or, nous verrons, dans le chapitre suivant, que le sang abandonne surtout son glucose aux tissus au moment où ces derniers travaillent à refaire le glycogène disparu, c'est-à-dire lors du repos qui succède au travail.

Formation dans l'organisme du glycogène aux dépens du glucose. Réversibilité « in vivo ».

Nous venons d'examiner successivement la transformation des diverses catégories d'aliments en glycogène et l'accumulation de ce dernier principe dans la cellule animale. Essayons de pénétrer un peu le mécanisme qui, dans l'économie vivante, conduit à l'élaboration et à l'immobilisation de cette réserve sucrée. Il semble rationnel et conforme aux principes de la chimie et de la biologie de supposer qu'il doit tout d'abord y avoir, la chose est nécessaire, transmutation de l'aliment en glucose, puis condensation de sucre sous forme de glycogène. Soit deux temps principaux.

Du premier temps, nous n'avons encore dit que fort peu de chose ; nous nous sommes presque bornés jusqu'à présent à n'enregistrer, sans commentaires, que les augmentations certaines de glycogène, consécutives à l'ingestion de tel ou tel groupe d'aliments. Mais est-il rationnel de voir les protéiques ou les graisses, par exemple, devenir des sucres ? Connaît-on la théorie de toutes ces transformations ? Autant de demandes auxquelles nous répondrons dans la mesure du possible, lorsque nous passerons en revue les diverses sources du glucose physiologique. En ce qui concerne le deuxième temps, c'est-à-dire l'évolution vers le terme glycogène des quelques formes de la matière sucrée, sous lesquelles l'aliment hydrocarboné pénètre

---

1. Slosse, *Du Bois Raymond's Arch.*, 1890, supplément, p. 162.

presque exclusivement dans le sang, les théories chimiques nous enseignent que pour passer d'un hexose quelconque, glucose, lévulose, galactose ou mannose, aux glucosides, comme la matière glycogène, il y a là acte de synthèse, doublé forcément de phénomènes de déshydratation. Et comme nous sommes tout à fait fondés à voir dans les ferments les moyens et réactifs si perfectionnés dont dispose la cellule vivante pour l'accomplissement de ses fonctions et de sa tâche, une question inévitable se pose de suite : Quelle est la diastase du foie ou des muscles susceptible de présider à cette synthèse et à ces déshydratations ? Claude Bernard, Dastre ensuite, se sont successivement posé la question, ainsi que bien d'autres, car l'importance du problème était de nature à attirer les recherches. Mais là où l'on croyait pouvoir trouver un ferment, l'on n'a rien découvert qui puisse réaliser artificiellement *in vitro* les synthèses opérées par la cellule hépatique et les fibres musculaires. Ce que nous savons des diastases nous conduit alors à l'une des deux hypothèses suivantes : le protoplasma vivant est si intimement uni à ces ferments de synthèse, que la technique moderne ne sait pas les extraire, ou bien, parmi les ferments solubles que nous savons isoler parce que la cellule les laisse exsuder naturellement, il y en a dont nous ne connaissons pas encore toutes les propriétés, et dont le mode d'action est sujet à varier suivant les conditions. Peut-être le même ferment est-il capable, par exemple, de produire des phénomènes d'hydratation et des phénomènes de déshydratation ?

Les belles recherches de Croft Hill [1] sur la réversibilité des diastases fournissent de solides arguments en faveur de cette dernière hypothèse. L'auteur, en faisant agir la maltase sur le maltose, produit par condensation de deux molécules de glucose avec perte de une molécule d'eau, s'est rendu compte que le dédoublement du maltose en deux molécules de glucose et une molécule d'eau, s'arrêtait lorsque la proportion du glucose régénéré atteignait une certaine limite. Si la maltase vient à agir sur une solution dont la richesse en glucose dépasse cette limite, une partie de ce dernier sucre repasse à l'état de maltose. Voilà ce que l'on nomme la *réver-*

---

1. Croft Hill, *Journal of the chem. Soc.*, août 1898, p. 634.

sibilité. Cette action réversible semble être une propriété commune à beaucoup de ferments. On l'observe avec la maltase. On arrête aussi bien le dédoublement du sucre de canne sous l'action de l'invertine, par l'addition d'un certain mélange de glucose et de saccharose. Hanriot vient d'obtenir le même phénomène avec la *lipase,* le ferment qui saponifie les corps gras et agit sur eux comme les acides ou les alcalis[1]. Puisque les liquides cellulaires remplissent souvent des conditions susceptibles de provoquer la réversibilité des ferments, il se pourrait alors que l'invertine préside à l'édification de la molécule de saccharose, que la lactase forme le lactose, la maltase, le maltose et consécutivement l'amidon et le glycogène. Si l'on remarque en outre que cette réversibilité peut presque se prolonger indéfiniment dans la cellule, il est possible de s'expliquer la production de quantités de glycogène aussi grandes que celles qui se trouvent accumulées dans les tissus animaux.

Serait-ce là le secret de la formation du saccharose dans la betterave, de l'amidon dans les grains et les tubercules, enfin, et cela nous intéresse davantage, du glycogène dans le foie et les muscles? Le docteur Brocard[2] a cru utile de s'en préoccuper. Il a, suivant ses propres termes, « recherché si les phénomènes biologiques sont comparables, à cet égard, aux expériences de laboratoire, et si, après avoir fait ingérer les mélanges (glucose + galactose), (glucose + lévulose), (glucose + glucose), l'on peut retrouver trace dans l'économie de la reconstitution du lactose, du saccharose et du maltose ». Voici le résumé des essais de réversibilité *in vivo* auxquels il s'est livré. Il a fait ingérer à une femme enceinte, arrivée au terme de sa grossesse, 75 grammes de glucose et autant de galactose. Il a pu déceler dans son urine par l'analyse chimique et la méthode optique, la présence d'une petite quantité de lactose. Dastre était arrivé au même résultat chez le lapin à la suite de l'injection intraveineuse d'un mélange de glucose et de galactose. Mais, ainsi qu'on peut le faire remarquer justement, ces observations ne permettent pas d'affirmer avec la rigueur scientifique nécessaire qu'il y a *in*

1. Hanriot, *C. R. Soc. Biol.,* 1901, p. 70.
2. Brocard, *loc. cit.,* p. 85.

vivo réversibilité de l'action diastasique due à la lactase. Le sujet d'expérience auquel s'était adressé M. Brocard était une femme en état de grossesse. Or nous savons que dans ce cas l'organisme est prédisposé à une hyperglycémie et à une glycosurie spéciales, et que la présence du lactose est presque normale dans l'urine des femelles pleines, au moment du part. Après ingestion d'une solution de glucose ou de glucose et de lévulose à parties égales, à 40 ou 50 p. 100, les résultats furent négatifs. La coïncidence entre le pouvoir réducteur et le pouvoir rotatoire des urines était suffisante pour permettre de conclure à l'absence de maltose ou de saccharose, de formation nouvelle. Mais, dans ces conditions, la réversibilité des actions diastasiques pouvait-elle se réaliser? Le raisonnement démontra que non. L'irruption même soudaine dans le sang de solutions de glucose aussi peu concentrées que celles que l'on donnait (40 p. 100) ne pouvait provoquer la concentration saccharine suffisante pour permettre à la maltase d'agir *in vitro* et à plus forte raison *in vivo* comme diastase déshydrolysante. En recommençant les essais avec des solutions très concentrées, Brocard se plaça dans des conditions plus favorables au phénomène. Il fit prendre à ses sujets d'expérience des sirops contenant de 100 à 125 grammes de glucose pour 100 centimètres cubes d'eau distillée. L'observation des urines le conduisit alors à formuler nettement la conclusion suivante : « L'ingestion de doses élevées de glucose en solutions très concentrées, est suivie de l'apparition de maltose et permet de rendre évidente, chez certains sujets, la réversibilité *in vivo* de l'action diastasique due à la maltase. »

Utilisation par l'organisme des sucres directement assimilables.

Les faits, on le voit, viennent appuyer l'hypothèse et l'on conçoit combien la découverte de Croft Hill est de nature à nous éclairer sur le mécanisme des actions déshydratantes et des synthèses dont la cellule vivante est le siège. Il faut donc espérer que la chimie et la physiologie ont encore beaucoup à apprendre de l'étude à peine ébauchée de cette réversibilité *in vivo* des différentes diastases phy-

siologiques. Mais cela ne veut pas dire que nous devions demander
à ce processus de réversion l'explication de toutes les obscurités que
soulève la production du glycogène aux dépens des divers hexoses
assimilables. Que la maltase conduise le glucose au terme maltose et
que la dextrinase, lui succédant, vienne agir pour acheminer ce maltose vers le glycogène, il n'y a là rien de contraire à la théorie de la
réversibilité. Nous n'assistons, somme toute, qu'à la condensation de
plus en plus accentuée d'un même sucre, le glucose. Mais lorsque
l'animal absorbe directement soit du lévulose, soit du galactose, soit
du mannose, ou, ce qui revient au même, des alcools comme la mannite et la dulcite ou des bihexoses comme le saccharose et le lactose,
les cellules ne peuvent opérer la mise en réserve de leur matière sucrée « par simple conversion directe », suivant l'expression de Claude
Bernard[1]. Il se passe autre chose que la condensation et la déshydratation partielle de la molécule de ces sucres, sinon le glycogène
changerait de nature suivant l'hexose générateur. Tout ce que nous
savons à ce sujet nous autorise cependant à affirmer que les matières
sucrées les plus variées ne forment jamais qu'un glycogène unique,
doué de propriétés chimiques et physiques presque invariables et ne
révélant par aucun indice, évident du moins, la source ternaire d'où
il dérive. Forts de cet argument que la constitution de la réserve
hydrocarbonée des cellules ne se ressent jamais de la qualité de l'aliment sucré qui pénètre dans l'économie, les partisans de la théorie
de l'épargne se sont crus autorisés à ne plus considérer le lévulose,
le galactose et le mannose comme des sources possibles de glycogène. Suivant eux, ces substances ne feraient que préserver de la destruction le glycogène issu d'une autre origine et élaboré uniquement
aux dépens du glucose. Ce dernier sucre peut, nous le savons, être
fourni en nature par le dédoublement des bihexoses ou des féculents, ainsi que par la transformation des protéiques. Comme les amylacés, les sucres et les matières azotées font, les uns ou les autres,
toujours partie de la ration alimentaire des animaux, y avait-il donc
lieu de rechercher ailleurs l'origine du glycogène, presque toujours
présent dans l'organisme. La thèse, pour être admissible, demandait

---

1. Cl. Bernard, *Leçons sur le Diabète,* p. 321.

tout d'abord la démonstration de ce fait que l'organisme, agissant en cela comme les levures, était susceptible de montrer une préférence marquée pour les hexoses directement assimilables autres que le glucose. Il fallait prouver que si la cellule disposait de lévulose et de galactose, par exemple, en même temps que de glucose, elle utilisait d'abord, pour satisfaire ses besoins immédiats, les deux premiers sucres, le glucose ainsi épargné servant à élaborer du glycogène. On devait pouvoir s'en assurer facilement, en recherchant si, après l'introduction dans l'économie d'un mélange de différents sucres, l'un d'eux ne disparaissait pas plus vite que les autres. Le point établi, il devenait rationnel d'en déduire que les hexoses utilisés les premiers répondaient avant les autres aux besoins de la nutrition hydrocarbonée des cellules. On doit au Dr Brocard, dont le nom, on le voit, reparaît si souvent et à juste raison dans ce travail, les recherches les plus récentes et les mieux raisonnées sur l'utilisation et l'élimination des hexoses par l'économie. Voici comment l'auteur a cru devoir arrêter sa méthode. Nous avons déjà signalé que chez les organismes à nutrition ralentie, la richesse en sucre des tissus et des humeurs augmente d'une façon sensible. Une conséquence naturelle de cette saturation de l'économie, c'est que si l'on vient à y augmenter artificiellement cet excès déjà notable de matières sucrées, celles-ci, ne pouvant plus être retenues, sortent forcément de l'économie par les émonctoires. Leur élimination par les voies naturelles se fait alors dans des proportions telles qu'il devient relativement plus facile de les enregistrer, et de les comparer entre elles. En s'adressant au contraire à des organismes normaux et à nutrition très active, on ne pouvait compter que sur une élimination beaucoup moins intense des sucres introduits artificiellement en excès. Voilà pourquoi M. Brocard expérimenta sur des femmes enceintes. C'est sur elles qu'il chercha à se rendre compte de l'ordre dans lequel l'organisme utilisait les différents hexoses. Mais fallait-il pour cela faire ingérer successivement au même sujet tous les sucres à comparer? Non, car l'expérience démontrait qu'après quelques jours d'intervalle, l'élimination d'un même sucre n'était pas constante chez le même individu, le régime alimentaire constituant un des facteurs les plus importants des variations observées. C'était bien là une preuve évidente qu'un organisme, pris à des jours différents et cependant dans les mêmes conditions apparentes, utilisait différemment le même sucre. Pour écarter toute intervention de ces variations de l'état physiologique, l'auteur songea à recourir à la méthode des ingestions simultanées. L'expérience consistait à administrer à une économie déterminée et par voie digestive, pour se rapprocher autant que possible de l'alimentation normale, un mélange de deux sucres à comparer. Ces sucres, en augmentant l'hyperglycémie normalement préexistante, provoquaient de la glycosurie. Il fallait alors suivre par l'analyse chimique et les procédés optiques les proportions respectives de chacun des sucres éliminés dans les urines. L'hexose que les reins rejetaient en plus petite quantité était, inutile de l'expliquer tellement la chose est évidente, celui qui avait le meilleur coefficient d'utilisation. Par cette méthode, M. Brocard, dans une première série d'expériences, a pu comparer le glucose au galactose, au point de vue de leur utilisation au même moment, par le même organisme, et cela, tout en tenant compte, puisque l'introduction des sucres dans l'économie était simultanée, de l'influence possible de l'un d'eux sur la consommation de l'autre. Les essais ont été ensuite renouvelés avec un mélange de galactose et de lévulose. Nous allons résumer graphiquement les résultats obtenus, ce qui nous dispensera de transcrire ici tous les chiffres du mémoire original. Disons de suite que la figure 11 ne représente nullement les quantités de glucose, de galactose et de lévulose réellement éliminées par un des sujets d'expérience, après ingestion d'un mélange à parties égales de ces trois hexoses. L'étude du passage dans l'urine de deux sucres, pris en même temps, est déjà par elle-même assez compliquée pour que l'auteur n'ait jamais songé à suivre l'élimination simultanée de trois sucres. Tout en tenant compte des chiffres enregistrés par M. Brocard, nous avons figuré un cas absolument fictif. Supposons un sujet, à nutrition ralentie, ingérant à la fois de 60 à 70 grammes de chacun des sucres suivants : glucose, lévulose, galactose. Il va devenir diabétique. De temps en temps nous allons recueillir de ses urines, afin de déterminer sur chaque prise, par l'analyse chimique et par la méthode optique, la qualité et la quantité des différents sucres éliminés par le rein. On obtient les courbes d'élimination des trois hexoses à comparer, en portant en abscisses les temps écoulés depuis le repas et exprimés en heure, puis en ordonnées les teneurs de l'urine en glucose, galactose et lévulose, exprimées en grammes.

On conçoit que l'aire comprise entre l'axe des abcisses et chacune des trois courbes représente l'élimination de la substance correspondante ou qu'elle lui est tout au moins proportionnelle. Il en découle que l'utilisation de l'un des hexoses considérés, c'est-à-dire la quan-

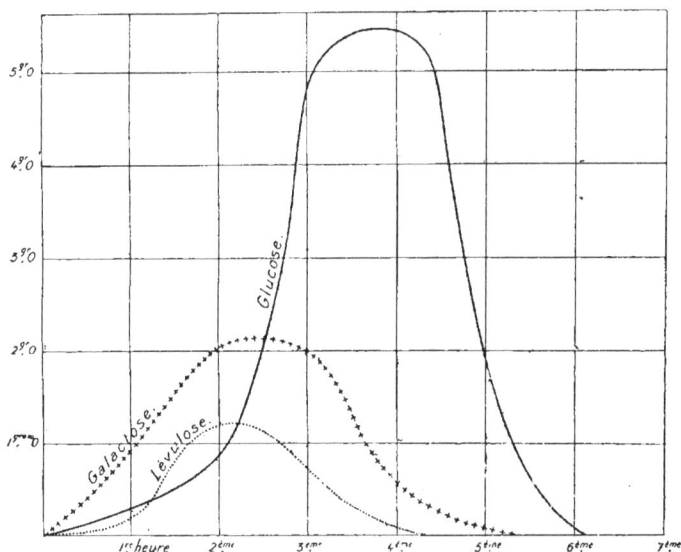

Fig. 11.

tité de ce sucre que l'organisme retient ou consomme doit être inversement proportionnelle à son aire d'élimination. Ces remarques admises, le simple aspect de la figure nous montre que l'économie rejette le glucose en plus grande quantité que le galactose et que ce dernier passe lui-même plus abondamment dans les urines que le lévulose. Dans les recherches de Brocard l'écart entre les différentes surfaces a toujours été très manifeste ; c'est ainsi, par exemple, que l'aire de l'élimination du glucose n'a jamais cessé de dépasser trois ou quatre fois celle du galactose. En faisant dire à ces diverses observations ce qu'elles signifient au fond, l'on en arrive à classer rationnellement les hexoses, au point de vue de leur utilisation par l'organisme humain, et en commençant par le plus facilement assi- milable, dans l'ordre suivant :

Lévulose,

Galactose,

Glucose.

En d'autres termes, cela tend à reconnaître que *le lévulose joue par rapport au galactose le rôle d'aliment d'épargne et qu'à son tour le galactose peut agir de même vis-à-vis du glucose.*

Les faits semblent donc d'accord avec la théorie de l'épargne. Sans doute, les recherches de Brocard n'ont presque uniquement porté que sur l'organisme humain et lors d'un état un peu spécial de ce dernier ; sans doute l'utilisation des hexoses est éminemment variable et subit les influences les plus diverses, mais rien cependant ne laisse entrevoir que les conclusions de ce cas particulier ne soient pas générales et conformes aux phénomènes normaux de la nutrition. Tout est d'accord pour nous prouver que *la cellule animale a des pré- férences, et qu'elle sait protéger parmi ses aliments ceux qui lui sont chers.* Pourquoi la matière sucrée, en circulation dans l'organisme, affecte-t-elle presque toujours la forme du glucose ? Pourquoi le glycogène de réserve donne-t-il toujours naissance également à du glucose ? N'est-ce pas parce que ce dernier sucre est indispensable, et qu'il faut le protéger avant tout ? On ne s'étonne plus alors que le sujet à nutrition très active comme le sujet à nutrition ralentie et même le diabétique qui n'utilise presque plus sa matière sucrée phy- siologique, ne consomme le glucose qu'en dernier lieu, lorsqu'il ne dispose d'aucun autre hexose. En passant de l'état physiologique à l'état pathologique l'organisme n'abandonne même pas ses préfé- rences. Le lévulose est moins mal assimilé par les diabétiques que le glucose, si bien que certains médecins permettent ce premier sucre à petites doses [1]. Le sucre de lait et par conséquent le galactose résul- tant de son dédoublement sont, paraît-il, quelquefois également bien

---

1. Lépine, *Diabète, loc. cit.*

supportés par les mêmes malades. Külz[1] dit avoir fait prendre à un
diabétique 500 grammes de lactose en trois jours et n'avoir trouvé
dans les urines que des traces de sucre. Charrin[2] et Œttinger[3] par-
tagent cette conclusion.

Transmutation dans l'organisme des sucres directement assimilables.

Devant la réalité de cette *utilisation* « *élective* » des divers
hexoses, la théorie de l'épargne sortirait-elle intacte de la discussion? Non, car nous avons déjà reconnu à certains tissus la faculté
de remanier la molécule des différents sucres, afin d'en faire une
même et unique réserve hydrocarbonée. Nous ne pouvons, en effet,
renier maintenant la formation directe du glycogène dans le foie isolé
de Luchsinger, lorsque l'on venait à injecter dans cet organe des solutions de glucose, de galactose, de mannose et de lévulose. La question suivante revient alors d'autant plus pressante que nous avions
pu, un moment, mais à tort, espérer l'éviter : Par quels moyens la
cellule hépatique change-t-elle les divers sucres en un produit unique
de condensation du glucose, bien qu'ils n'aient de commun avec ce
glucose que le nombre de leurs atomes de carbone, d'hydrogène
et d'oxygène? Comment le glycogène, qui ne régénère jamais qu'un
sucre déviant à droite, peut-il prendre naissance aux dépens du lévulose, par exemple, qui est lévogyre? Puisque nous savons un peu comment se fait la condensation du glucose, nous sommes naturellement
entraînés à admettre que *tous les sucres générateurs de glycogène
doivent préalablement passer par le terme glucose.* C'est alors la
transmutation des sucres qu'il nous faut maintenant expliquer! La
chose ne semble pas impossible au chimiste. Représentons côte à
côte la molécule des quatre hexoses directement assimilables, c'est-
à-dire les seules formes que semble revêtir la matière sucrée lors-

---

1. Külz, *Beitrage. z. Pathologie u. Therapie d. Diabetes mellitus.* Marbourg,
1874-1875.

2. Charrin, *Semaine méd.,* 1896, p. 236.

3. Œttinger, *Semaine méd.,* 1897, p. 57.

qu'elle se présente, après la digestion, à la cellule hépatique. Nous avons simplifié la figuration précédemment employée des formules stéréo-chimiques de ces sucres, et remplacé par de simples lettres les boules blanches ou noires et les bâtons ayant précédemment servi à matérialiser les atomes de carbone, d'hydrogène et d'oxygène.

La comparaison de ces formules nous montre de suite que le galactose et le mannose ne diffèrent du glucose que par la direction

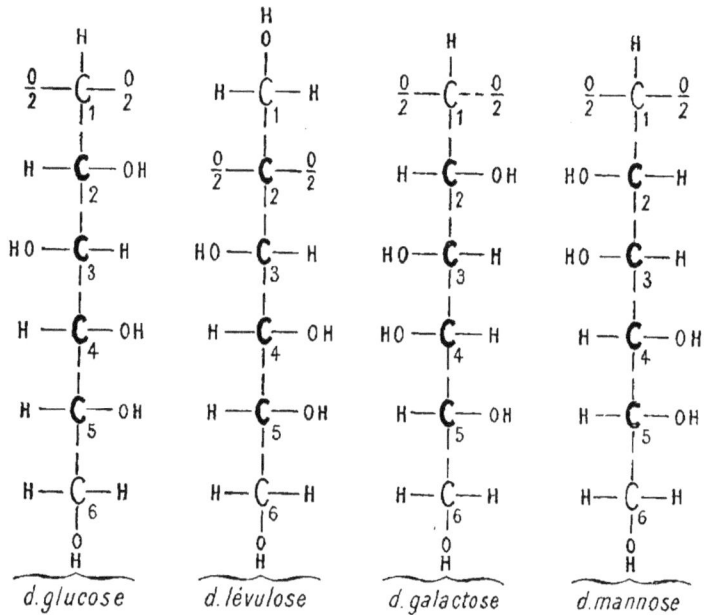

d. glucose	d. lévulose	d. galactose	d. mannose
$\overset{O}{_2}$—C$_1$—$\overset{O}{_2}$ (H haut)	H—C$_1$—H (OH haut)	$\overset{O}{_2}$—C$_1$--$\overset{O}{_2}$ (H haut)	$\overset{O}{_2}$—C$_1$—$\overset{O}{_2}$ (H haut)
H—C$_2$—OH	$\overset{O}{_2}$—C$_2$—$\overset{O}{_2}$	H—C$_2$—OH	HO—C$_2$—H
HO—C$_3$—H	HO—C$_3$—H	HO—C$_3$—H	HO—C$_3$—H
H—C$_4$—OH	H—C$_4$—OH	HO—C$_4$—H	H—C$_4$—OH
H—C$_5$—OH	H—C$_5$—OH	H—C$_5$—OH	H—C$_5$—OH
H—C$_6$—H (OH bas)	H—C$_6$—H (OH bas)	H—C$_6$—H (OH bas)	H—C$_6$—H (OH bas)

des *groupes hydroxyles secondaires* (OH). Ils sont, nous le savons, susceptibles de tourner à la façon d'une girouette autour des atomes (C) de carbone asymétrique figurés par des lettres grasses. La transformation du galactose ou du mannose en glucose ne tient en somme qu'à fort peu de chose. Le passage du lévulose au glucose semble au contraire beaucoup plus compliqué. Pour cette raison nous nous y arrêterons un peu et puis aussi parce qu'il nous importe de savoir comment l'organisme peut transformer en glucose l'un des sucres, le lévulose, issu du dédoublement du sucre de canne.

La superposition de la formule du lévulose à celle du glucose nous laisse voir que, chez ces deux principes, les groupes de carbone 3, 4, 5, et 6 offrent le même arrangement dans l'espace. Les deux groupes supérieurs seuls du lévulose subissent des changements, lorsque l'on passe de ce sucre au glucose. En termes de chimie, le premier a été le siège d'une oxydation; dans le second, il y a eu par contre réduction. Le changement consiste en un mot en un apport d'oxygène sur le premier et d'hydrogène sur le second.

De semblables transformations sont-elles de l'ordre de celles que l'on observe ou que l'on peut observer dans l'organisme; autrement dit, y a-t-il des ferments capables de les effectuer? M. A. Gautier a déjà depuis longtemps (1881)[1] démontré que le protoplasma de la plupart des cellules est réducteur et qu'il transforme les iodates et les bromates alcalins en iodures et bromures ne contenant plus tout l'oxygène des premiers. Le principe qui préside à ces phénomènes de réduction, d'après Bokorny, est colloïde, non dialysable et reste fixé au protoplasma, mais sa présence dans les organes et les tissus animaux, n'en est pas moins évidente. Il est facile de s'en assurer, comme l'a fait Ehrlich, en injectant dans la circulation certains réactifs, le bleu d'alizarine par exemple, susceptibles d'être décolorés par l'hydrogène naissant. Binz a de même trouvé des propriétés réductrices au sang et au suc intestinal, où s'opère surtout le dédoublement du saccharose en glucose et lévulose. Tout récemment enfin, Abélous et Gérard[2] sont arrivés à réduire les nitrates en nitrites d'abord, au moyen de la pulpe de divers organes, ensuite par des extraits aqueux ou glycérinés de ces mêmes organes. L'action, n'étant due ni à la présence des microorganismes, ni à une influence vitale des cellules, dépendait forcément d'un ferment.

Au cours de leurs recherches, les auteurs s'aperçurent en outre qu'à un moment donné de la fermentation, il y avait disparition d'une partie des nitrites précédemment formés aux dépens des ni-

---

1. A. Gautier, *Chimie de la cellule vivante* (*Encyclopédie Léauté*, p. 86).

2. Abélous et Gérard, *Journ. d. phys. et chim.*, t. X, 1899, p. 103. — *4e Congrès de chimie appliquée*, 1900, t. II, p. 626.

trates. Ils furent ainsi amenés à se demander si cette diminution n'était pas la conséquence d'une oxydation, et à découvrir, dans les organes animaux, la coexistence certaine d'un ferment réducteur et d'un ferment oxydant. Suivant les conditions, ces diastases agissaient seules ou simultanément. Théoriquement elles peuvent donc changer le lévulose en glucose. Cette mutation n'a, il est vrai, jamais encore été observée *in vitro*, mais la présence simultanée des oxydases et des ferments réducteurs dans la cellule animale n'en est pas moins susceptible de nous donner de certains phénomènes une explication qui, certes, ne peut passer pour une pure conception de l'esprit. La conclusion est de nature à encourager les recherches. La technique saura peut-être un jour conserver aux ferments leurs propriétés et nous les verrons transformer sous nos yeux en glucose soit le lévulose, soit le mannose ou le galactose.

Formation comparative du glycogène hépatique aux dépens des sucres directement assimilables.

Après être arrivé à rendre sinon certaine, du moins très probable, l'existence de divers ferments, les uns générateurs de glucose, les autres aptes à condenser ce dernier sucre à l'état de glycogène, il nous reste à étudier comparativement la résultante à laquelle aboutissent leurs activités combinées. Il nous faut, autrement dit, nous rendre compte de la rapidité avec laquelle la cellule immobilise, sous la forme qu'elle donne habituellement à ses réserves hydrocarbonées, les divers hexoses qui lui sont le plus souvent offerts par la circulation. Il n'est pas sans intérêt de savoir, toutes conditions égales d'ailleurs, quel est du glucose, du lévulose ou du galactose celui qui est le plus vite et le plus facilement transformé en glycogène. Les expériences de Brocard, résumées dans l'une de ces dernières pages, peuvent déjà nous fixer très nettement sur ce point. Reprenons la figure 11. Nous y voyons que, aussitôt après l'ingestion des trois hexoses, les urines des femmes enceintes observées ne sont que très peu sucrées et surtout que leur concentration saccharine n'est pas la même pour tous les sucres éliminés. Si l'on veut bien réfléchir que l'aliment sucré pénètre du tube digestif dans l'économie, en passant par le foie, on comprendra facilement que, au début de la digestion, l'un quelconque des sucres arrivera dans la circulation générale et par conséquent dans les urines en quantité d'autant plus minime qu'il sera mieux retenu par le foie. La glycosurie ne se produit forcément que si cet organe laisse passer du sucre dans le sang. Les courbes nous montrent, à ce sujet, que, durant la première heure, alors que les sucres n'ont guère encore dépassé le foie, l'analyse décèle dans les urines moins de lévulose que de glucose et moins de glucose que de galactose. Il en résulterait donc que sous l'influence des ferments de la cellule hépatique, le glucose se transforme moins facilement en glycogène que le lévulose, et plus facilement que le galactose. Le fait peut être vérifié directement par l'expérience [1]. On laisse jeûner pendant quarante-huit heures plusieurs séries de cobayes, provenant de la même portée, ayant été soumis précédemment à des régimes identiques, et enfin de poids sensiblement égaux. Au bout de quarante-huit heures d'inanition, le glycogène chez ces animaux a presque entièrement disparu du foie. On les divise en plusieurs lots et l'on fait ingérer à chaque série, des solutions d'un sucre différent, mais de même concentration, 10 pour 250, prises en quantités égales ou plutôt proportionnelles aux poids respectifs des sujets d'expérience qui ne sont jamais absolument de même taille. Quarante-deux heures après le repas, on sacrifie les animaux, on extrait leurs foies, on les jette de suite dans l'eau bouillante pour enrayer toute action fermentative et l'on procède, suivant les règles, au dosage du glycogène. On trouve, par exemple, que l'animal a élaboré par kilogramme de foie et par heure :

1re expérience :

　　Lorsqu'il est nourri au galactose. .　　$0^{gr},077$ de glycogène.
　　　——　　　au glucose. . .　　$0,108$　　——

2º expérience :

　　Lorsqu'il est nourri au galactose. .　　$0^{gr},076$ de glycogène.
　　　——　　　au lévulose . .　　$0,123$　　——

Et c'est sur la considération suivante dont nous verrons plus tard

---

1. Brocard, *loc. cit.*, p. 53.

les conséquences pratiques, que nous terminerons l'histoire du glycogène : les sucres qui, *amenés au contact de la glande hépatique,
y donnent lieu à la production la plus abondante et la plus rapide
de ce principe, sont justement le glucose et le lévulose, c'est-à-dire les
hexoses auxquels aboutit forcément le dédoublement du saccharose.*

Localisation de la fonction glycogénique.

Voilà comment l'organisme emmagasine et reconstitue sans cesse
sa réserve de matière sucrée. Mais ce n'est là qu'un travail préliminaire. Nous savons en effet qu'en plus du glycogène, la cellule animale élabore du glucose et qu'elle déverse ce sucre dans le sang.
C'est là que tous les tissus viendront, en parasites, le chercher, si cet
aliment leur est nécessaire. Lorsque nous avons suivi la formation du
glycogène, nous avons porté notre attention sur les cellules où les
dépôts hydrocarbonés paraissaient se localiser de préférence. Si nous
procédons de même ici, notre premier soin doit être de rechercher
les organes ou tissus capables de former le glucose le plus facilement et le plus abondamment.

La cellule hépatique est évidemment de celles qui jouissent de
cette fonction spéciale. On peut essayer de le démontrer en comparant la teneur du sang en glucose à son entrée et à sa sortie du foie.
Mais la méthode est de nature à donner des résultats essentiellement
variables. Suivant Claude Bernard, le sang sus-hépatique est toujours
le plus sucré. Seegen l'affirme également. De Mehring trouve au
contraire plus de sucre dans la veine porte que dans les veines
hépatiques, tandis que les analyses de Pavy et d'Abeles concordent
pour les deux sangs. Ces contradictions tiennent à ce que la comparaison est fort délicate et que la technique qu'elle nécessite entraîne
forcément des erreurs. Avant d'atteindre la veine porte, il faut faire
une laparotomie, et ligaturer la veine. Pour recueillir le sang hépatique, on est ensuite obligé de ponctionner la veine, ou d'y arriver en
guidant une sonde par la jugulaire interne et la veine cave inférieure.
Or, ces opérations déterminent un traumatisme du foie et des organes
abdominaux qui, par un mécanisme réflexe, on l'a vérifié, augmente
certainement l'activité de la glande hépatique et change le débit du

sucre. Lorsque Seegen a repris ses premières expériences en évitant tout traumatisme abdominal, on a encore constaté sur l'animal à jeun un excès de sucre dans le sang sus-hépatique. Malgré cela, il faut considérer la méthode comme défectueuse. Elle nous indique seulement le sens général du phénomène et nous démontre, ainsi que le constatent Gilbert et P. Carnot, « que, lorsqu'il arrive beaucoup de sucre au foie, l'excédent s'y arrête et qu'inversement lorsque les dépenses sont exagérées, le foie déverse au profit des organes qui dépensent, une plus grande quantité de sucre ». Il est du reste possible de démontrer autrement que le foie sait former du glucose et que c'est là une de ses fonctions normales et non pas un phénomène cadavérique, ainsi que pourrait le laisser supposer l'expérience du foie lavé. Si la glande hépatique fabrique du sucre, son tissu doit en contenir davantage que le sang, où se déverse forcément le glucose formé. L'analyse faite sur des fragments de foie, détachés rapidement d'un coup de ciseaux, après ouverture de la cavité abdominale, et traités immédiatement de façon à arrêter toute action diastasique, le prouve nettement. Le tissu hépatique contient de 2 à 6 p. 100 de glucose et le sang 1,5 p. 100 seulement au maximum. Autre fait : suivons avec Delprat [1] les quantités de glucose formées dans un foie lavé suivant la technique de Claude Bernard, les observations se renouvelant à des périodes de plus en plus éloignées de l'extraction de l'organe. On trouve que 100 grammes de tissu hépatique produisent en une minute :

Chez le lapin :

2 minutes	après l'extraction.	0^{gr},0250 de glucose.
30 minutes à 1 heure	—	0 ,0030 —
1 heure à 24 heures	—	0 ,0005 —

L'intensité de la glycogenèse diminue donc graduellement après la mort, ce qui prouve qu'elle n'est certainement pas la conséquence d'une décomposition cadavérique. A ceux qui viennent objecter que toutes ces observations ont été faites sur des foies exsangues, dans des conditions anormales par conséquent, on peut opposer ce qui se

1. Delprat, *Jahresb. f. Thierchem.*, t. II, p. 321.

passe chez l'animal vivant, lorsque l'on trouble la circulation hépatique de façon à la réduire à son minimum, ou lorsque l'on vient à lier les vaisseaux afférents et efférents de la glande. On constate alors une augmentation rapide et notable du sucre dans les tissus du foie (de 2 à 6 p. 100). Cela provient évidemment de ce que le glucose formé n'est plus entraîné. Cette évacuation du sucre dans le sang en circulation est encore nettement établie par l'expérience suivante due à Hoffmann : la ligature de la veine porte chez le lapin ne trouble pas la proportion normale du glucose dans le sang, tandis que la ligature de la veine sus-hépatique abaisse tellement le taux du sucre qu'au bout de 40 minutes on n'en trouve plus que des traces dans le plasma.

C'est ainsi que nous pouvons conclure à *une abondante formation du glucose par le foie vivant*. Mais, bien que la glycogenèse se manifeste dans la glande hépatique avec une intensité très marquée, ne peut-il pas exister, à côté, d'autres organes ou tissus susceptibles de concourir en même temps à la réalisation de cette fonction. Le muscle, par exemple, n'est-il pas apte, aussi bien que le foie, à produire du glucose? MM. Cadéac et Maignon[1] se sont attachés à le démontrer. Le point de départ de leurs recherches est le suivant : l'asphyxie, de même que les lésions musculaires consécutives à l'écrasement des tissus ou à la stase sanguine produite par ligature, de même encore que les fractures et les divers traumatismes occasionnent l'élimination par l'urine de composés glycuroniques et surtout de glucose. Il fallait rechercher l'origine de cette glycosurie et par conséquent de l'hyperglycémie qui la provoquait. L'étude comparative de muscles sains et de muscles altérés permit aux deux auteurs précités de répondre à la question d'une façon décisive. Les liquides de macération provenant de muscles sains ne renferment pas de sucre ou n'en contiennent que des traces. Les muscles écrasés ou enserrés par une ligature donnent au contraire des liqueurs avec lesquelles on réduit abondamment le réactif cupro-potassique. Le glucose ainsi caractérisé pouvait être déposé par le sang dans le foyer traumatique ou

[1]. Cadéac et Maignon, *Comptes rendus,* 1902, t. I, p. 1000 et 1443 ; 1903, t. I, p. 120.

bien le muscle l'élaborait lui-même sur place. L'expérience démontra la réalité de cette dernière hypothèse. En se mettant à l'abri de toute action microbienne et de la putréfaction, il fut possible de constater que les muscles, comme le foie, produisaient toujours du sucre après la mort. Cette glycogénèse est exagérée, lorsque l'on modifie la respiration des tissus en les soustrayant à l'air par immersion dans l'huile, ou lorsque l'on vient à les écraser ou à les comprimer, mais la production du glucose n'en est pas moins *une fonction dévolue aux fibres musculaires* striées, de même du reste qu'au cœur et aux muscles lisses. Suivant Cadéac, le cœur est même l'organe de l'économie qui, après le foie, produit les plus grandes quantités de sucre. Il en élabore notablement plus que les muscles striés et surtout que les muscles lisses (tuniques musculeuses de la vessie, de l'estomac). Celles-ci n'en renferment que des traces ou en sont le plus généralement dépourvues.

Formation du glucose aux dépens du glycogène.

Voilà qui nous engage, en somme, à considérer la *glycogénèse non pas comme la propriété exclusive de la glande hépatique, mais bien comme une fonction très générale, commune à la presque totalité des cellules de l'organisme animal.* Voilà qui nous permet en outre de remarquer que les tissus, comme le foie et les muscles, où se localisent de préférence les dépôts de glycogène sont justement ceux chez lesquels, nous venons de le reconnaître, la faculté de produire le glucose se manifeste avec le plus d'intensité. Les faits nous ramènent, on le voit, à reparler de la doctrine classique de Claude Bernard qui, le premier, émit cette idée que le sucre du sang se forme aux dépens de la matière glycogène. L'expérience nous a déjà appris que cette transformation est des plus faciles à réaliser *in vitro*. Les acides étendus dédoublent à l'ébullition le glycogène en glucose. Beaucoup plus pratiquement et sans recourir à des températures plus élevées que celle du corps, on arrive au même résultat, en faisant agir certaines diastases saccharifiantes, maltases, dextrinases ou autres, analogues à celles de l'orge germée. Ces dernières sont-elles répandues dans l'économie animale? S'il en était ainsi, on pourrait songer à leur attribuer *in vivo* le même rôle qu'en dehors de l'organisme.

Nous avons déjà rencontré ces ferments dans la salive, le suc pancréatique et intestinal, dans le sang lui-même, aussi la transformation du glycogène en sucre s'opère-t-elle au contact de presque tous les tissus. Il suffit de mettre un fragment de muscle, de rein, de cerveau, dans une solution opalescente de glycogène pour la voir s'éclaircir au bout de très peu de temps, puis réduire la liqueur de cuivre. Wittich et Lépine ont vérifié la présence constante et générale dans l'organisme de ces ferments saccharifiants et reconnu qu'ils agissaient aussi bien dans les tissus vivants ou de récente extraction, qu'*in vitro*. Malgré tant d'arguments la théorie de Claude Bernard, à laquelle se rangent nombre d'auteurs comme Boehm et Hoffmann[1], Chittenden et Lambert[2], Kauffmann[3], n'a pas toujours été acceptée sans réserves. Seegen et Kratschner[4], Nasse[5] et Panormow ne s'y rallient pas. On a répondu à leurs objections en montrant que le taux de glycogène diminue dans le foie au moment même où celui-ci cède le plus de sucre au sang, c'est-à-dire dans l'intervalle des repas. Par l'emploi de bonnes méthodes de dosage, on a également toujours trouvé que la quantité de glucose formée dans le foie, après la mort, était presque rigoureusement égale à celle que l'on aurait obtenue en transformant en sucre, par les moyens chimiques, le glycogène disparu de l'organe. En ce qui concerne le mécanisme intime de cette transformation, il ne semble également plus possible actuellement de ne pas l'identifier à une véritable fermentation. Arthus[6] et Huber, opérant sur des foies broyés dans une solution de fluorure de sodium, sont arrivés à préparer des liquides doués de propriétés saccharifiantes énergiques, et il n'y a pas lieu d'invoquer ici une action vitale, ou l'intervention des bactéries et de leurs diastases, puisque le fluorure, antiseptique puissant, tue forcément les cellules

---

1. Boehm et Hoffmann, *Arch. f. exper. Pathol.*, t. X. 1878. — *Pflüger's Arch.*, t. XXIII, p. 205.

2. Chittenden et Lambert, *Stud. from the Labor. of Yale College*, New-Haven, 1885.

3. Kauffmann, *Soc. d. biol.*, 1890, p. 600.

4. Seegen et Kratschner, *Pflüger's Arch.*, 1877, t. XIV.

5. Nasse, *Maly's Jahresb.*, 1889, t. XIX, p. 291.

6. Voir le résumé de la question dans Arthus, *Éléments de physiol.*, p. 391 et suivantes.

vivantes. Tout récemment, Permilleux, en suspendant un fragment de foie dans un milieu rempli de vapeurs de chloroforme et en recueillant le liquide exsudé, est enfin arrivé à pouvoir saccharifier rapidement de l'amidon. Le glycogène, matière première du glucose, et les ferments capables de le dédoubler peuvent se trouver en présence dans la cellule animale vivante, et c'est ainsi que se trouve expliqué le mécanisme de la transformation du glycogène en glucose.

Formation du glucose aux dépens des matières azotées.

Le glycogène constitue donc une source importante de glucose, mais, lorsqu'il vient à disparaître du foie ou des muscles, ainsi que cela arrive parfois, nous le savons, la glycogénèse ne s'en exerce pas moins, et, de plus, la fonction ne perd nullement de son intensité. Le sang de l'animal qui jeûne, ou se refroidit ou produit encore du travail musculaire, conserve sa teneur normale en glucose. Afanassieff, observant le foie d'un chien nourri exclusivement avec de la viande maigre, a constaté que les cellules hépatiques avaient le même aspect que les cellules d'un animal inanitié, c'est-à-dire qu'elles étaient volumineuses, à noyau assez gros, et contenaient de fines granulations dont aucunes ne se coloraient en brun au contact de l'iode : ainsi, le glycogène n'existait pas dans l'organe en question, et cependant l'analyse décelait dans le sang de ce chien une dose normale de glucose. Ces observations nous conduisent à penser que *l'animal peut élaborer son sucre physiologique aux dépens de principes autres que le glycogène, autres encore que les hydrates de carbone alimentaires qui pénètrent dans l'économie.* Les recherches d'Afanassieff nous démontrent en outre que, contrairement à l'opinion de Cl. Bernard, il peut y avoir dans l'organisme mutation directe d'une matière alimentaire quelconque en glucose sans passer par le terme transitoire glycogène. Les matières azotées, et les matières grasses, nous apparaissent alors forcément comme des sources possibles de glucose, puisqu'elles constituent, avec les hydrates de carbone, les seuls principes contenus dans l'organisme et que la nutrition intime, la respiration et les sécrétions physiologiques peuvent transformer.

Peut-il se former du glucose aux dépens des albuminoïdes ? L'hypothèse sourit fort aux chimistes. Ne trouvent-ils pas tout d'abord,
dans la classification chimique, des principes comme la chondrine,
la tunicine, la chitine,.... etc., constituant de véritables termes de
passage entre les matières azotées et les hydrates de carbone[1] ?
Sous l'influence de réactifs purement chimiques, ces corps, nous le
savons, sont susceptibles, tout comme les matières sucrées dites glucosides, de régénérer des hydrocarbonés. C'est ainsi que Manasse a
pu obtenir un sucre absolument identique au glucose par traitement
de la *jécorine*, une véritable substance azotée découverte par Dres-
chel dans les tissus les plus divers et principalement dans le foie. Et
il n'y a rien là qui soit de nature à nous étonner, car tous ces principes intermédiaires répondent souvent par leur composition à une
combinaison d'albumine et de glucose à poids égaux. M. Berthelot
a même fait remarquer à ce sujet que, suivant ses expériences, la
chaleur de combustion de 1 gramme de chitine est de $46^{cal},65$, alors
que 1 gramme du mélange à parties égales de glucose et d'albumine dégage dans les mêmes conditions $47^{cal},64$. D'après ces faits
dignes de fixer l'attention, il semble à première vue que l'opinion qui
fait dériver le glucose animal des matières azotées n'est pas invraisemblable et qu'elle cesse d'être empirique. Les travaux les plus récents
sur la constitution intime des albuminoïdes viennent l'établir encore
plus solidement. Des recherches auxquelles nous faisons allusion[2], il
ressort d'une façon très générale, et en termes le plus simples
possible, que la matière albuminoïde n'est autre chose que la combinaison, dans des proportions diverses, d'un dérivé ammoniacal,
cyanate d'ammoniaque ou encore urée, c'est-à-dire carbonate d'ammoniaque déshydraté, et d'un hydrocarboné ou parfois d'un corps
gras, la chose a été entrevue[3]. Autrement dit encore, l'albumine est
une urée composée dans l'édifice de laquelle un ou plusieurs atomes

---

1. Voir, à ce sujet, A. Gautier (*Encyclopédie Léauté*), *Chimie de la cellule vivante*, p. 113.

2. Voir la question résumée dans Kossel, *loc. cit.*

3. H. Arnaud (*Mémoire*), *Comptes rendus*, t. I, 1891, p. 148. — A. Gautier, *loc.
cit.*, p. 70.

d'hydrogène sont remplacés par le même nombre de radicaux alcooliques amylacés, analogues par exemple au glycogène. L'on conçoit dès lors facilement que le passage d'un albuminoïde quelconque au glucose, bien que ce dernier sucre contienne un élément de moins que la matière azotée, ne constitue pas une opération aussi compliquée qu'on pourrait le croire. Comme résidus de l'assimilation des protéiques l'on voit justement apparaître à leur place les deux grands groupes dont ils se composaient, c'est-à-dire les dérivés ammoniacaux, qui, se trouvant en excès, sont éliminés par les émonctoires à l'état d'urée déjà préformée en partie dans la molécule albuminoïde, puis les radicaux ternaires transformés entre autres en glucose ou en glycogène, ou bien en graisse. Bien que tout cela paraisse assez net, les chimistes physiologistes, pour préciser davantage et jeter un peu plus de clarté sur les faits, ont songé à mettre en équation le changement de la matière protéique en glucose. Ces formules hypothétiques ne sont certes pas gratuites, car chaque auteur a soin de faire reposer sa théorie sur les faits qu'il croit avoir le mieux suivis et analysés. Elles ont en outre le grand mérite de pouvoir, en vue de l'enseignement, résumer aussi brièvement et simplement que possible ce qui peut se passer ; nous ne nous arrêterons cependant pas à les discuter. Cela sortirait de notre sujet. La conclusion surtout nous serait en outre malaisée à dégager, car il nous paraît difficile de choisir parmi les équations de Berthelot[1], de A. Gautier[2], ou de Chauveau[3], celle qui, dans l'économie animale, rattache véritablement le glucose à la famille des albuminoïdes. Comme il existe des preuves matérielles de cette transformation, c'est plutôt aux faits, toujours plus convaincants que les formules, que nous nous adresserons pour en démontrer la réalité.

Bien des recherches ont été tentées afin de découvrir, par voie purement chimique, s'il y avait du sucre dans la molécule d'albumine, comme dans celle de la gélatine, de la chitine, de la mucine, de la jécorine, etc. Pavy[4], le premier, est arrivé à un résultat positif,

1. Berthelot, *Chaleur animale*, t. I (*Encyclopédie Léauté*), p. 150 et suiv.
2. A. Gautier, *Chimie de la cellule vivante* (*Encyclopédie Léauté*), p. 77 et 94.
3. Chauveau, *La vie et l'énergie chez l'animal*, p. 54.
4. Pavy, *Physiol. of the carbohydrates*, Londres, 1894.

mais sa technique laissait encore planer bien des doutes. Krawkow[1] et Hofmeister[2] observèrent eux aussi le phénomène ; leurs con- clusions n'étaient toujours pas absolument probantes. Blumenthal[3], en soumettant l'albumine du blanc d'œuf à l'action décomposante d'une solution concentrée de soude ou d'hydrate de baryte, obtint enfin un liquide qui réduisait nettement le réactif cupro-potassique et donnait avec la phénylhydrazine acétique un précipité d'osazone en cristaux, provenant certainement, sa composition élémentaire le prouvait, d'un hydrocarboné à six atomes de carbone. Ce corps réducteur, Blumenthal ne put l'identifier ni au galactose ni au man- nose, ni au lévulose, mais il arriva à prouver sa parenté avec le glucose. F. Mueller[4], Seemann[5] et Zanetti[6] réussirent à déterminer avec certitude la nature de ce sucre inconnu. L'hydrate de carbone, obtenu par voie chimique aux dépens de la matière albuminoïde, était une *osamine*. On désigne ainsi un hexose dans lequel un oxhy- drile alcoolique est remplacé par le groupe azoté monovalent AzH^2, et qui, en perdant son azote, régénère un véritable sucre réducteur. On trouva de la même manière l'existence d'une *glucosamine* donnant naissance, sous l'influence de l'acide azoteux, à du d. glucose, selon l'équation suivante :

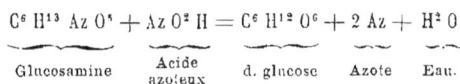

$$C^6 H^{13} Az O^5 + Az O^2 H = C^6 H^{12} O^6 + 2 Az + H^2 O$$

| Glucosamine | Acide azoteux | d. glucose | Azote | Eau. |

Une glucosamine semblable fut encore obtenue par action de l'acide chlorhydrique sur la cellulose ; cela prouve, disons-le en passant, qu'il existe une certaine parenté entre les matières azotées et les produits très condensés du glucose et confirme l'opinion déjà émise que chez les végétaux le ligneux n'est autre qu'un produit de désassimilation des albuminoïdes. Schulz et Ditthorn reconnurent de même l'exis-

---

1. Krawkow, *Pflüger's Arch.*, 1897.
2. Hofmeister, *Zeitschr. f. physiol. Chem.*, 1897.
3. Blumenthal, *Charité Annalen*, 1898, et *Comptes rendus*, 1899, t. I, p. 117.
4. F. Mueller, *in Marburg*, 1898, p. 11.
5. Seemann, *Thèse*, Marburg, 1898.
6. Zanetti, *Ann. di Chim. e Farmac.*, 1897, n° 12.

tence d'une *galactosamine*, tandis que Kossel, Neumann et Salkowski[1] mettaient nettement en évidence la présence d'un hexose, et même d'un pentose dans la molécule de nucléine. Les rapports de la matière azotée avec les hydrocarbonés sont, on le voit, multiples, ainsi qu'en témoignent ces groupes organiques spéciaux que l'on peut retirer directement du protéique originel, puis ensuite transformer si facilement en sucres réducteurs. Aussi, actuellement, depuis les recherches récentes que nous venons de citer et auxquelles il faut encore ajouter celles de Mayer[2] et de Salkowski[3], la production *in vitro* des matières sucrées aux dépens des matières azotées paraît-elle absolument établie. Il est possible d'opérer cette transformation au moyen des réactifs dont se sert la cellule animale, et cela même en dehors de l'économie vivante. Seegen en a fourni la preuve. Il a découpé dans le foie d'un chien deux fragments de poids égaux. L'un a été placé dans du sang peptonisé et l'autre dans le même volume du même sang non peptonisé. Celui qui avait reçu de la peptone contenait à la fin de l'expérience 3,54 p. 100 de glucose, alors que l'on n'en trouvait dans l'autre que 2,56. Au contact de la pulpe hépatique, les peptones s'étaient transformées en sucre. Schmidt-Mulheim[4] n'a pu renouveler l'expérience de Seegen. Cela provenait sans doute de ce que le sucre se détruisait à mesure de sa formation, car Lépine et Barral[5], en se tenant par une technique spéciale à l'abri de la glycolyse, ont toujours, au contraire, constaté la néoformation de sucre dans le sang peptonisé. Le sucre produit dans ces conditions, et dosé au moyen de la liqueur cupro-potassique, correspondait à peu près au dixième du poids de peptones employé. Blumenthal, avec 100 grammes d'albumine de blanc d'œuf a pu également obtenir de 8 à 12 grammes de sucre, et, dans ces expériences, la matière réductrice régénérée aux dépens des peptones, a tou-

1. Kossel, *Bericht d. deuts. chem. Gesell.*, t. XXVII, 1894, p. 2215. — Salkowski, *Berliner klin. Wochenschrift*, 1895, n° 17. — Neumann, *Arch. f. Anat. u. Physiol.*, 1899, supp., p. 552.

2. Mayer, *Deutsch. med. Woch.*, t. 25, p. 95.

3. Salkowski, *Journ. physiol. Chem.*, t. XXVII, p. 305.

4. Schmidt-Mulheim, *Arch. f. Physiol.*, 1880, p. 49.

5. Lépine, *Comptes rendus*, 1892, t. II, p. 304.

jours été caractérisée comme étant un véritable sucre susceptible de fermenter. Lépine et Metroz[1] ont poussé plus loin leurs recherches, dans le but de découvrir le réactif dont usait l'organisme pour opérer ces transformations. En hachant après macération dans de l'eau glacée, afin d'éviter toute fermentation, les organes les plus divers, ne contenant comme la rate et le rein que très peu de glycogène ou ne cédant à l'eau que des matières réductrices différentes des sucres, ils ont obtenu un liquide doué, suivant leur expression, d'un pouvoir pepto-saccharifiant, c'est-à-dire contenant un ferment capable de produire aux dépens des peptones un sucre fermentescible et bien caractérisé. De plus, en comparant l'énergie du pouvoir pepto-saccharifiant des divers organes, ils se sont rendu compte qu'il ne fallait pas attribuer exclusivement au foie la production du sucre de l'économie animale. La glycogénèse, avions-nous dit, est une fonction générale et commune à presque tous les tissus, en voici une nouvelle preuve. Des faits que nous venons de résumer en dernier lieu, il nous faut tirer la conclusion suivante, c'est que *le glycogène n'est pas un intermédiaire nécessaire entre l'aliment et le glucose qui résulte de sa transformation.*

Nous n'avions osé précédemment affirmer la production certaine du glycogène aux dépens des matières azotées les plus diverses, albumines, nucléines, amides, etc. Les faits nous conduisent dès maintenant à ne plus considérer comme une simple hypothèse cette transformation des substances quaternaires en hydrates de carbone, bien que nous n'ayons pas énoncé toutes les raisons plaidant en sa faveur. D'autres expériences viennent encore démontrer la réalité de cette transformation, et la possibilité de la voir se passer non plus seulement au niveau du foie, mais dans l'organisme entier. Parmi ces expériences citons celles de Minkowski et de Méring. En provoquant un diabète expérimental par ablation du pancréas ou par injection de phlorhidzine, ils ont constaté que le sucre, éliminé par les urines, ne pouvait se former qu'aux dépens des matières azotées de l'organisme[2].

---

1. Lépine, *Comptes rendus*, 1893, t. I, p. 123 et 419.

2. De Méring, *Congress f. innere Medic.*, Wiesbaden, 1886, p. 185 et 1887, p. 349. — Voir le résumé de ces expériences, Arthus, *Physiologie*, p. 399.

Ce dernier transformait en glucose de 45 à 60 p. 100 des albuminoïdes qu'il désassimilait, et cela sans l'intervention des matières grasses, puisque les sujets d'expériences ne fournissaient pas plus de sucre qu'ils fussent très gras ou qu'ils aient été au préalable presque entièrement dégraissés par un jeûne d'une durée d'un mois.

Formation de la graisse aux dépens du glucose.

Une démonstration indirecte de la transmutation des albuminoïdes en sucre peut être donnée par ce fait qu'une notable partie des corps gras de l'organisme provient indirectement des albuminoïdes. Les expériences d'alimentation de Boussingault, de Tschermoff, de Szubottin, de Kemmerich et surtout de Voit et Pettenkofer ne laissent actuellement aucun doute à ce sujet [1]. Et cette transformation des albuminoïdes en graisse s'explique facilement si l'on veut bien songer que la matière azotée fournit du sucre à l'organisme, nous venons de le démontrer, et que le glucose ainsi formé, nous allons le voir, peut à son tour se transformer en corps gras. C'est à Hanriot que l'on doit la démonstration de ce nouveau mode d'utilisation des hydrates de carbone, que nous ne pouvions dans ce travail, cela se conçoit, passer sous silence. Pour prouver que *l'assimilation des sucres commence quelquefois par leur transformation en graisse*, l'auteur s'est basé sur les changements éprouvés par le quotient respiratoire d'un même individu, lorsqu'on observe ce dernier à jeun ou après un repas de féculents et d'eau. A quoi pouvait donc servir, en cette occasion, l'étude des variations du *quotient respiratoire* ou quotient de Pflüger, c'est-à-dire du rapport :

$$\frac{\text{Volume d'acide carbonique exhalé.}\ \ (CO^2).}{\text{Volume d'oxygène absorbé.}\ \ \ \ \ \ (O^2).}$$

Rappelons que l'air qui pénètre dans les poumons, à chaque inspiration, arrive par cela même en contact avec le sang auquel il

---

1. Voit et Pettenkofer, *Zeitsch. f. Biol.*, t. VI, 1870, p. 377 ; t. VII, 1871, p. 433 et 487. — Voit, *Zeitsch. f. Biol.*, t. V, 1869.

cède l'oxygène que la circulation se charge de répandre dans toute l'économie. Comme l'eau et l'acide carbonique figurent parmi les produits résiduaires les plus simples auxquels aboutissent presque tous les principes alimentaires, sous l'action des procédés vitaux de métamorphose de la matière, il y a tout lieu de croire que l'animal procède à la destruction de ses aliments par voie de combustion, tout comme le chimiste qui les brûle, c'est-à-dire en utilisant l'oxygène emprunté à l'air. Mais il ne faudrait pas croire pour cela que les tissus consomment d'autant plus d'oxygène qu'ils en reçoivent davantage. Que l'animal respire à l'air libre ou dans l'oxygène pur, dans les deux cas, il ne retient de ce gaz que ce qui est nécessaire pour satisfaire aux besoins des éléments cellulaires de ses tissus. Autrement dit, les quantités d'oxygène absorbées par un animal, à des époques différentes, sont proportionnelles aux intensités des réactions chimiques en train de s'accomplir dans toute l'économie au moment de l'observation. D'après cette loi, entrevue d'abord par Lavoisier, puis nettement mise en lumière ensuite par Regnault et Reiset et surtout par Voit et Pflüger, il serait donc permis de supposer que la détermination de la quantité d'oxygène absorbée suffit à faire connaître le poids de la matière organique détruite et utilisée par l'animal dans un temps donné. Le raisonnement serait juste, en effet, si la cellule consommait toujours la même substance. Or, nous avons maintes preuves du contraire. La classification aussi simplifiée que possible des différents principes alimentaires physiologiques nous a déjà montré qu'il fallait les répartir en trois grands groupes bien distincts les uns des autres. Comme la combustion de la même quantité de chacune de ces trois sortes d'aliments exige *in vivo* et *in vitro* des volumes différents d'oxygène, l'intensité de l'absorption de ce gaz ne peut donc fournir aucune donnée sur la quantité de combustible détruit. Il est cependant un point intéressant sur lequel elle nous permet de conclure ; c'est la qualité de l'aliment disparu par oxydation dans les tissus. Supposons que l'on brûle du glucose pur de façon à le transformer totalement en eau et en acide carbonique, et fournissons à la réaction le volume exact d'oxygène nécessaire, l'équation suivante nous montre d'une part les quantités de sucre et de gaz oxydant mises en œuvre, et

d'autre part le poids de l'eau et le volume de l'acide carbonique
produits :

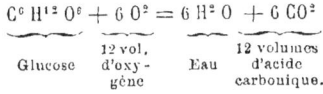

$$C^6 H^{12} O^6 + 6 O^2 = 6 H^2 O + 6 CO^2$$

| Glucose | 12 vol. d'oxygène | Eau | 12 volumes d'acide carbonique. |

Pour un volume d'oxygène employé, il y a, on le voit, un volume
égal d'acide carbonique excrété, et l'équation est immuable, que la
combustion totale se fasse dans un ballon inerte ou bien dans les
tissus d'un organisme quelconque. D'après cela, lorsqu'un sujet ne
consomme que du glucose, son quotient respiratoire doit rigoureusement être égal à l'unité. Une consommation exclusive de graisse
amènerait de même le quotient de Pflüger à avoir une valeur inférieure à l'unité et égale à 0,70.

Ceci étant admis, suivons avec Richet et Hanriot le quotient respiratoire d'un homme à jeun. Il est plus petit que l'unité ; cela nous
indique qu'il y a consommation de graisses ou d'albuminoïdes. Lorsque le sujet ingère des féculents, non seulement le quotient, durant
la digestion, se rapproche de plus en plus de l'unité, mais, parfois, il
arrive même à devenir supérieur à I [1]. Comment ne pas admettre qu'il
se passe alors autre chose qu'une simple oxydation totale du glucose
résultant de la transformation des amylacés? L'oxygène rejeté dans les
molécules de l'acide carbonique (CO^2) exhalé étant supérieur à celui
que l'individu avait absorbé par la respiration, Hanriot en déduisit
que cet excès d'oxygène ne pouvait provenir que du dédoublement
du glucose par l'organisme en eau, en acide carbonique et en une
substance contenant dans sa molécule moins d'oxygène que le sucre.
Peut-être y avait-il formation partielle de corps gras? Le phénomène
pourrait alors se traduire par une formule très rationnelle :

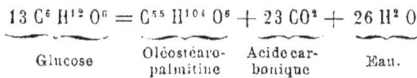

$$13 C^6 H^{12} O^6 = C^{55} H^{104} O^6 + 23 CO^2 + 26 H^2 O$$

| Glucose | Oléostéaro-palmitine | Acide car-bonique | Eau. |

Cette équation signifie plus simplement que la transformation de
100 grammes de glucose en graisse ne laisse qu'un résidu de 21^{lit},8
d'acide carbonique, au lieu des 74^{lit},6 trouvés, lorsque l'oxydation du

1. Richet et Hanriot, *Comptes rendus*, 1888, p. 496.

sucre est totale. L'expérimentation physiologique vérifia entièrement l'hypothèse. Hanriot[1] prit un sujet laissé auparavant à jeun, et dont le tube digestif avait été désinfecté par une ingestion continue de naphtol β, afin de se mettre à l'abri de toute fermentation bactérienne capable de troubler les résultats. Il lui fit boire à plusieurs reprises un litre d'eau contenant de 23 à 73 grammes de glucose. Chaque fois le coefficient respiratoire s'accrut, et arriva au voisinage de 1,25, tandis que l'acide carbonique, exhalé en excès durant l'utilisation du glucose par l'organisme, concordait presque exactement avec celui que la formule précédente avait permis de calculer. La théorie se trouvait ainsi vérifiée. Hanriot en observant les variations du coefficient respiratoire chez les diabétiques[2] fut par cela même amené à trouver qu'une des caractéristiques de leur maladie consistait en une diminution notable de l'aptitude qu'avait normalement l'organisme à former ses graisses aux dépens du sucre.

Formation du glucose aux dépens des graisses.

Rien ne s'oppose plus maintenant à nous voir conclure, sans le moindre doute, que l'organisme sait transformer en sucre et par suite en glycogène les protéiques et les autres substances alimentaires azotées. Pour en terminer avec l'étude des diverses sources où l'économie puise son sucre physiologique, il nous reste un dernier point à éclaircir. La formation du glucose aux dépens des graisses est-elle une des fonctions normales de la cellule vivante ? Nous nous sommes déjà indirectement posé la question, en cherchant à provoquer l'apparition de glycogène par ingestion de corps gras alimentaires. Mais, faute de preuves, nous n'avons pu conclure à une transformation certaine des graisses en glycogène pouvant se résumer par exemple sous forme de l'équation suivante :

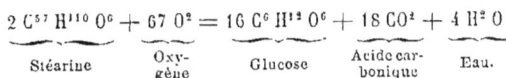

$$2\ C^{57}\,H^{110}\,O^6 + 67\ O^2 = 16\ C^6\,H^{12}\,O^6 + 18\ CO^2 + 4\ H^2O$$

Stéarine	Oxy- gène	Glucose	Acide car- bonique	Eau.

1. Hanriot, *Comptes rendus*, 1892, t. I, p. 371.
2. Hanriot, *Comptes rendus*, t. I, 1892, p. 432.

La thèse que l'oxydation partielle de la graisse aboutit dans l'économie au terme glucose a de fort nombreux adeptes. Seegen, Chauveau et son école, Bouchard, Bunge, Von Noorden et, tout récemment, Rumpf[1] et Weiss[2] sont venus successivement s'y rallier et la soutenir de leur autorité. La formule n'était-elle pas séduisante? Elle permettait d'expliquer pourquoi certains organismes, ainsi que nous l'avons observé avec Bouchard, peuvent augmenter de poids en l'absence de tout nouvel apport alimentaire autre que les gaz atmosphériques. Elle était en outre susceptible de montrer comment l'économie, qui dépense parfois ses réserves sucrées avec une grande intensité, peut régénérer son glucose par oxydation partielle des graisses, dont elle s'était auparavant approvisionnée. Voyons quelles preuves on a fournies à l'appui de cette thèse, qui, il faut bien le reconnaître, n'a commencé que par être une simple conception, fort ingénieuse du reste, de l'esprit. S'appuyant sur des expériences très peu probantes de Nasse, tendant à prouver que la consommation et la destruction des graisses se faisaient surtout dans le foie, Seegen attribua cette disparition des corps gras non pas à leur combustion dans la glande hépatique, mais à leur transformation en glycogène. Le foie était en effet plus riche en sucre après une alimentation grasse prolongée trois ou quatre jours. La démonstration n'avait pas de valeur. Mais, en mettant un fragment de foie en présence de graisse et d'un peu de sang, Seegen constata qu'il y avait formation nouvelle de sucre dans le mélange. L'argument aurait eu cette fois beaucoup de poids, si l'on avait pu renouveler l'expérience. Nous savons maintenant que les faits, bien observés au laboratoire, ne répondent nullement à la réaction supposée, lorsque l'on cherche à la provoquer, ainsi que l'a fait Hanriot, au moyen des réactifs chimiques ou des ferments. Le sort des corps gras de l'économie semble être au contraire tout autre, puisque l'on démontre qu'ils disparaissent directement par combustion, c'est-à-dire qu'ils sont toujours finalement transformés en acide carbonique et en eau. C'est ainsi que l'oxygène, en se portant sur le carbone et l'hydrogène des graisses fort riches

---

1. Rumpf, *Ærztliches Verein*, Hamburg, 15 novembre 1898.
2. Weiss, *Zeitschr. f. physiol. Chem.*, 1898, t. XXIV, p. 542.

en ces deux éléments éminemment combustibles, contribuerait pour une grande part à l'entretien de la chaleur animale. Pénétrons un peu le mécanisme de la destruction des corps gras dans l'organisme, nous voyons que ces derniers commencent par subir une véritable saponification sous l'action de diastases spéciales, les *lipases,* analogues à celles qu'Hanriot découvrit dans le sang, le pancréas et le foie. Le corps gras se dédouble en glycérine et en acides gras. Que la glycérine, ainsi mise en liberté, se transforme alors en glycogène, l'hypothèse ne rencontre pas la moindre opposition. Elle répond à des observations précises de laboratoire. Berthelot a vu la glycérine se changer, sous l'influence de certains ferments, en un sucre lévogyre. Elle est de plus conforme à ces expériences de physiologie qui permettent, ainsi que nous l'avons signalé, de constater une formation nouvelle de glycogène à la suite d'ingestion de glycérine. Quant aux acides gras, ils s'unissent aux bases du plasma sanguin pour former des savons et c'est seulement sur ces savons que porte l'action soit de l'oxygène apporté par l'hémoglobine du sang, soit des ferments oxydants très répandus dans les divers tissus. Conformément à la loi énoncée par Woehler, cette combustion ne serait pas instantanée, c'est-à-dire qu'il n'y aurait pas transformation subite des savons en acide carbonique et en eau. L'oxydation se ferait au contraire par degrés successifs, l'acide gras combustible perdant peu à peu son carbone et son hydrogène, et commençant par passer à l'état d'acide homologue, avec élimination simultanée d'eau et d'acide carbonique. Voilà ce que l'on enseigne, parce que tous ces faits n'ont rien d'invraisemblable et surtout parce que les corps gras soumis à une oxydation lente, sous l'influence de l'air par exemple, subissent des changements de l'ordre de ceux que nous venons d'indiquer [1]. Il est essentiel, conclut M. Berthelot, de tenir compte des réactions constatées par les analyses de laboratoire, lors de l'oxydation lente des corps gras. On constate alors la formation d'acides gras inférieurs à l'acide stéarique, tels que les acides du beurre et analogues (caprique, caproïque, valérique, butyrique), acides acétique et formique et d'acides bibasiques tels que les acides succinique et oxalique,

---

1. Berthelot, *Chaleur animale* (*Encyclopédie Léauté*), t. I, p. 139.

principes existant en fait dans les organismes animaux. Ajoutons à
ces preuves de la combustion complète des graisses dans l'organisme que les globules sanguins, d'après Cohnstein et Michaelis,
jouissent de propriétés *lipolytiques*, consistant en une oxydation
complète des corps gras. Ceux-ci peuvent donc bien être transformés uniquement par l'action des ferments, en eau et en acide
carbonique, et il semble dès lors à peu près certain que nous venons
de nommer quelques-uns des termes véritables par lesquels doivent
passer les graisses, durant leur combustion progressive. Il s'ensuit
que le changement en sucre d'un acide gras, résultant du dédoublement des graisses naturelles, est un fait que, d'après les lois et les
réactions reconnues, l'on ne peut rattacher à l'un des modes d'oxydation de ces acides admis par les chimistes.

Bien que les faits n'y encouragent pas, nous l'avons vu, certains
physiologistes persistent cependant à admettre que la graisse subit
dans l'économie des métamorphoses différentes de celles qui résultent de sa combustion complète. Voici les preuves apportées par
M. Chauveau à l'appui de la transformation possible, par l'organisme, des graisses en glucose [1]. Nous y joindrons les arguments
que l'on est venu de toutes parts opposer à sa théorie. Nous savons
depuis Cl. Bernard que la nutrition n'est pas directe, c'est-à-dire que
l'animal utilise non pas les aliments tels qu'il les ingère, mais bien
les réserves de toute nature qu'il sait se constituer aux dépens de
ces aliments. Reprenant l'idée du grand physiologiste, M. Chauveau
l'a développée dans un mémoire devenu classique [2], sur lequel nous
reviendrons, et s'est attaché à démontrer qu'il en est de même chez
l'animal, non alimenté, et à jeun depuis un temps suffisamment long
pour qu'il ait pu complètement transformer à sa façon, autrement
dit assimiler ce qu'il avait ingéré à son dernier repas. Or, chez les
sujets privés de nourriture, comme ceux qui sont par exemple en
état de veille ou même de sommeil hibernal, on constate une persistance évidente des hydrates de carbone et cela, bien que, chez eux,
il continue à se faire, non moins évidemment, une consommation

---

1. Chauveau, *Comptes rendus*, 1896, t. I, p. 1098, 1163, 1169, 1244 et 1303.
2. Chauveau, *La vie et l'énergie chez l'animal*, 1894.

ininterrompue du glucose physiologique. Cette reconstitution incessante de la matière sucrée ne peut sûrement s'opérer, dans ces conditions, qu'aux dépens des autres matériaux de l'organisme, c'est-à-
dire des graisses ou des albuminoïdes. Voilà le dogme qui sert de
base à M. Chauveau pour établir sa théorie, et si ce dernier s'adresse
de préférence aux réserves graisseuses en tant que source de glucose, c'est tout d'abord parce que la conservation des hydrates de
carbone chez les animaux en état de sommeil hibernal se présente
dans des conditions toutes particulières. A la fin d'un jeûne et d'un
engourdissement d'une durée de trois mois, la marmotte endormie
a perdu la presque totalité de sa provision de graisse, alors que son
sang contient toujours du glucose et que l'analyse décèle encore
2,20 p. 100 de glycogène dans son foie et 0,37 dans ses muscles. Il
semblerait juste d'admettre que la graisse disparue s'est transformée
en sucre, ou tout au moins en un hydrate de carbone quelconque.
La chose paraît encore moins impossible après les expériences de
Regnault et Reiset sur le sommeil hibernal de la marmotte. Ces
auteurs ont constaté que, dans ces conditions, l'animal augmente
souvent de poids par sa seule respiration, dans les périodes où il
ne rend ni fèces ni urines, et que son coefficient respiratoire descend
parfois au-dessous de 0,70, chiffre que nous savons correspondre à
la combustion complète des corps gras. Or, si, d'après l'équation
proposée par M. Chauveau pour rendre compte de la transformation
des graisses en glucose, on calcule le coefficient respiratoire répondant à cette formule, on lui trouve justement une valeur de 0,27,
bien inférieure à 0,70. Cela permettrait de croire que l'oxygène consommé s'est fixé sur les graisses pour les oxyder partiellement.
M. Chauveau ne pense pas que ce soit là un processus spécial aux
animaux hibernants. Lorsque l'on suit les variations du coefficient
respiratoire d'un sujet non alimenté depuis seize heures et soumis à
un certain travail musculaire, on constate que le rapport $\frac{CO^2}{O^2}$ donné
par les analyses de l'air expiré croît au début jusqu'à avoir une
valeur très voisine de l'unité et diminue ensuite progressivement à
mesure que le travail se prolonge. De plus, si l'on veut bien admettre,
par avance, que le travail musculaire, ainsi que nous le montrera
le chapitre suivant, se fait principalement, pour ne pas dire exclusi-

vement, aux dépens des hydrates de carbone de l'organisme, il devient aisé de comprendre comment l'abaissement du coefficient respiratoire, survenu au bout d'un certain temps de travail, est de nature à démontrer qu'il y a utilisation par l'organisme de matériaux autres que le glucose. La diminution du rapport $\frac{CO^2}{O^2}$ étant la conséquence d'une absorption plus grande d'oxygène, il faudrait donc voir « dans l'atténuation de l'accroissement du quotient respiratoire pendant les dernières parties de la période de travail, l'indice certain d'une activité plus grande imprimée à l'oxydation de la graisse en vue de la reconstitution des hydrates de carbone qui se brûlent pendant le travail ». M. Chauveau retrouve encore de bonnes raisons à l'appui de sa thèse, en observant que l'homme astreint à un certain travail après l'ingestion et durant la digestion d'une ration de beurre, n'a pas un coefficient respiratoire voisin de celui de 0,70, comme cela devrait avoir lieu s'il ne faisait qu'oxyder totalement cette graisse, mais bien un coefficient de 0,81. Celui-ci est assez rapproché de l'unité pour que l'on puisse supposer que là encore il y a combustion par l'organisme d'un hydrate de carbone tel que le glucose. Tout cela constitue des faits éminemment suggestifs aux yeux de M. Chauveau, et il lui semble difficile d'échapper à cette déduction que les hydrocarbonés de l'économie, incessamment détruits, sont incessamment reconstitués par la transformation des graisses en glucose, ou en glycogène. Les arguments que nous venons de passer en revue ont cependant une contrepartie non moins suggestive et non moins bien fondée. Sans doute lors du sommeil des animaux hibernants, peut-on dire en développant la thèse contraire soutenue par M. Berthelot, il y a disparition de la graisse et persistance du glucose, tandis qu'il se produit une notable augmentation de l'oxygène absorbé ! Soit, mais pourquoi l'oxygène en excès irait-il se fixer sur les graisses plutôt que sur tout autre principe comme les matières albuminoïdes ? Si l'on veut bien songer en outre à la disproportion énorme qui existe normalement entre le poids des hydrates de carbone dispersés dans les humeurs ou les tissus et la teneur de l'économie en corps gras, on voit qu'il ne suffit plus de constater la persistance de la matière sucrée chez les sujets non alimentés, pour en conclure que la graisse des animaux se change même partiellement en glycogène ou en glucose. La teneur relativement élevée des tissus de la marmotte endormie en ces deux derniers principes est fort compréhensible, puisque l'on a affaire à des organismes dont les échanges sont réduits au minimum. Alors pourquoi le glycogène retrouvé ne serait-il pas en partie le même que celui qui préexistait tout formé dans le foie au commencement du sommeil ? Pourquoi encore ce glycogène ne se serait-il pas formé aux dépens des albuminoïdes, dont la destruction dans l'économie est certaine puisque, durant son sommeil, l'animal émet des urines riches en urée ? Maintenant, en ce qui concerne l'abaissement du quotient respiratoire des marmottes, on peut observer avec Arthus que de deux choses l'une : ou cet abaissement est transitoire, et il perd toute signification, ou bien il est constant. Mais alors s'il correspond réellement à la transformation des graisses en glycogène, on devrait, ainsi que nous l'avons déjà remarqué, trouver un enrichissement notable des tissus et notamment du foie en glycogène... L'analyse n'en décèle que 2,20 p. 100, ce qui est une proportion minime. Quant aux arguments tirés des variations de ce coefficient respiratoire, on peut leur objecter que le rapport $\frac{CO^2}{O^2}$ n'est au fond que la résultante de phénomènes très divers et qu'il peut avoir la même valeur absolue alors que les phénomènes changent complètement de sens. Il peut tout aussi bien croître et se rapprocher de l'unité lorsqu'il y a combustion de glucose que lorsque ce dernier sucre vient à se transformer en graisse. Son abaissement au-dessous de l'unité jusqu'au chiffre de 0,70 s'explique encore très bien par la combustion simultanée des hydrocarbonés et des graisses. Enfin, l'idée sur laquelle repose toute la théorie, c'est-à-dire que la production du travail se fait toujours aux dépens du glucose, n'est pas aussi exclusive que veut bien le supposer M. Chauveau. Nous verrons qu'il peut en être autrement.

Au milieu de ces contradictions, il semble fort difficile de conclure. D'une part, MM. Chauveau et Bouchard proposent une thèse, nullement impossible *a priori,* et multiplient à l'appui de leur théorie de nombreuses conjectures, confirmées d'une façon générale par les faits et constituant pour cette raison de fortes présomptions. Mais, d'autre part, on ne peut reprocher à leurs contradicteurs d'exiger la démonstration, au moyen d'analyses quantitatives exactes ou de raisonnements plus serrés, de la transformation chez les animaux supérieurs des matières grasses en glycogène ou en sucre. On ne peut non plus s'étonner que l'on se tienne sur la réserve tant qu'il ne sera pas donné de connaître le procédé instrumental et le mécanisme intime de cette oxydation incomplète de la graisse sur laquelle repose tout le litige. Il n'a encore été fait aucune réponse à ce sujet. MM. Bouchard et Desgrez soupçonnent les leucocytes d'être les agents de cette transformation, mais ils ont rencontré, au point de vue du dosage du glycogène dans ces éléments, des difficultés expérimentales telles qu'après avoir douté de leurs méthodes d'analyse ils n'ont pas osé publier leurs résultats. L'opposition semblerait l'emporter, si la transformation des matières grasses en sucre n'avait pas été constatée chez les végétaux et cela d'une façon certaine ne laissant rien à désirer au point de vue de la précision expérimentale. Reprenant les études de Maquenne[1] sur les changements de composition qu'éprouvent les graines oléagineuses au cours de la germination, Mazé[2] est arrivé sur ce point à des résultats tout à fait probants. Ses expériences sur la graine d'arachide ont mis en évidence non seulement un gain certain après la germination en matières saccharifiables et en sucres, mais une augmentation du poids de la matière sur laquelle portaient les recherches. « Les substances azotées de réserve, conclut Mazé, ne peuvent fournir un tel accroissement du poids (de 8 à 15 p. 100 du poids initial) par voie d'oxydation, au sein même des cellules, car le même fait pourrait être observé chez les graines amylacées riches, comme les pois, en azote. » La digestion des matières grasses dans les graines, en germination, se fait par voie progressive d'oxydation, ainsi que le démontre l'analyse élémentaire des matières extraites de la graine par l'éther avant, puis après la germination, et cette oxydation incomplète aboutit en dernière analyse aux sucres. Voilà qui concorde avec les formules et la théorie de Chauveau et de Bouchard. Le phénomène serait donc d'ordre général en physiologie, aussi ne doit-on pas abandonner tout espoir de voir démontrer un jour qu'il en est réellement ainsi.

---

1. Maquenne, *Comptes rendus*, 1898, t. II, p. 625.
2. Mazé, *Comptes rendus*, 1900, t. I, p. 424 ; 1902, t. I, p. 309.

Formation du lactose.

Telle est l'histoire du glycogène et du glucose. Pour en finir avec l'étude des sources auxquelles l'économie puise ses hydrocarbonés, il nous reste quelques mots à dire sur l'origine du sucre de lait et nous allons voir qu'elle n'est autre au fond que celle du glycogène et du glucose. Tout le monde sait que pendant la lactation, qui s'établit chez la femelle après l'accouchement, le liquide issu de la glande mammaire est fortement chargé de lactose. D'où vient ce sucre ? Se forme-t-il dans les tissus de la mamelle aux dépens d'une réserve sucrée quelconque, analogue au glycogène ; ou bien est-il fourni en nature par le sang, et la glande ne ferait alors que l'excréter ; ou bien enfin se forme-t-il au niveau de la mamelle aux dépens des matériaux que le sang apporte à cet organe ? Schützemberger a démontré l'impossibilité de la première hypothèse. On arrive bien à extraire de la mamelle de vaches ou de chèvres de petites quantités d'une substance transformable par l'acide sulfurique en un corps réducteur, mais les diastases sont impuissantes à l'hydrolyser. Il ne faut pas croire alors à l'existence d'une matière lactogène. Paul Bert[1] a établi par l'expérience qu'il valait mieux, au contraire, porter son attention sur les deux autres hypothèses. Elles supposent, ce que nous savons déjà être conforme à la réalité, qu'au moment de l'accouchement, lorsque la lactation va commencer, il y a production par l'économie d'un excès de sucre. Cette hyperglycémie de la grossesse, nous l'avons signalé à la fin du chapitre précédent, se manifeste par une glycosurie maintes fois constatée en clinique et prenant une forme toute spéciale, puisque le sucre éliminé est du lactose. Suivant Porcher, la présence de ce sucre est, en effet, constante dans l'urine des mères, quelques jours avant la délivrance. On conçoit d'après cela que la lactation doit être l'un des moyens dont use la femelle pour débarrasser son économie de l'excès de matière sucrée qu'elle a produit au cours de cet état physiologique spécial. P. Bert a entrevu le premier que si l'on empêche le lait de sortir,

---

1. Paul Bert, *Comptes rendus*, 1884, t. I, p. 775.

ainsi par conséquent que le sucre qu'il tient en dissolution, le lactose doit être de suite éliminé par les autres émonctoires et surtout par le rein. Effectivement, lorsque l'on enlève les mamelles à une femelle, l'expérience a été faite sur des cochons d'Inde et des chèvres, ses urines deviennent aussitôt susceptibles de réduire la liqueur cupro-potassique. Porcher [1], en arrêtant la traite chez des vaches en état de lactation, est arrivé d'une autre façon à faire repasser le lactose élaboré, d'abord dans le sang, puis dans l'urine. Il a ensuite net-tement constaté que dès l'instant où l'on reprend la traite, le titre du lactose baisse rapidement dans l'urine et finit même par s'annuler. La conclusion s'impose : le sucre de lait doit être fabriqué par l'or-ganisme en grande partie aux dépens du sucre physiologique pro-duit en excès après la parturition. Nous avons suivi la formation de cette dernière matière sucrée aux dépens des aliments et nous avons constaté à plusieurs reprises que la glycogénèse est une fonc-tion commune à presque toutes les cellules, bien qu'elle se mani-feste avec plus d'intensité dans le foie. Mais durant la lactation, l'économie, saturée à ce moment de sucre, fabrique-t-elle directe-ment son lactose ou bien continue-t-elle, suivant son habitude, à élaborer tout d'abord du glucose, dont la transformation en lactose se ferait postérieurement dans la mamelle ? C'est là une question que la physiologie n'a pas encore résolue !

Nous venons de détailler un peu longuement, semblera-t-il au premier abord, ce qui touche à l'origine du sucre physiologique de l'économie animale. Nous l'avons voulu ainsi. Avant d'en arriver à démontrer la nécessité et l'utilité d'introduire le sucre ordinaire dans la ration de l'homme ou des animaux auxquels ce dernier demande la production soit de travail musculaire, soit de viande ou de lait, n'est-il pas utile de pouvoir comparer cet aliment aux autres prin-cipes susceptibles de subvenir, comme lui, aux mêmes besoins de l'organisme. La théorie de l'alimentation au sucre, telle que l'on doit la comprendre et la mettre en pratique, est, on le voit, assez longue à établir, mais elle n'en est ainsi que plus rationnelle et donne d'autant moins prise aux critiques. L'esprit du public, poussé

---

1. Porcher, *Bull. de la Soc. cent. de méd. vétérinaire,* 13 novembre 1902.

par l'intérêt de l'un ou de l'autre, n'a déjà que trop tendance à défigurer les questions et à faire dire à la science ce qu'elle n'a jamais songé à affirmer et encore moins à démontrer. Faisons en sorte qu'il n'en soit pas de même ici, car si d'un côté il y va de l'avenir des producteurs de sucre, c'est-à-dire d'une branche importante de l'industrie agricole, il ne faut pas, d'autre part, oublier l'intérêt de la grande masse des consommateurs. C'est au profit du bien-être général de ces derniers que l'on cherche surtout à améliorer l'hygiène alimentaire !

CHAPITRE IV

Preuves de la consommation du glucose par l'organisme.

En regard des recettes, inscrivons maintenant les dépenses. Lorsque les cellules hépatiques et autres, auxquelles est dévolu le soin d'élaborer la matière sucrée, ont terminé, comme nous le savons, ce travail si compliqué de synthèse qui aboutit toujours à la production du sucre physiologique, le glucose, que devient ce glucose, après son passage dans le courant de la circulation? Cl. Bernard n'ayant à tort, lors de ses premières recherches, trouvé de propriétés réductrices qu'au sang pris entre le foie et le poumon, avait cru pouvoir conclure que le sucre tenu en dissolution dans le sérum arrivait forcément au contact de l'air dans les poumons, où il se détruisait alors par combustion. Cette assertion fut rectifiée dès 1856 par M. Chauveau. Des nouvelles expériences entreprises à cette époque à Lyon, il résulta, en effet, que le foie était bien un foyer de production incessante de sucre, ainsi que Cl. Bernard n'avait cessé de l'affirmer, mais qu'il existait, à côté de ce *foyer de production*, un *foyer de destruction* tout aussi actif, qu'il fallait localiser, non pas dans le poumon, mais bien dans les capillaires de la circulation générale, autrement dit dans les tissus. La thèse reposait sur des faits si bien établis que Cl. Bernard ne tarda pas à l'accepter. Il la vulgarisa même avec tant de chaleur, que l'on finit par la lui attribuer. Rappelons les faits nouveaux qu'apportait M. Chauveau à l'appui de sa théorie : 1° le sang du cœur gauche est aussi sucré que celui du cœur droit, ce qui démontre d'une façon évidente qu'il n'y a pas de glucose détruit pendant la traversée des poumons ; 2° le

sang veineux est toujours moins riche en sucre que le sang artériel, preuve certaine que c'est bien dans les tissus qu'il faut localiser la destruction de la matière sucrée. Celle-ci, on le conçoit, ne
peut, d'autre part, disparaître entièrement dans le sang lui-même
puisque le taux de sucre, ainsi que nous l'avons constaté, ne
change pas ou ne varie que peu dans toute l'étendue de l'arbre
artériel.

A ces preuves, rendues irréfutables par les analyses de M. Chauveau, de la consommation du sucre du sang dans l'organisme, il faut
en joindre encore d'autres. Lorsque l'on vient à supprimer la circulation par ligature de l'aorte, on voit la quantité de sucre décroître
rapidement, durant les quelques heures de survie, dans le sang ca-
rotidien. Il y a consommation du glucose. On observe encore que,
durant l'intervalle des repas, le glycogène diminue dans le foie, sans
que l'on puisse observer la moindre augmentation du taux de sucre
dans le sang. Comme nous sommes autorisés à supposer que ce glycogène hépatique, ainsi disparu, n'a pu qu'être transformé en glucose,
il faut que l'excès de sucre, ainsi mis en circulation, ait été consommé aussitôt sa production. Du reste, si l'on observe le même sang,
à plusieurs reprises, et en évitant que sa provision de sucre ne se re-
nouvelle, on peut avoir une nouvelle preuve, encore plus certaine, de
l'appauvrissement continuel du plasma en glucose. Pour la démonstration de ce fait, MM. Lépine et Barral se sont servis de l'appareil de
Jacobj [1], permettant de faire circuler artificiellement du sang défibriné dans le membre ou l'organe que l'on a isolé et choisi pour
l'expérience. Une simple poire en caoutchouc joue l'office de cœur.
On peut la presser, soit à la main, soit au moyen d'un moteur,
et comme elle se trouve comprise entre deux valvules, convenable-
ment disposées, à chaque aspiration ou expiration, le liquide passe
toujours dans le même sens. Pour régler la compression de cette
poire, on se guide sur les indications fournies par deux mano-
mètres placés, l'un sur le courant artériel, l'autre communiquant
avec le pseudo-système veineux. Le sang oxygéné, lancé par la poire,

---

1. Voir la description et le fonctionnement de l'appareil Jacobj dans Barral : Sucre
du sang, *loc. cit.*, p. 59.

traverse en cours de route un serpentin, lequel plonge dans un bain-
marie maintenu, ainsi que l'enceinte où se trouve l'organe à irri-
guer, à la température physiologique de l'animal vivant. Au sortir
des tissus, le sang qui s'échappe par la veine est de suite mélangé à
de l'oxygène. Il peut en fixer une partie et se débarrasser de son
acide carbonique ; autrement dit, il se transforme en sang artériel,
exactement comme s'il traversait les poumons. De cette façon, on
arrive à faire circuler, durant des heures, 300 à 320 grammes
d'un sang défibriné, qu'il est toujours aisé d'analyser au commencement, puis à la fin de l'expérience. Cette technique simule, on le voit,
autant que possible, la circulation naturelle. Ainsi que M. Lépine l'a
constaté [1], elle entretient en outre très suffisamment les propriétés des
tissus et du sang. Les muscles conservent leur irritabilité ; le sang
venant du membre est bien noir et, grâce à l'oxygénation à laquelle
on le soumet dans l'appareil, il rentre dans l'artère, parfaitement
rouge ; il est, en un mot, même plusieurs heures après le début
de l'expérience, aussi normal que peut l'être un sang défibriné et
privé, durant ce temps, de l'incessante rénovation qui se passe chez
l'animal vivant. Grâce à ce dispositif, il a été possible d'analyser à
plusieurs reprises le même sang, au point de vue de sa teneur en
glucose, soit lorsqu'il circulait « à blanc » dans l'appareil sans traverser de tissus animaux, soit lorsqu'il irriguait un membre ou un
organe mis en expérience. Pour compléter l'observation, on a également comparé les changements subis par ce sang, mis en circulation
dans l'appareil de Jacobj, à ceux qu'il éprouvait lorsque, durant
l'essai, on l'abandonnait inerte à la même température. Nous avons
vu précédemment que l'on constate *in vitro* la disparition du glucose dans le sang lui-même, sous l'influence du ferment glycolytique, et que celui-ci, autant qu'il est permis de le supposer
car les faits précis manquent à ce sujet, procède effectivement à
la destruction du sucre physiologique d'abord par dédoublement,
puis ensuite par oxydation. Ce ferment existerait-il dans le sang circulant, et devons-nous voir en lui l'un des modes naturels de la
consommation du sucre physiologique par l'économie animale ? La

---

1. Lépine et Barral. *Comptes rendus*, 1891, t. II, p. 118.

question a donné lieu à toutes sortes de controverses[1]. D'un côté,
l'on doit à Arthus[2] d'avoir réuni un certain nombre d'arguments
paraissant au premier abord suffisants pour démontrer que le ferment ne fonctionne pas durant la vie. Il n'agirait alors que *post
mortem*, c'est-à-dire après l'extraction du sang et seulement lorsque
ce dernier n'est plus dans son milieu naturel. En se plaçant, d'autre
part, avec M. Lépine, uniquement sur le terrain physiologique, il
faut reconnaître que les raisons d'ordre purement chimique de
M. Arthus perdent un peu de leur force. Il serait hors de sujet d'entrer ici plus avant dans cette discussion. M. Lépine, dans un travail
actuellement en préparation, doit prochainement régler le différend
et clore la polémique. Sans attendre les arguments nouveaux que
l'on ne manquera pas d'apporter, il y a tout lieu de croire qu'en
principe la glycolyse, durant la vie, se poursuit continuellement dans
le sang. Mais il ne faut pas cependant supposer pour cela que le
phénomène ait alors la même intensité que celle qu'il manifeste
hors de l'économie. La glycolyse dans le sang en circulation est
fort atténuée et celle que l'on observe *in vitro* n'a donc plus d'autre
intérêt que celui de nous montrer la persistance et l'exagération
d'un phénomène vital en train de cesser. C'est à cette conclusion
que nous conduisent encore les expériences de circulation artificielle faites au moyen de l'appareil de Jacobj. Le sang en circulant
« à blanc » perd toujours moins de sucre que lorsqu'il reste au repos
à la même température, mais, par contre, s'il traverse un organe ou
un membre quelconque, il en perd toujours plus que s'il n'avait pas
circulé. 300 centimètres cubes de sang, après la traversée d'un rein
de chien pesant environ 30 grammes, contiennent, au bout d'une
heure, 16 p. 100 de glucose de moins qu'après un séjour de même
durée *in vitro*. Si l'appareil est mis en communication avec l'artère
et la veine fémorale du membre inférieur d'un chien, le sang perd,
durant la première heure, environ 60 p. 100 de son sucre. Après cela,
il n'est plus permis de douter que *l'organisme sait dépenser son
glucose*. Les chiffres de consommation que nous venons de citer ne

---

1. Voir Duclaux, *Traité de Microbiologie*, t. II, 1899, p. 528.
2. Arthus, *Mém. Soc. d. Biol.*, 1891, p. 65.

donnent du reste qu'une idée très faible de ce qui a réellement lieu chez l'animal vivant, car les tissus de ce dernier sont, par rapport à la masse de son sang, comme 14 est à 1, tandis que, dans les expériences de M. Lépine, le volume du rein irrigué artificiellement n'est par exemple que le dixième de celui du sang mis en circulation.

L'énergie potentielle des aliments.

L'organisme dépense le glucose qu'il élabore. Voyons le bénéfice qu'il retire de la consommation de ce principe ; autrement dit, quel est le rôle physiologique du sucre du sang ?

Jusqu'ici nous n'avons regardé l' « aliment », c'est-à-dire, suivant l'expression commune, « ce qui nourrit » et, au point de vue particulier où nous ne cessons de nous placer, ce aux dépens de quoi l'économie forme son sucre, uniquement que comme de la « matière ». Cela signifie que les protéiques, les graisses et les hydrocarbonés ne sont intervenus dans nos raisonnements que comme quelque chose qui se voit, se touche, se pèse, réagit sur les sens du goût ou de l'odorat, se montre inoffensif ou toxique et surtout comme quelque chose qui se transforme. Les mutations des trois principaux groupes organiques nécessaires au fonctionnement de l'économie animale nous ont fourni, disons-le en passant, la preuve certaine que la matière est indestructible. En la suivant à travers les voies nombreuses et compliquées que l'organisme lui fait parcourir, nous l'avons toujours vue entrer et sortir des combinaisons en conservant son poids initial, si bien que l'étude de la glycogénie pourrait presque passer pour l'un des développements les plus beaux et les plus instructifs de la phrase célèbre de Lavoisier : « Rien ne se perd, rien ne se crée, ni dans les opérations de l'art ni dans celles de la nature. »

L' « aliment » nous apporte, cependant, autre chose que la *matière*. Il donne des *forces*, disons-nous couramment. Il apporte l'*énergie*, dirons-nous, si nous voulons adopter le langage spécial de la science. L'énergie, bien qu'elle soit impondérable et intangible, bien qu'on ne puisse la définir, comme la matière, et qu'elle se réduise à n'être qu'une notion intuitive de l'esprit, n'en existe pas moins. Elle se révèle à nous d'une façon évidente. Tout le monde connaît, par leurs manifestations positives, l'énergie chimique, l'énergie mécanique, calorifique, électrique, optique, etc. Le mouvement, la chaleur, l'électricité, la lumière ne sont que des formes diverses de l'énergie transformée. La physique et la mécanique nous l'enseignent; elles nous démontrent en outre que toutes ces transformations sont équivalentes. Le travail mécanique se change en chaleur, en mouvement, en lumière... etc., conformément à des règles et même à des coefficients numériques bien connus. Le développement de ces notions générales a conduit la science à démontrer que l'énergie inhérente à la matière parcourt, comme cette dernière et dans l'union la plus étroite avec elle, un mouvement circulaire sans interruption ni fin. Nous nous trouvons alors en présence de la loi proclamant l'*indestructibilité de l'énergie* au cours de ses transformations. C'est ce nouveau grand principe, base de toutes les sciences positives et qui, au fond, ne fait qu'un avec celui de l'*indestructibilité de la matière,* que nous allons être amenés à appliquer à l'animal vivant.

Puisque l'énergie n'a ni commencement ni fin, il ne faut pas demander à la vie de la créer. Et pourtant, d'après ce que nous savons déjà de l'énergie, nous pouvons affirmer que l'animal vivant en libère, ne serait-ce que parce qu'il se meut. Le mouvement seul nous fait souvent deviner la vie et tout mouvement nécessite une dépense de force. Où l'organisme se procure-t-il cette force? N'oublions pas que la matière et l'énergie ne sont peut-être que les manifestations d'un même fait; elles ne peuvent en tout cas conserver l'une en face de l'autre une existence indépendante. Il est de plus impossible de les séparer ou même de les concevoir séparément, puisque la matière ne se manifeste en réalité à nous que par l'absorption ou l'émission d'énergie. On se trouve ainsi amené par ces considérations, et sans grand effort de l'esprit, à reconnaître ce que nous avions déjà avancé sans preuve, à savoir que les aliments, l'eau, les gaz de l'air, etc., en un mot tout ce que l'animal ingère habituellement, constituent pour l'organisme une source non seulement de matière, mais également d'énergie. Effectivement, l'énergie se trouve accumulée dans les aliments organiques les plus divers. Elle y est en repos, et, dans ce cas, on la dit *potentielle* pour la distinguer de l'énergie en activité que l'on nomme *énergie cinétique* ou de *mouvement* ou encore *force vive*.

Approfondissons la nature de cette énergie potentielle alimentaire. On sait que les végétaux édifient leurs tissus et les divers principes organiques, azotés, gras ou hydrocarbonés qui les constituent, aux dépens de principes inorganiques ou minéraux, comme les corps inertes du sol et de l'atmosphère. La construction de l'édifice végétal exige un certain travail, c'est-à-dire rend nécessaire l'intervention d'une certaine force. La lumière et la chaleur du soleil fournissent cet apport d'énergie. Sans cela, la plante ne pourrait accomplir ces transformations de la matière qui nous surprennent ; l'acide carbonique de l'air, par exemple, ne fournirait pas aux végétaux le carbone que nous avons retrouvé dans les protéiques, les graisses et les hydrocarbonés. Mais l'énergie calorifique ou lumineuse, présente nécessairement lors de toutes ces opérations de la cellule végétale vivante, ne peut s'anéantir ou disparaître une fois le travail accompli. Son indestructibilité absolue s'y oppose. Aussi la retrouve-t-on intégralement dans la plante, bien qu'elle échappe alors à l'observateur superficiel. Absorbée par les principes organiques à l'élaboration desquels elle a contribué, elle devient latente, c'est-à-dire qu'elle cesse momentanément d'être apparente. Elle n'en est pas perdue pour cela. Sans changer au fond, elle a modifié sa manière d'être et sa forme ; elle est, en un mot, passée à l'état de force équivalente qui, après maints changements, finira peut-être, nous le verrons, par se manifester de nouveau. C'est ce que l'on exprime dans le langage courant, en disant que l'énergie calorifique ou lumineuse du soleil s'est transformée en *énergie chimique potentielle* ou plus simplement en *potentiel*. Ces considérations nous représentent donc les végétaux sous l'aspect de véritables accumulateurs d'énergie, tandis que les animaux ne seraient que des instruments susceptibles de restituer au monde extérieur l'énergie solaire momentanément fixée par la plante. Tyndall identifiait la vie de la plante à l'élévation d'un poids et celle de l'animal à la chute du même poids. Sa comparaison, bien que très expressive, sépare un peu trop nettement les deux grands règnes de la vie. Il est facile de s'en rendre compte.

Considérons l'acide carbonique de l'air ; il ne pourra fournir à la plante le carbone, nécessaire à l'édification de ses tissus, que s'il lui arrive imprégné, en quelque sorte, de vibrations lumineuses et calorifiques. Cette lumière et cette chaleur pénètrent dans la plante avec la matière et, ainsi que nous le disions, on les retrouve forcément inhérentes à l'albumine, la graisse et la fécule, principalement amassées dans les graines végétales. C'est là que les herbivores viendront prendre ces forces, pour les emmagasiner, à leur tour, dans leur sang et leur chair, destinés dans la suite à alimenter les carnivores. Les animaux, en fin de compte, on le voit, utilisent aussi l'énergie du soleil, et s'ils se distinguent des végétaux ce n'est que parce qu'ils s'emparent de cette énergie qu'après que le végétal, qui l'absorbe directement et en nature, l'a transformée à sa façon. Il faut même noter, avec Cl. Bernard, que les jeunes plantes, en vivant aux dépens des réserves de la graine, se comportent comme de véritables animaux. Voilà comment l'on est conduit à admettre que l'énergie, de même que la matière, ne peut être utilisée que si elle se présente à chaque être vivant sous une forme qui lui soit assimilable.

Nous venons de trouver, en dernier lieu, que la lumière et la chaleur solaires transformées se retrouvent dans les aliments organiques. Elles y constituent ce que nous avons nommé : l'énergie chimique potentielle. Cette nouvelle forme de l'énergie n'est pas plus définissable que l'énergie elle-même. Il est cependant possible d'en comprendre la signification. Choisissons d'abord un exemple aussi simple que possible. Si l'on met en présence du mercure et de l'oxygène à froid, ces deux corps restent isolés et ne se combinent pas l'un à l'autre, mais, en chauffant progressivement entre 300 et 600°, le mercure s'empare de l'oxygène. Au-dessus de ces températures, le composé se défait et l'oxygène se dégage. Raisonnons ce double phénomène. Le mercure, lorsqu'on le chauffe sans oxygène, c'est-à-dire dans le vide, se contente d'emmagasiner de la chaleur. Mais lorsqu'il peut s'oxyder à l'air, tout en s'échauffant, il dégage au contraire plus de chaleur qu'il n'en absorbe. Cela nous explique pourquoi il faut chauffer fortement le mercure oxydé pour le séparer de l'oxygène, et il en résulte que le mercure métallique ainsi désoxygéné par la chaleur n'est en·réalité que le mélange de sa propre matière et d'une certaine quantité de travail non réalisé, mais réalisable. C'est ainsi que le poids qu'on élève à une certaine hauteur absorbe de l'énergie qu'il restitue si l'on vient à le laisser retomber. Un gaz comprimé, un ressort bandé contiennent de même de l'énergie, qui redeviendra libre au moment de la détente du gaz ou du ressort. Ces exemples nous indiquent assez nettement ce que c'est que de l'énergie chimique potentielle ; mais il faut encore préciser davantage cette idée.

Si nous demandons à la physique qui, parmi les sciences, s'attache spécialement à l'étude de l'énergie, quelles sont les transformations connues de ce grand fait abstrait, elle nous répond qu'elle croit pouvoir distinguer huit forces de formes relativement différentes : la pesanteur, l'attraction, la chaleur, la lumière, l'électricité, le magnétisme, la cohésion et l'affinité. La dernière, entre toutes, nous intéresse ici spécialement. L'*affinité* n'est autre, en effet, que ce qui pousse les divers corps simples, avec plus ou moins d'intensité, à agir réciproquement les uns sur les autres. Nous avons bien affaire là à une forme d'énergie potentielle, cela se conçoit. L'affinité est en outre de l'énergie chimique, puisque les transformations sans nombre de la matière, que l'on étudie sous le nom de chimie, n'en sont, sans exception, que les conséquences. L'introduction de l'idée d'affinité va nous permettre de définir maintenant ce que l'on entend par *saturation*, et en fournissant des explications sur le sens de ce nouveau terme nous serons amenés à mieux comprendre la nature de l'énergie chimique potentielle telle qu'elle existe dans les aliments organiques complexes qu'ingèrent les animaux.

Nous nous souvenons que l'atome de carbone présente quatre pointes attractives. Lorsque l'on fixe à l'extrémité de chaque aiguille un atome monoatomique de chlore ou d'hydrogène, les quatre attractions sont satisfaites, et l'on dit que la molécule résultante est *saturée*. Elle le sera encore, si l'on garnit simultanément les pointes, deux par deux, avec un bâton, atome diatomique, d'oxygène. La molécule au contraire n'est pas saturée, s'il lui reste des aiguilles libres, c'est-à-dire tant que les quatre attractions ne sont pas satisfaites en même temps. Elle possède alors une certaine capacité attractive ou, ce qui revient au même, elle peut être saturée. Cette notion parfaitement claire de la saturation étant admise, comparons le carbone du diamant ou du graphite avec le même élément, tel que la chlorophylle le met à la disposition des plantes vertes, lorsqu'elles édifient leurs protéiques, leurs graisses ou leurs hydrocarbonés. Le premier nous rappelle le carbone de la molécule saturée, celui que l'on retrouve dans la *nature* dite *brute* ou *inerte*, dans l'acide carbonique par exemple. Par contre, on se figure très volontiers que le carbone, engagé dans la *matière organisée ou vivante*, est tout à fait comparable à celui de la molécule non saturée dont certaines attractions et affinités ne sont pas satisfaites. Nous ne pouvons guère songer à assimiler le carbone qui, sous l'action de la chlorophylle, se dégage de l'oxygène avec lequel il était si solidement uni dans l'acide carbonique de l'air, à celui qui, sous forme de diamant, se trouve être réfractaire à toute combinaison compatible avec la vie. Nous sommes autorisés, par ces simples considérations générales, à mettre en regard de la matière brute, inorganique, saturée, c'est-à-dire tombée dans l'inertie chimique, la matière élaborée par les êtres vivants, la matière organique, si puissamment chargée d'énergie, ainsi que nous le verrons. Il nous est maintenant enfin possible de compléter la définition de l'aliment tel que nous l'ingérons, qu'il soit albumine, graisse, ou fécule : et c'est à quoi nous voulions arriver. *L'aliment n'est autre que de la matière non saturée, qui renferme en elle beaucoup d'affinités non satisfaites, c'est-à-dire beaucoup d'énergie.* Il est par conséquent instable et cela nous explique la multiplicité et la complexité des mutations réciproques éprouvées par les différentes catégories de matières alimentaires. Il nous reste à voir comment, en satisfaisant leurs affinités chimiques, ces dernières vont mettre au jour l'énergie qu'elles tiennent cachée.

Des transformations que subit l'énergie potentielle dans l'organisme.

Voilà l'aliment chargé de l'énergie lumineuse ou calorifique que la plante a ravie au soleil, puis transformée en énergie chimique potentielle! Le voilà revêtu, en outre, d'une certaine instabilité, puisque, non saturé, il a, par conséquent, des affinités chimiques à satisfaire. Etant tel, dès qu'il pénètre dans l'organisme, il s'y transforme de suite. Nous savons à peu près comment. Le chapitre précédent nous a mis au courant de toutes les mutations intéressantes de la matière, telles que : passage des polysaccharides aux sucres, formation du glucose aux dépens des protéiques et peut-être des corps gras, origine hydrocarbonée des graisses…, etc… A propos de chaque mutation observée, nous avons, en même temps, établi sous forme d'équation la balance des résultats de la réaction chimique. C'est ainsi, pour prendre un exemple abstrait et général, que nous avons écrit :

$$\underbrace{(a+b+c+d)}_{M} + \underbrace{(e+f+g+h)}_{N} = \underbrace{(a+b+e+f)}_{O} + \underbrace{(c+d+g+h)}_{P}$$

$(a+b+c+d)$ et $(e+f+g+h)$ représentant des molécules de deux composés M et N capables de réagir l'un sur l'autre et de former deux nouveaux composés O et P, égaux, le premier à $(a+b+e+f)$ et le second à $(c+d+g+h)$. Cela ressemble fort à une équation algébrique, où le second membre est rigoureusement identique au premier. Il n'en est rien cependant. L'équation nous indique que la quantité de matière exactement déterminée par la balance est la même de part et d'autre, ou encore que les composés M et N en réagissant l'un sur l'autre forment ou deviennent d'autres composés O et P ; mais cela ne signifie pas qu'il faille donner au signe $=$ toute la valeur qu'on lui attribue généralement en algèbre. La preuve en est qu'une nouvelle équation, formée en intervertissant les deux membres de celle que nous avons écrite, serait absolument fausse. Les corps O et P, mis en présence, sont, en effet, incapables de s'attacher spontanément l'un à l'autre et de reformer d'eux-mêmes les composés primitifs M et N. En développant cette idée on voit que les affinités réciproques de M et de N ne sont pas égales à celles de O et de P, et que l'instabilité de la matière désignée dans notre équation à gauche du signe $=$, est plus grande que celle des composés figurés à droite. Plus simplement encore, on voit que O ou P s'acheminent de la matière vivante non saturée vers la matière inerte saturée. La suite du raisonnement s'impose d'elle-même. Pour que le second membre O + P soit rigoureusement identique, en tout, au premier M + N, il faut lui ajouter quelque chose. Ce quelque chose n'a pas de poids et n'est certes point de la matière. Ce ne peut être alors qu'une quantité dynamique. C'est de l'énergie, sous forme de chaleur, de lumière, d'électricité, de magnétisme, d'attraction, etc., peu importe, qui s'est dégagée pendant la réaction. Tout ceci se résume en quelques mots : *la matière en traversant l'organisme y abandonne invariablement une partie de son énergie.*

Lorsque l'énergie, par suite des transformations de la matière, se dégage de l'aliment ingéré ou des réserves nutritives constituées par l'organisme aux dépens de l'apport alimentaire, elle cesse d'être potentielle et devient de l'énergie cinétique. Elle passe du repos à l'activité, mais cela ne veut pas dire qu'elle devienne immédiatement sensible et utile pour nous. Longtemps encore, elle gardera une forme inaccessible à l'observation et ne la trahissant pas au dehors, et il en sera ainsi tant qu'elle restera ce que M. Chauveau appelle le *Travail physiologique*[1]. Des exemples seuls peuvent permettre de définir ce terme. Le travail physiologique, c'est le travail intérieur du muscle qui se contracte, mais non le travail mécanique extérieur résultant de cette contraction, c'est l'énergie mystérieuse consommée par la glande pendant qu'elle sécrète, par le nerf lorsqu'il fonctionne pour transmettre une excitation; c'est l'effort dépensé par la cellule qui se forme, s'organise, assimile pour vivre. C'est, en un mot, l'ensemble des formes essentiellement variables de l'énergie, intermédiaires entre le potentiel chimique de l'aliment et les manifestations sensibles et extérieures (travail, chaleur, etc.), de l'énergie libérée par l'organisme. On peut encore mieux préciser cette idée, en comparant, ainsi que les physiologistes aiment souvent à le faire, le muscle à un fil de caoutchouc. Si l'on tire sur le muscle contracté ou sur le fil élastique, l'un comme l'autre s'allongent. La traction venant à cesser, tous les deux reviennent à la forme et à la longueur qu'ils avaient avant l'étirement. L'esprit, simplement guidé

---

1. Chauveau, Du travail physiologique et de son équivalence (*Revue scientifique,* 1888).

par ce que l'on voit extérieurement, serait donc tenté de soutenir la comparaison. Mais, si l'on raisonne à fond, il devient facile de se rendre compte que l'analogie n'existe pas en réalité. L'élasticité, qui est la propriété caractéristique du caoutchouc et du muscle, diffère notablement dans les deux cas. Dans le caoutchouc, elle est inhérente à la matière et cette dernière la conserve presque indéfiniment sans la dépenser. Dans la fibre, l'élasticité ne subsiste, au contraire, que si les transformations incessantes de l'énergie chimique potentielle l'y entretiennent et la renouvellent à mesure qu'elle se libère sous une forme quelconque. D'après ce que nous savons, les tissus vivants sont traversés d'une façon continue par un courant de matière et par conséquent d'énergie, si bien que, même au repos, ils sont loin d'être absolument inactifs. Pour ne parler que d'un phénomène susceptible d'observation, c'est ainsi que le muscle reste toujours dans un état de contraction légère qu'on appelle *tonicité*. Lorsqu'on coupe le nerf moteur qui se rend à ce muscle, ce dernier perd cette tonicité, il est paralysé, devient flasque. Telle est la raison qui a conduit M. Chauveau à dire que *le muscle, bien que ne se contractant pas, travaille cependant physiologiquement*. Le mot « travaille » n'a pas alors, cela se conçoit, le sens qu'on lui donne généralement en mécanique ; il ne signifie pas qu'il y a déplacement d'une force et, par conséquent, du point où cette force est appliquée. Il désigne, alors même qu'elles seraient stériles et inaccessibles à l'observation, toutes les transformations de l'énergie localisées dans les tissus vivants et dont résultent la création et l'entretien de ce qui deviendra, par exemple, de la force musculaire. Le muscle travaille enfin par cela seul qu'il lutte toujours pour maintenir sa tonicité et que ses efforts de résistance sont entretenus par un courant d'énergie.

L'expression de M. Chauveau est donc utile à retenir, si elle tend à nous indiquer que l'énergie chimique potentielle revêt dans l'organisme une forme particulière, une forme vivante, peut-on dire. Mais elle doit être oubliée, si l'on veut lui donner une signification précise. Le travail physiologique est-il de l'électricité, de la chaleur, du magnétisme, de l'attraction ? La physiologie ne nous renseigne pas assez nettement à ce sujet, pour que nous songions à nous y arrêter. Il paraît du moins certain que, mise en circulation dans l'organisme, l'énergie, de même que la matière à laquelle elle est inhérente, doit varier continuellement.

Des formes sous lesquelles l'organisme libère l'énergie. Travail musculaire et chaleur animale.

L'énergie ne peut indéfiniment rester emprisonnée dans l'organisme. La vie est aussi incapable de l'anéantir que de la créer. De compagnie avec la matière, elle avance toujours, dans son mouvement perpétuel, en suivant le cycle fermé d'où elle ne peut s'écarter. Il faut alors s'attendre à ce que l'organisme la libère à un moment donné, et effectivement c'est ce qui arrive. L'observation la plus élémentaire nous apprend que l'animal crée, ainsi qu'on le dit à tort, une force nouvelle, la force musculaire, évaluable en kilogrammes, qui elle-même donne naissance à du travail mécanique que l'on peut mesurer en kilogrammètres. L'organisme dégage en outre constamment de la chaleur qu'il fabrique forcément d'une façon continue, puisque la température reste constante chez les animaux « à sang chaud », tels que la plupart des mammifères et des oiseaux. Inutile d'insister sur ce que la chaleur et le travail musculaire constituent les formes de dépense les plus importantes et les plus évidentes de l'énergie. Ces deux termes de *Travail musculaire* et *Chaleur animale* viennent presque toujours simultanément à l'esprit, si bien que l'on finit souvent, mais à tort, ainsi que nous allons le voir, par les confondre.

Depuis que Lavoisier, en effet, a songé à assimiler la respiration animale à une oxydation lente, c'est-à-dire à une combustion, il a paru séduisant de comparer les *machines animales* aux *machines à feu*. Ces dernières accomplissent leur énorme travail en utilisant la force élastique de la vapeur d'eau, l'eau recevant elle-même sa puissance du feu qui la chauffe ou, pour être plus exact, de la combustion du charbon de terre. Théoriquement, l'énergie dépensée par la machine à vapeur apparaît ainsi, au début, à l'état de chaleur, laquelle se change ensuite en travail, suivant un coefficient de transformation fixe. La chaleur nécessaire pour élever de 1 degré

1 kilogr. d'eau fournit un travail de 425 kilogrammètres. D'après cela, il semblerait rationnel de conclure, en ce qui concerne la machine animale, pour laquelle les combustions respiratoires sont également une source de chaleur, que là encore l'énergie commence par être de la « Chaleur » avant de devenir du « Travail ». Or, non seulement l'hypothèse ne se trouve pas vérifiée par les faits, mais elle est contraire à la théorie. M. A. Gautier[1] le démontre, en appliquant à l'organisme animal le théorème de Sadi Carnot, relatif à la transformation de la chaleur en travail. Carnot, ayant examiné avec soin le fonctionnement ordinaire des machines à feu, était arrivé à conclure qu'un corps ne peut servir à développer, d'une manière durable, de la puissance motrice, que s'il éprouve des alternatives d'échauffement et de refroidissement, ou, autrement dit, qu'une quantité de chaleur ne peut devenir une source de puissance motrice que si elle passe d'un corps à température élevée à un corps à température plus basse. L'eau, pour devenir force motrice, n'a-t-elle pas besoin, elle aussi, de changer de niveau ? Le fait se met en équation, et la formule de Carnot donne le travail en fonction de quelques coefficients fixes, puis de la quantité de chaleur considérée, et surtout du refroidissement de la machine, c'est-à-dire de la différence entre sa température avant et après le travail. Si, dans l'équation considérée, on admet que la température initiale est égale à 38°, température physiologique des muscles avant la contraction, et si l'on suppose que le tiers seulement de la chaleur intramusculaire se transforme en travail, on voit, d'après M. Gautier, par application de la loi de Sadi Carnot, que la température finale du muscle, après un travail quelconque, devrait être de 40° au-dessous de 0°. La chose est évidemment inadmissible. La température du muscle ayant travaillé serait encore de — 20° et de — 9°, en supposant que le quart et le cinquième seulement de la chaleur deviennent du travail. On ne saurait mieux démontrer que l'énergie chimique potentielle des ingesta fournit, d'une part, de la chaleur et, d'autre part, du travail musculaire, sans qu'elle passe obligatoirement par l'intermédiaire « Chaleur » avant de devenir du « Travail mécanique ». La

---

1. A. Gautier, *Chimie biologique*, 1897, p. 292.

chose n'est pas de nature à nous surprendre : dans la pile électrique, le potentiel chimique apparaît de suite sous forme d'électricité.

Il nous faut dorénavant séparer très nettement le travail musculaire de la chaleur animale. Ce sont deux formes différentes sous lesquelles l'animal dépense l'énergie chimique que lui apporte le monde extérieur, et l'une n'est nullement la conséquence de l'autre. La conception théorique, généralement adoptée par les mécaniciens, qui veut que le travail chimique initial fasse tout d'abord de la chaleur, a aujourd'hui complètement vécu. La calorification n'en constitue pas moins une des fonctions les plus importantes de l'organisme, mais on ne saurait non plus ne pas remarquer, avec M. Chauveau [1], qu'elle n'existe pas en tant que fonction absolument indépendante, et qu'elle est toujours liée au travail physiologique des tissus dont elle suit toujours exactement les variations. La chaleur, qui représente la majeure partie de l'énergie chimique libérée, se trouve par conséquent non pas au commencement, mais à la fin de toutes les transformations du potentiel introduit par l'alimentation chez l'animal ; ce dernier la disperse par le rayonnement et par la vaporisation de l'eau à la surface de la peau et des poumons, comme un véritable déchet résiduaire, comme un *excretum*, ainsi que disent les physiologistes, qui accompagne le travail mystérieux des tissus.

De l'utilisation des hydrocarbonés pendant la contraction musculaire. — Expériences de M. Chauveau.

Arrivé à ce point, et tous ces préliminaires une fois compris, il va nous être facile de pouvoir nous rendre compte du rôle physiologique du sucre du sang. Souvenons-nous que l'énergie chimique potentielle ne se libère qu'autant qu'il se produit une combinaison, une mutation de matière, c'est-à-dire une réaction chimique. Nous l'avons suffisamment démontré. Il ne nous reste plus maintenant qu'à rechercher quelles sont les réactions capables d'engendrer de l'énergie sensible et utile, puis sur quelles substances s'exercent ces réactions. N'existerait-il pas une relation entre le travail musculaire

---

1. Chauveau, La Vie et l'énergie, p. 6 (*Comptes rendus*, 1903, t. I, p. 851).

ou la chaleur animale et les réactions chimiques qui portent sur le glucose, le plus intéressant, à notre point de vue, de tous les principes physiologiques élaborés par l'organisme?

Considérons, par exemple, le muscle dont la propriété évidente est, en se contractant, de produire de l'énergie cinétique ou de mouvement, et d'engendrer, par cela même, de la force vive. Supposons que ce muscle soit analysé avant et après sa contraction, afin de connaître la nature et la quantité des substances produites ou détruites durant l'expérience. Supposons que l'on analyse aussi pendant le repos, et ensuite pendant le travail, le sang artériel dont le rôle est d'apporter à ce muscle les éléments ou mieux les aliments utiles, puis le sang veineux chargé d'emporter les déchets et le surplus des éléments inutilisés. Nous aurons alors en main toutes les données nécessaires pour résoudre le problème. Le programme de cette méthode directe, basée sur la comparaison de la composition du muscle au repos et en activité, est des plus simples. Son exécution n'en est pas moins fort délicate. Nous allons voir comment MM. Chauveau et Kaufmann ont su la mener à bien, lors de ces mémorables recherches dont les résultats furent communiqués à l'Académie des sciences en 1886 et en 1887.

Les expériences que comportait ce genre d'études n'étaient guère praticables sur tous les animaux. Le sujet devait offrir, à la portée de l'expérimentateur, un muscle suffisamment volumineux et assez facilement accessible pour que l'on pût, à plusieurs reprises, prélever de quoi en effectuer une analyse aussi complète que possible. Il fallait que ce muscle eût un symétrique très voisin et astreint à peu près aux mêmes mouvements que lui. Il devenait alors possible, puisque la composition des muscles symétriques est sensiblement la même, d'analyser l'un d'eux au repos, puis l'autre après contraction. Autre condition : le muscle devait être irrigué par des vaisseaux sanguins, artères et veines, assez larges pour recevoir les canules nécessaires à la récolte du sang. Il était utile, enfin, que le muscle entrât facilement en repos ou en activité, et cela au moment voulu. Ainsi que nous allons nous en rendre compte sur la figure 12, les muscles *masséter* (1) et *releveur de la lèvre supérieure* (2) réunissent, chez le cheval, les conditions requises. Ce fut sur eux que

M. Chauveau porta son attention. Le *releveur* de la lèvre supérieure, le plus petit des deux muscles considérés, pèse déjà de 18 à 25 grammes. Le *masséter*, beaucoup plus volumineux, est irrigué par l'une des branches de l'*artère maxillo-musculaire* (5) qui, issue de l'*artère carotide externe* (4), s'épuise complètement dans son sein. De la *carotide externe* part également l'*artère maxillaire externe* (6) que l'on voit se terminer dans le *releveur* de la lèvre supérieure. Le sang, après avoir traversé le *masséter*, ressort par la *veine maxillo-musculaire* (9) correspondant à l'artère (5) du même nom. Une veine (7) émerge également du *releveur* et correspond à l'*artère*

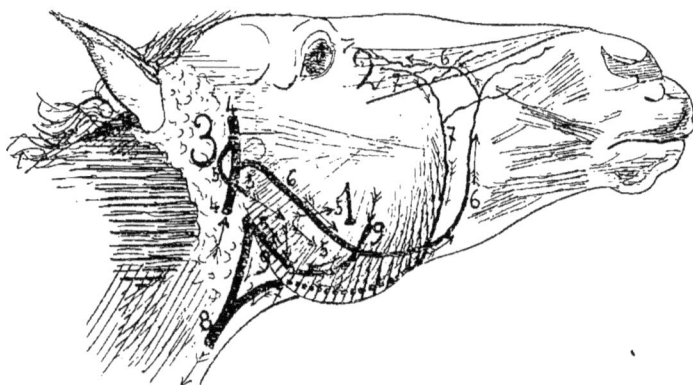

Fig. 12.

maxillaire externe. Puisque chacun des deux muscles considérés est pourvu d'une veine superficielle et en outre unique, il devient alors relativement facile de recueillir tout le sang veineux provenant du muscle et rien que ce sang musculaire à l'exclusion de tout autre. L'étude entreprise dans cette région de la tête du cheval présente un autre avantage : c'est, ainsi que le montre la figure 12, de permettre la comparaison entre ce qui se passe dans un muscle, le *masséter,* et dans la *glande parotide* (3), c'est-à-dire dans un organe dont le rôle physiologique est très différent de celui des fibres musculaires. La *parotide,* comme le *masséter,* recevant son sang de vaisseaux émanés de l'*artère carotide,* le muscle et la glande ont, par conséquent, une activité circulatoire équivalente. En recueillant le sang qui sort de la parotide par la *veine auriculo-parotidienne*, il devient aussi facile que pour le muscle de savoir quelles sont les substances qui, en traversant la glande, subissent des changements. Si l'on remarque enfin que le *masséter* est par excellence le muscle élévateur de la mâchoire inférieure, que seul il permet la mastication, que le *releveur* de la lèvre supérieure se contracte en même temps que lui pendant la préhension et la mastication des aliments, que les repas provoquent simultanément l'activité des glandes salivaires et de la parotide, on conçoit sans peine qu'il suffit d'offrir ou de retirer à l'animal son avoine pour que les muscles et la glande se mettent à fonctionner ou restent en repos.

Avec ces quelques notions d'anatomie, et sans entrer davantage dans le détail du manuel opératoire, il va nous être possible de suivre facilement MM. Chauveau et Kaufmann dans leurs recherches. Partis de ce fait, établi du reste par l'un d'eux : le sucre du sang se détruit dans les tissus, les physiologistes lyonnais songèrent, pour expliquer la disparition de ce dernier principe, à attribuer la production de la chaleur animale à une oxydation possible du glucose. La chaleur, forme sensible de l'énergie libérée par l'organisme, ne peut être, nous l'avons démontré d'une façon générale, que le résultat de réactions chimiques. Si donc il était possible de prouver que les tissus où se produisent les réactions chimiques les moins actives sont justement ceux où il se détruit le moins de sucre, et réciproquement, il devenait rationnel de prêter au glucose physiologique un rôle prépondérant dans le phénomène de la calorification animale. Voulant vérifier le fait, M. Chauveau s'adressa à deux tissus de nature et de fonctions fort différentes : la *glande parotide,* qui préside en partie à la sécrétion salivaire, et le muscle *masséter,* à l'activité duquel l'on doit presque uniquement l'acte de la mastication[1]. Nous savons pour quelles raisons il expérimenta sur ces deux organes. Alors que la parotide et le masséter étaient au repos, M. Chauveau analysa le sang pris simultanément, autant que possible, à son entrée ou à sa sortie du muscle et de la glande. Les dosages ne portaient uniquement que sur le glucose et sur les gaz des différents échan-

---

1. Chauveau et Kaufmann, *Comptes rendus,* 1886, t. II, p. 974.

tillons. Parmi ces gaz, deux surtout, l'oxygène et l'acide carbonique, devaient attirer l'attention. Le premier s'introduit sans cesse dans l'économie par les actes respiratoires et sa présence y provoque une série fort complexe d'actes chimiques dont un des termes est sûrement l'acide carbonique rejeté en abondance par les poumons. D'après les quantités d'oxygène absorbé et d'acide carbonique produit, on pouvait se rendre compte de l'intensité, plus ou moins grande, des réactions chimiques localisées dans l'organe en expérience.

Voici les résultats des analyses opérées par M. Chauveau dans ces conditions :

I. Pendant la transformation de 1 000 grammes de sang artériel en sang veineux durant l'état d'inactivité des deux organes, il disparaît :

	GLUCOSE.	MOYENNE DE
	Grammes.	
Dans les capillaires du muscle masséter. . .	0,125	6 expériences.
— de la glande parotide . .	0,022	13 —

II. Pendant la transformation de 100 volumes de sang artériel en sang veineux durant l'état d'inactivité des deux organes, il y a :

	OXYGÈNE absorbé.	ACIDE CARBONIQUE produit.	MOYENNE DE
	Volumes.	Volumes.	
Dans les capillaires du muscle masséter .	9,6	10,95	2 expériences.
— de la glande parotide.	3,13	1,36	2 —

Le muscle est, on le voit, celui des deux organes qui absorbe le plus d'oxygène et produit le plus d'acide carbonique. De plus, les réactions chimiques et la chaleur causée par ces réactions y sont plus actives que dans la glande. Or, c'est justement dans le muscle qu'il disparaît le plus de sucre. Le but poursuivi par ces analyses comparatives était atteint. *Il semble y avoir*, concluent MM. Chauveau et Kaufmann, *proportionnalité entre l'intensité des réactions chimiques qui se passent dans les tissus et la disparition du glucose dans le système capillaire du même tissu.*

Cette relation entre la consommation du glucose et l'intensité des phénomènes chimiques semble déjà fort nette lorsque la glande est inactive et le muscle au repos. Aussi était-il à prévoir que le sens général du phénomène devait s'accentuer lorsque les deux organes pas-

saient à l'état d'activité physiologique, c'est-à-dire venaient à exercer
leurs fonctions naturelles. Activité est, en effet, synonyme de surproduction d'énergie. Or, d'après ce que nous savons, ce surcroît
d'énergie dépensée, ou mieux libérée, ne peut provenir que d'une
recrudescence d'intensité des phénomènes chimiques, et, comme
l'intensité des réactions est fonction de la quantité de matière mise
en jeu, il était enfin permis de supposer que l'organe en activité con-
sommerait plus de glucose qu'au repos. La comparaison entre l'échantillon de sang pris à l'entrée et à la sortie du muscle et de la glande,
d'abord lorsque ces organes étaient à l'état de repos, puis ensuite
lorsqu'ils devenaient actifs, promettait d'être intéressante. Malgré
les difficultés de la méthode, M. Chauveau réussit, à force d'exercice
et de patience, à obtenir, dans des conditions de parfaite exactitude,
tous les faits dont il avait besoin. Il analysa comparativement les sangs
artériel et veineux du *masséter* et de la *parotide* au repos, puis dix
minutes après le début d'un repas d'avoine, c'est-à-dire lorsque
l'insalivation et la mastication étaient en pleine activité. Le cheval se
prête bien à ces expériences et ne perd pas un coup de dent pendant
l'extraction des humeurs. Mais les différences de composition des sangs
ainsi analysés n'étaient pas les seules données à déterminer. Pour se
représenter l'intensité des réactions chimiques dont les tissus étaient
le siège, il eût été imprudent, en effet, de se baser uniquement sur la
teneur des divers échantillons en glucose, oxygène et acide carbonique. Il y avait à rechercher un autre facteur tout aussi important
et de nature, à première vue, à influer sur les résultats. C'était le
débit des vaisseaux explorés. La quantité de sang qui, dans un temps
donné, traversait un organe changeait peut-être lorsque ce dernier
passait du repos à l'activité, et si l'on voulait comparer entre eux les
deux états, il fallait tenir exactement compte des différences sur-
venues dans l'activité circulatoire. M. Chauveau se renseigna à ce
sujet. Pour cela, il ouvrit une des veines émergentes et enregistra
les variations de son débit, durant un temps donné suivant l'état de
l'organe. Il trouva qu'au cours de l'insalivation et de la mastication
provoquées par le repas de l'animal, il passait dans les vaisseaux de
2,5 à 3 fois plus de sang que pendant l'état de repos. L'observation
permettait de rectifier les résultats bruts de l'analyse. Il suffisait

pour cela de multiplier par le coefficient uniforme 3, dit de l'irrigation sanguine, les quantités de glucose, d'oxygène et d'acide carbonique trouvées dans le sang des organes en activité. Le tableau suivant résume les résultats de M. Chauveau [1] :

Pendant la transformation de 1 000 grammes de sang artériel en sang veineux, il
disparaît :

	GLUCOSE.	MOYENNE DE
	Grammes.	

1° Dans les capillaires du muscle masséter :

| A l'état d'inactivité. . . . | 0,121 | } 3 expériences. |
| A l'état d'activité . . . . (0,136 × 3) = 0,408 | | |

2° Dans les capillaires de la glande parotide :

| A l'état d'inactivité. . . . | 0,007 | } 1 expérience. |
| A l'état d'activité. . . . . (0,003 × 3) = 0,009 | | |

Pendant la transformation de 100 volumes de sang artériel en sang veineux, il y a :

	OXYGÈNE absorbé.	ACIDE CARBONIQUE produit.	MOYENNE DE
	Volumes.	Volumes.	

1° Dans les capillaires du muscle masséter :

| A l'état d'inactivité. | 10,2 | 10,2 | } 3 expé- |
| A l'état d'activité . (13,53×3) = 40,59 | (9,65×3) = 28,95 | | riences. |

2° Dans les capillaires de la glande parotide :

| A l'état d'inactivité. | 2,1 | 3,9 | } 1 expé- |
| A l'état d'activité . (2,7 × 3) = 8,1 | (0,2 × 3) = 0,6 | | rience. |

Ces chiffres ont une signification bien nette. On voit qu'il existe
une relation étroite entre la somme de l'oxygène absorbé et de
l'acide carbonique produit, c'est-à-dire entre les résultantes principales des réactions chimiques des tissus, et la perte du sang en
glucose pendant la traversée des mêmes tissus. Prenons les résultats
concernant le masséter. Au repos, il absorbe et produit en tout
20,4 volumes de gaz, nombre qui, dans l'esprit, doit représenter
l'intensité des réactions chimiques dont il est le siège. Pendant l'é-
tat d'activité du même muscle, ce nombre devient : 40,59 + 28,95,
soit 69,54. Autrement dit, l'intensité des réactions est environ 3,5
fois plus grande pendant l'état d'activité que pendant le repos.
Or, dans ce dernier cas, il disparaît justement dans le muscle

---

1. Chauveau et Kaufmann, Comptes rendus, 1886, t. II, p. 1057.

3,5 fois moins de sucre que lorsqu'il y a mastication. En résumé, *dans les glandes, où les phénomènes chimiques sont moins importants et où il ne se libère par conséquent que peu d'énergie, le glucose n'est que très faiblement consommé. Dans le muscle, au contraire, qui produit une force vive souvent considérable, la dépense du glucose devient également considérable.*

Le glucose n'est du reste pas le seul hydrocarboné que le fonctionnement normal et naturel des muscles fasse disparaître. Le glycogène, que nous avons assimilé à la matière première d'où provient une partie du glucose de l'économie, diminue, lui aussi, sous l'influence du travail musculaire. Les travaux de Nasse[1], de Külz, de Wittisch, de Monari, de Weiss entre autres, analysés en partie au début de ce travail, nous ont déjà renseignés à ce sujet. Chandelon[2], après avoir observé que la section des nerfs d'un membre était suivie d'une notable augmentation du glycogène de ses muscles, était également arrivé à conclure que le même principe diminue indubitablement par le fait de l'activité musculaire. Manche[3], en 1888, reprit toutes ces expériences avec succès. Mais, comme les auteurs précédents, il opéra sur des animaux morts, ou sur des organes qui n'étaient plus irrigués par le sang, et chez lesquels il fallait provoquer artificiellement le travail par l'excitation électrique des nerfs moteurs. Peut-être les résultats étaient-ils différents dans les conditions de la vie elle-même ? Chauveau répondit à la question dans une nouvelle note[4]. Il analysa deux fragments musculaires enlevés, chez le même cheval, l'un au *masséter* gauche, en repos depuis longtemps, l'autre au *masséter* droit, après une demi-heure de mastication. Il trouva :

Dans 1 000 grammes de muscle au repos. . . .	$1^{gr},774$ de glycogène.	
— — mis en action .	1 ,396 —	
DIFFÉRENCE	$0^{gr},378$ de glycogène.	

Tenant compte de ses propres recherches et de tous les faits que nous venons de rappeler, M. Chauveau, sans attendre d'autres preu-

---

1. Nasse, *Pfluger's Arch.,* 1869, t. II.
2. Chandelon, *Pfluger's Arch.,* 1876.
3. Manche, *Zeitschrift f. Biol.,* 1888, t. XXV.
4. Chauveau et Kaufmann, *Comptes rendus,* 1886, t. II, p. 1153.

ves, n'hésita pas à édifier la théorie générale suivante du mode d'utilisation du glucose : « Le sucre du sang disparu dans les capillaires
en sort avec l'oxygène pour être transformé, plus ou moins directement, au sein des tissus, en eau et en acide carbonique. La production de la chaleur et du travail mécanique est étroitement liée, dans
l'économie animale, à la combustion de ce sucre. » Telle fut l'idée
qui ne cessa de guider M. Chauveau et son école dans leurs recherches
postérieures sur le travail musculaire et l'énergie que représente ce
travail. Lorsqu'elle fut énoncée pour la première fois, la thèse laissait
encore prise à la discussion et demandait de nouvelles preuves, mais,
ainsi que le dit M. Chauveau lui-même : « Dans les sciences expérimentales, les vues générales sont du plus grand secours pour l'inspiration et l'exécution de recherches nouvelles. Les résultats dépen-
dent en grande partie de l'idée instigatrice d'après laquelle les plans
d'étude sont établis à l'avance. » Celui que M. Chauveau s'était tracé
ne tarda pas à confirmer les faits que nous venons d'énoncer.

En 1887, les deux collaborateurs entreprirent, dans les laboratoires
de l'École vétérinaire de Lyon, de nouvelles recherches sur le rapport
existant entre les phénomènes chimiques dont un muscle est le siège
et le travail mécanique produit par le même muscle. Étant donné un
poids bien déterminé de tissu musculaire vivant, ils se proposèrent
de déterminer, dans diverses conditions physiologiques, normales et
régulières : 1° la quantité de sang qui le traverse dans un temps déterminé pour alimenter sa nutrition ; 2° l'oxygène qu'absorbe ce tissu
ainsi que l'acide carbonique excrété dans le même temps, autrement
dit, d'une part le poids du gaz qui, par sa présence constante, est à
même, dans les tissus, de provoquer des réactions chimiques, et,
d'autre part, celui du principal résidu gazeux de ces phénomènes chimiques ; 3° enfin la nature et le poids des substances susceptibles de
fournir le carbone contenu dans l'acide carbonique rejeté. Le releveur de la lèvre supérieure se prêtait très bien aux expériences nécessitées par ces déterminations. Les auteurs suivirent, pendant le repos
et le travail, les échanges gazeux du releveur, afin d'être fixés sur les
phénomènes chimiques dont ce muscle était le siège ; ils notèrent les
variations du débit sanguin ainsi que le poids du sucre disparu au
cours de la traversée des tissus et, cela, en comparant toujours l'état

de repos à l'état d'activité [1]. Le tableau suivant nous donne les résultats
moyens obtenus par M. Chauveau à la suite de quatre expériences. L'auteur les a généralement calculés pour 1 gramme de tissu et 1 minute
de temps. Afin de grossir les chiffres fractionnaires qu'il obtient ainsi,
il vaut mieux adopter comme unité de poids le kilogramme, l'heure
étant l'unité de temps :

		REPOS.	TRAVAIL.
		Grammes.	Grammes.
1 kilogr.	est traversé par .	9 440,0000	51 000,0000 de sang.
de muscle	prend au sang. .	0,4128	8,4474 d'oxygène.
pendant	cède au sang . .	0,4104	14,7462 d'acide carbonique.
une heure	puise dans le sang.	2,1864	8,4112 de glucose.

Tels sont les chiffres qui résument cette série de recherches. Ils représentent la moyenne de quatre expériences; mais devons-nous, pour
cela, les considérer comme des coefficients rigoureusement exacts
ou à peu près, et susceptibles de ne varier que dans des limites très
étroites, quel que soit le muscle considéré, ou l'état de ce muscle, ou
encore le genre de travail qu'il effectue? M. Chauveau a reconnu,
tout le premier, qu'il ne fallait pas se méprendre sur leur apparente
précision. Certains des chiffres ayant servi à établir ces moyennes
proviennent, en effet, de documents dont les expérimentateurs eux-
mêmes ne sont pas sûrs. L'animal, parfois, s'est montré difficile et si
méchant, que l'on a dû, à plusieurs reprises, suspendre les opérations. Parfois aussi, des accidents survenus dans la manipulation des
échantillons ont empêché d'utiliser, pour le dosage du sucre, le sang
artériel recueilli en même temps que le sang veineux. Les échantillons de sang artériel pris à nouveau n'étaient peut-être plus alors
comparables au sang veineux analysé précédemment. De telles expériences sont tellement hérissées de difficultés opératoires, que le physiologiste le plus habile et le mieux entraîné se trouve presque forcément arrêté en route. Une autre cause laisse aussi planer une certaine
incertitude sur l'absolue rigueur des chiffres obtenus : c'est la mobi-
lité, sans règle bien fixe, du coefficient de l'irrigation sanguine, sur
lequel repose uniquement la comparaison de l'état de travail et de l'état
de repos. M. Chauveau [2] a trouvé que, pendant la contraction, l'acti-

1. Chauveau et Kaufmann, *Comptes rendus*, 1887, t. I, p. 1126.
2. Chauveau et Kaufmann, *Comptes rendus*, 1887, t. I, p. 1352.

vité circulatoire varie chez les sujets différents avec le poids des muscles, même lorsque ceux-ci accomplissent un travail identique. Sensiblement égale chez les sujets différents, dont les muscles ont le même poids et exécutent le même travail, elle s'élève considérablement dans le muscle du poids le plus faible. L'on peut alors presque conclure, à ce sujet, que, dans l'accomplissement d'un même travail, l'irrigation sanguine tend à être inversement proportionnelle au poids du muscle qui exécute le travail. Les données précises manquent encore plus lorsque l'on veut déterminer, durant l'état de repos, le véritable coefficient moyen de l'irrigation sanguine. Il varie non seulement d'un sujet à un autre, mais encore sur le même sujet. De sorte qu'il devient impossible d'affirmer, ainsi que cela semblerait nettement ressortir du tableau précédent, que la circulation est près de cinq fois (4,6) moins active au repos que pendant le travail. Devant ces critiques, comment ne pas reconnaître qu'il est imprudent de croire à la fixité et au sens précis des nombres fournis par les expériences de M. Chauveau, même si l'on se borne à ne les appliquer seulement qu'au muscle *releveur* du cheval? Ce ne sont pas là des coefficients à retenir et dont la valeur soit immuable. La chose est bien entendue. Mais si, au lieu de ne voir dans ces expériences que les imperfections du détail, l'on s'emploie, comme M. Chauveau, à raisonner et à rapprocher les résultats, on se rend compte que tous les chiffres témoignent dans le même sens. Tous tendent à prouver que *le travail accroît fortement les échanges nutritifs et gazeux qui se passent dans l'intimité du tissu musculaire*. C'est ainsi que, pendant l'état d'inactivité, la consommation du glucose n'est que le quart de celle qui se fait dans le cas contraire. Le travail occasionne de même une absorption 20 fois plus grande d'oxygène et une production d'acide carbonique bien près d'être 36 fois plus élevée que celle que l'on observe au cours du repos. Cela résulte nettement de l'analyse des gaz du sang, car celle-ci suffit à mettre en évidence l'exagération des phénomènes chimiques accompagnant le travail musculaire. En interprétant autrement les faits, on peut encore conclure que le ou les principes sur lesquels portent les réactions chimiques qui libèrent du travail physiologique, transformable dans la suite en travail musculaire, sont éminemment combustibles. Il ne saurait en être autrement puisque, durant leur activité, les tissus demandent plus d'oxygène au sang et déchargent par contre une quantité beaucoup plus grande d'acide carbonique.

Le glucose disparaît, lui aussi, du sang en plus forte proportion pendant le travail : ne serait-ce donc pas lui le principe destiné à alimenter les combustions et par suite l'énergie propre des muscles ? S'il était possible de déduire des résultats numériques fournis par toutes ces expériences que l'oxygène emprunté au sang suffit pour oxyder totalement le glucose réellement consommé par les tissus et le transformer en eau et en acide carbonique ; s'il était en outre possible de contrôler qu'il y a égalité de poids entre l'acide carbonique résultant théoriquement de la combustion totale du sucre fourni par le sang et l'acide carbonique retrouvé par l'analyse dans le sang veineux, il s'ensuivrait que le glucose comburé pendant la contraction du muscle fournit très probablement à ces tissus et leur chaleur et surtout leur énergie mécanique. M. Chauveau a tenté ce rapprochement à la suite de ses expériences sur le masséter. Le tableau suivant résume ses calculs :

	REPOS.	TRAVAIL.
Volume de sang ayant traversé le masséter. . .	1 000^{cm3}	3 000^{cm3}
Glucose disparu du sang	0^{gr},115	0^{gr},388
Oxygène théoriquement nécessaire pour comburer complètement le glucose (a).	0 ,123	0 ,414
Oxygène réellement disparu (b) trouvé par l'analyse.	0 ,145	0 ,577
Oxygène en trop ($b-a$).	0 ,022	0 ,163
Sur 100 d'oxygène réellement disparu, il y en a de disponible après la combustion théorique et intégrale du glucose disparu.	15 p. 100	28 p. 100

On voit que, durant le travail, sur 100 d'oxygène emprunté au sang par le masséter, 72 de ce gaz suffisent pour oxyder complètement le glucose perdu par le sang en traversant le muscle. Il resterait par conséquent 28 d'oxygène que l'on ne pourrait combiner au sucre. L'écart n'étant pas négligeable, la remarque serait de nature à ébranler un peu la théorie, mais il ne faut pas oublier que le sucre prélevé dans le sang n'est pas le seul qui soit à la disposition des tissus. 1 kilogr. de masséter, avons-nous vu, perd au bout d'une demi-heure de mastication 0^{gr},378 de glycogène ; or, ce dernier principe, que l'on ne retrouve plus, est évidemment comburé lui aussi, soit avant, soit après sa transformation en glucose, peu importe du reste. Il devient alors très naturel de faire appel, pour oxyder ce glycogène, au reste d'oxygène disponible. Si donc, conclut M. Chauveau, on considère le chiffre de l'oxygène non absorbé par la combustion du glucose, on comprend qu'il faille majorer l'excédent observé durant le repos et abaisser au contraire celui de l'état d'activité. L'écart réel doit être, d'après cela, singulièrement inférieur à celui que donnent les résultats bruts. D'où cette conséquence que l'oxygène employé aux combustions organiques s'attaque surtout au carbone du glucose et cela aussi bien pendant l'état d'activité des organes que pendant l'état contraire, et que celles des combustions qui sont alimentées par des matières autres que le sucre physiologique du sang n'éprouvent, au moment du travail musculaire, qu'un très faible accroissement.

Renouvelons la même discussion avec les chiffres trouvés par Chauveau lors de ses expériences sur le muscle releveur de la lèvre supérieure, nous allons encore arriver à des conclusions fort intéressantes. Le tableau suivant expose les calculs utiles auxquels on peut se livrer :

	REPOS.	TRAVAIL.
	Grammes.	Grammes.
Glucose réellement prélevé par le muscle dans le sang	2,186	8,414
1° Oxygène théoriquement nécessaire pour comburer complètement le glucose	2,331	8,969
Oxygène réellement cédé au muscle par le sang artériel (A)	0,413	8,447
Oxygène réellement emporté sous forme d'acide carbonique par le sang veineux (B)	0,298	10,723
Différence entre l'oxygène pris et l'oxygène cédé par le muscle (A—B)	+0,115	— 2,276
2° Acide carbonique réellement emporté par le sang à la suite de son passage à travers le muscle.	0,410	14,746
Glucose réellement prélevé par le muscle dans le sang (C)	2,186	8,414
Glucose théoriquement comburé en supposant que tout l'acide carbonique fourni au sang par le muscle ne provient uniquement que d'une combustion de sucre (D).	0,279	9,051
Différence entre le glucose réellement pris au sang et le glucose théoriquement comburé (C—D). .	+1,907	— 0,637

Plusieurs conclusions fort importantes se dégagent de ces chiffres. On voit en premier lieu que, durant le repos, l'oxygène fourni au muscle n'est pas entièrement utilisé et qu'il n'y a pas combustion complète du glucose prélevé dans le sang. Cela tend à prouver que l'oxygène s'accumule alors dans les tissus, et comme il ne peut y demeurer inactif et à l'état libre, il doit forcément se combiner avec les matières azotées, grasses ou hydrocarbonées qu'il rencontre. L'action chimique se bornerait, dans ce cas, à préparer les principes organiques en vue de leur combustion facile, rapide et totale, au moment où commence le travail. Lorsque l'état d'inactivité cesse, l'oxygène fourni au muscle se transforme, en effet, entièrement en acide carbonique. Il ne suffit même plus à alimenter les combustions organiques, réduites à celle du carbone contenu dans l'acide carbonique total excrété. Il y a alors tout lieu de croire que l'oxygène emmagasiné, ainsi que nous le supposions, durant le repos, entre en jeu à ce moment. Autre constatation : le muscle, pendant le travail, combure plus de glucose qu'il n'en emprunte au sang, tandis qu'au repos, il fixe plus de sucre qu'il n'en dépense réellement. Pour expliquer ces faits, il faut admettre, on le pressent, que le sucre du sang se met en réserve dans les tissus, lorsque ceux-ci sont inactifs, autrement dit, qu'il se transforme en glycogène et que c'est aux dépens de ce glycogène accumulé que se produit le surcroît énorme de combustions occasionné subitement par le travail. Le calcul démontre du reste que les réserves de glycogène formées pendant le repos suffisent et peuvent fournir au muscle l'excédent de glucose qu'il consomme pendant son activité et qui, sans cela, lui ferait défaut.

Ces expériences sur le releveur, malgré leur extrême difficulté opératoire[1], n'en furent pas moins faites dans des conditions de simplicité, de précision et de normalité tout à fait spéciales. Aussi M. Chauveau semblait-il être en droit d'affirmer que non seulement le travail musculaire accroît les phénomènes chimiques des tissus, mais que le carbone contenu dans les gaz, résultant des échanges respiratoires du muscle en activité, semble ne provenir presque uni-

---

1. Pour le détail de la technique et de l'exécution de ces expériences, voir Chauveau, *Comptes rendus,* 1887, t. I, p. 1409.

quement que du glucose prélevé par ce muscle dans le sang. On pouvait exprimer ces faits autrement et conclure : *le sucre du sang et le glycogène sont les principes sur lesquels, après maintes transformations, portent les réactions chimiques qui libèrent l'énergie potentielle dépensée lors de la production de la force musculaire.*

Avant d'ériger ainsi en loi générale et absolue les résultats de ses premières expériences, M. Chauveau chercha à trouver de nouvelles relations entre le travail chimique et le travail physiologique du tissu musculaire. Cela pouvait lui permettre de suivre la transformation de ce travail chimique en travail réellement mécanique, tel que le fournit le muscle en activité. Le premier se transformait-il intégralement en l'autre ? Ou bien une partie du travail chimique était-elle destinée à revêtir des formes de l'énergie autres que le travail musculaire ? Chauveau et Kaufmann, pour y répondre, songèrent à supprimer complètement le travail mécanique tout en laissant subsister cependant les contractions qui l'engendrent [1]. Ils s'adressèrent toujours pour cela aux deux releveurs symétriques de la lèvre supérieure, placés, comme l'on sait, chez le cheval, de chaque côté du chanfrein. Ces deux muscles ont la propriété, pendant la préhension et la mastication des aliments, de se contracter « synergiquement », c'est-à-dire que, sous l'influence de la même excitation nerveuse centrale, ils entrent au même moment en tension puis en relâchement. Si donc l'on vient à couper le tendon par lequel l'un des releveurs se relie à la lèvre, ce muscle, ne faisant plus corps avec les tissus qu'il était chargé de faire mouvoir, se trouve dans l'impossibilité d'accomplir ce que les physiciens dénomment du travail mécanique. Il se contracte à vide, puisque l'utilisation mécanique de la contraction est supprimée, mais le travail physiologique intérieur des muscles n'en est pas moins respecté. D'après cela, en comparant, au moment du repas, l'activité de la circulation ainsi que les échanges nutritifs et gazeux du releveur avant, puis après la section de son tendon, il devait pouvoir être facile de se rendre compte de l'influence de la suppression du travail mécanique sur le travail chimique inté-

---

1. Chauveau et Kaufmann, *Comptes rendus,* 1887, t. I, p. 1763.

rieur, source du travail physiologique. Une série d'accidents obligèrent les expérimentateurs à ne pas remplir jusqu'au bout leur programme. Ils se crurent autorisés cependant à conclure que si l'activité de l'irrigation sanguine est plus marquée après qu'avant la section du tendon, la suppression du travail mécanique du muscle ne diminue par contre que très peu l'absorption de l'oxygène par le muscle, c'est-à-dire l'activité des phénomènes chimiques intramusculaires. On voit alors d'une manière plus générale : que le travail mécanique n'utilise qu'une faible partie du surcroît considérable d'énergie que l'organe dégage au moment de sa contraction, ou bien que, *dans le muscle, machine vivante, comme dans les machines à feu ordinaires, la majeure partie de l'énergie résultant des phénomènes chimiques intérieurs sert à mettre en tension l'appareil moteur*, c'est-à-dire à accomplir l'acte même du raccourcissement des fibres musculaires. Dans l'expérience de M. Chauveau, l'énergie chimique du muscle ne pouvait plus, par suite de la section du tendon, se transformer en travail mécanique. Forcément elle devait donc se manifester extérieurement sous une forme quelconque. En implantant des aiguilles thermo-électriques dans l'épaisseur des deux releveurs, M. Chauveau constata que le muscle du côté opéré était plus chaud que l'autre. La suppression du travail mécanique, dont s'accompagne généralement la contraction musculaire, rendait ainsi disponible une certaine quantité d'énergie apparue sous forme de chaleur libre. Mais y avait-il équivalence entre le travail supprimé et cette chaleur libre? Chauveau et Kaufmann se posèrent la question [1]. Nous savons que, dans le muscle contracté, la section du tendon ne change ni le débit du sang ni le travail chimique. La température, dans ce cas, est seulement plus forte que lorsqu'il travaille utilement. Pour déterminer l'équivalence calorique du travail, il suffisait par conséquent de comparer l'élévation de température que subissait le releveur, durant le repos de l'animal, avant, puis après la section de son tendon Comme il n'était guère facile de mesurer la quantité de chaleur exactement produite par le muscle, M. Chauveau songea à profiter de ce que la chaleur engendrée au sein des organes se déversait sûrement en

---

1. Chauveau et Kaufmann, *Comptes rendus*, 1887, t. II, p. 297.

grande partie dans le sang, où l'on avait plus de facilité pour la déterminer. Le poids du liquide sorti des tissus étant exactement connu, ainsi que le poids de ces tissus, il ne restait plus, en effet, qu'à enregistrer sa température afin d'identifier son échauffement à celui du muscle. Deux aiguilles thermo-électriques implantées bien symétriquement dans les deux releveurs donnèrent à ce sujet les renseignements nécessaires. En multipliant le poids du sang recueilli durant un temps donné, ainsi que le poids du muscle par les températures observées et par la chaleur spécifique du sang et des tissus, on calcule suivant les règles les quantités de chaleur répondant aux conditions dans lesquelles les températures avaient été prises. Le releveur, d'un poids de $22^{gr},5$ et d'une chaleur spécifique de 0,82, fut traversé en 10 minutes par $132^{gr},5$ de sang, dont la chaleur spécifique est de 0,90. La température du même muscle contracté se trouva être de 0,42 plus élevée que lorsqu'on occasionnait chez lui de la paralysie. La quantité de chaleur produite est par conséquent de :

$$(132,5 \times 0,90 \times 0,42) + (22,5 \times 0,82 \times 0,42) = 57,83.$$

Après section du tendon, la température du muscle augmenta de $0°,47$. La quantité de chaleur produite dans ce nouveau cas était donc de :

$$(132,5 \times 0,90 \times 0,47) + (22,5 \times 0,82 \times 0,47) = 64,72.$$

La différence entre ces deux valeurs $64,72 - 57,83$, soit 6,89, représente la quantité d'énergie utilisée sous forme de travail, c'est-à-dire que 10 p. 100 de l'énergie totale fournissent du travail, et 90 p. 100 de la chaleur. On peut également en déduire que le travail du muscle est représenté, en équivalence calorique, par un chiffre variant de 0,000 034 à 0,000 041. De l'avis même de M. Chauveau, par suite des erreurs et des pertes de chaleur inhérentes à la méthode, ces coefficients ne sont peut-être pas très exacts. Ils suffisent toujours cependant à nous fournir une nouvelle preuve de ce qu'*une grande quantité d'énergie entre en jeu lorsque le muscle fonctionne, mais que le travail réellement mécanique fourni par ce muscle n'en absorbe qu'une très minime quantité.*

Pour ne pas sortir des limites de notre programme, nous allons être obligés d'abandonner ici l'exposé, suivi par ordre chronologique, de cette série mémorable de recherches sur la contraction musculaire, poursuivies depuis 1885, presque sans relâche, par les laboratoires de l'École vétérinaire de Lyon et du Muséum. Mais toutes ne nous intéressent pas au même degré. Les travaux de M. Chauveau sur le travail musculaire peuvent se diviser en deux parties bien distinctes. La première, dont nous venons de commencer le développement et que nous ne perdrons plus de vue d'ici à la fin de ce chapitre, est uniquement consacrée à l'étude des sources chimiques de l'énergie musculaire. La nature de ces dernières ne peut nous être indifférente, si l'on comprend combien ce côté de la question est étroitement lié au problème d'alimentation qui nous occupe. Nous avons moins à apprendre de la seconde partie, où l'étude du muscle devient, au contraire, purement physique et mécanique. L'auteur y dissèque le mécanisme intime de la contraction musculaire, et tâche de pénétrer la nature même de ce travail physiologique qui consiste à créer subitement et à entretenir l'élasticité parfaite sans laquelle le muscle ne remplirait pas son but fonctionnel ; il y traite encore de la thermodynamique musculaire, c'est-à-dire des relations existant entre le travail physiologique des tissus et leur échauffement [1].

Puisque la nature du principe dépensé par le muscle lors de sa contraction nous intéresse avant tout, car elle seule peut nous guider dans le choix de l'aliment le plus propre à fournir de l'énergie aux tissus, revenons aux premières expériences de M. Chauveau ou plutôt aux faits d'ordre général qui semblent s'en dégager. Nous avons vu que les muscles, en activité, consomment plus d'oxygène et produisent plus d'acide carbonique qu'au repos. Cela laisserait alors à penser qu'il faut attribuer aux phénomènes d'oxydation le dégagement de l'énergie nécessaire à l'accomplissement de la contraction

1. L'étude physique et mécanique du muscle est exposée dans l'ouvrage classique de M. Chauveau : *Le Travail musculaire et l'énergie qu'il représente* (Paris, Asselin, 1891), et dans plusieurs communications du même auteur (*Compt. rend.* et *Ann. de Physiol.*), qui sont résumés par F. Laulanié dans son *Énergétique musculaire.* (*Encyclopédie Léauté.*) — Voir aussi : G. Weiss, « Le travail musculaire d'après les recherches de M. Chauveau » (*Revue gén. des sciences pures et appliquées,* 15 févr. 1903).

musculaire. La comparaison de la teneur en glucose du sang qui traverse un muscle pendant le repos et lors de sa contraction, ainsi que les dosages répétés du glycogène dans ce même muscle, nous conduisent en outre à conclure, en généralisant, que les hydrates de carbone doivent être utilisés pendant le travail. Tels sont les faits saillants qui résument cette série de recherches. Il va nous être facile de les ériger en lois générales et de les mettre à l'abri de toute discussion, en montrant que l'on peut exploiter à leur profit presque tous les travaux publiés sur le travail musculaire, soit par M. Chauveau ou son école, soit par les autres physiologistes.

Nature des réactions chimiques, sources de la force musculaire.

L'analyse des gaz pris ou rejetés dans le sang par le *masséter* ou le *releveur*, examinés au repos, puis lors de leur contraction, vient de nous laisser supposer que l'oxydation est la réaction chimique d'où résulte la force musculaire. Ce serait par combustion que se libérerait l'énergie chimique potentielle inhérente aux aliments physiologiques. Cela est parfaitement d'accord avec la théorie classique de Lavoisier qui fait du corps de l'animal un foyer dans lequel l'oxygène de l'air entretient le feu. Il est vrai que la physiologie moderne, et avec raison, s'est élevée contre cette comparaison par trop grossière et a restreint la part primitivement attribuée aux oxydations. Mais s'il est vrai que les réactions d'hydratation et de dédoublement, dont nous avons donné des exemples dans le chapitre précédent, peuvent, ainsi qu'on l'a établi[1], fournir des quantités considérables d'énergie, et s'il n'est plus permis aujourd'hui de prétendre que tous les phénomènes chimiques des liquides et tissus de l'organisme sont des combustions, il ne faut pas non plus abandonner systématiquement la vieille théorie de Lavoisier et perdre complètement de vue le sens général des réactions chimiques de la vie[2].

Or, ce sens général ne peut nous échapper, lorsque l'on veut bien

---

1. A. Gautier, *Chimie biologique,* 1897, p. 732-792.
2. Chauveau, *Comptes rendus,* 1896, t. I, p. 1303.

songer que la matière organique pénètre dans l'économie sous forme
de substance azotée, de graisse ou d'hydrocarbonés, et qu'elle en
ressort à l'état d'urée, d'eau et d'acide carbonique. Après ingestion
de sels alcalins à acides végétaux, malates, tartrates, etc., ne retrouve-
t-on pas dans les urines des carbonates alcalins? Les sulfites ne se
transforment-ils pas dans l'organisme en sulfates…, etc.? On n'obtiendrait pas d'autres termes résiduaires en oxydant ces corps dans
les appareils inertes du laboratoire. Peu importe alors à celui qui
néglige le détail pour n'envisager que les résultats brutaux, que
l'opération se fasse en réalité *in vivo* par degrés successifs, et soit
la résultante de phénomènes chimiques différents de la combustion
immédiate théorique. Depuis les recherches de Ludwig et Schmidt[1],
de Bunge et Schmiedeberg[2], d'Abelous et de Biarnès[3], et surtout
de Jacquet[4], le pouvoir oxydant de la cellule animale est un fait
indéniable. Pourquoi ne pas admettre alors que ce pouvoir oxydant
puisse avoir des effets? Il se passe certainement dans les tissus de
véritables combustions, et, ainsi qu'il est facile de s'en assurer, la
chose devient manifeste lorsque le muscle se contracte. L'expérience
suivante est à la portée de tout le monde. Si l'on plonge, dans une
masse musculaire quelconque d'un animal vivant, une aiguille de
fer bien décapée, on constate qu'elle conserve son poli et son bril-
lant, tant que le muscle reste au repos. Il est prouvé que, dans ces
conditions, les tissus manifestent des propriétés réductrices. Mais
dès que l'on provoque la contraction du muscle, l'aiguille se ternit
et se rouille aussitôt. Comment nier, après cela, que le travail est
incapable de produire des phénomènes d'oxydation? Car rien ne
laisse croire que cette action oxydante n'ait pas aussi bien prise
sur les matières nutritives apportées par le sang, que sur le fer
de l'aiguille. De plus, cela concorde absolument avec ce que nous
ont appris les modifications imprimées par le travail aux échanges

---

1. Ludwig et Schmidt, *Arbeiten a. d. Physiol.* Anstalt zu Leipzig, 1868.

2. Bunge et Schmiedeberg, *Arch. f. exper. Pathol. u. Pharmak.*, t. VI, 1876,
p. 233, et t. XIV, 1881, p. 288.

3. Abelous et Biarnès, *Soc. de Biol.*, 1890.

4. Jacquet, *Soc. de Biol*, 1892. p. 55.

respiratoires du masséter et du releveur et les résultats sont tout
aussi évidents lorsque l'on compare les échanges gazeux, non plus
d'un muscle isolé ainsi que l'ont fait C. Bernard, Sczelkow, Schoffer,
Frey et Gruber[1], puis M. Chauveau, mais de l'animal entier observé
au repos puis au travail. Nous jugeons inutile de présenter ici les
expériences faites, à ce sujet, par Prout, Scharling, Vierordt,
E. Smith, Valentin, Ludwig, Hirn, Hanriot et Richet, Pettenkofer et
Voit[2], Zuntz et Lehmann[3], et bien d'autres. On les cite avec suffisamment de détail dans les Physiologies les plus élémentaires. Leurs
conclusions seules nous intéressent. Elles ne varient guère, quelle
que soit la méthode employée, et peuvent se résumer ainsi, en ce
qui concerne les mammifères: *Un animal consomme d'autant plus
d'oxygène que le travail mécanique qu'il accomplit dans un temps
donné est plus grand.* La moindre dépense d'énergie sous forme de
travail musculaire réagit avec une sensibilité extrême sur l'absorption de l'oxygène. « Si l'on suit, dit von Noorden[4], les échanges
gazeux d'un homme, il est aisé de se rendre compte que de légers
mouvements, de simples changements de position des membres, des
contractions involontaires provoquées par des attitudes incommodes,
le simple fait d'ouvrir ou de fermer plusieurs fois les mains et même
des frissonnements à peine sensibles, tels que les provoque le refroidissement, suffisent pour augmenter la consommation d'oxygène. »
Il faut également constater, dans le même ordre d'idées, que les
tissus où se produit le plus d'énergie sensible, chaleur ou travail
musculaire, sont justement ceux qui se montrent aptes à absorber
le plus d'oxygène. On peut en faire la preuve. Plaçons séparément,
et sous des cloches remplies d'air, afin de pouvoir suivre leurs
échanges gazeux, des fragments de tissus différents (muscles, peau,
graisse, sang, os, rein, rate, etc.). L'observation la plus élémentaire
permet de constater qu'ils respirent tous, c'est-à-dire absorbent,

---

1. Cl. Bernard, *Leçons sur les propriétés des tissus vivants*, 1886. — M. von
Frey et M. Gruber, *Arch. f. Anat. u. Physiol.*, 1885, p. 519.

2. Voir le résumé dans : A. Gautier, *Chimie biologique*, 1897, p. 478.

3. Mallèvre, *Bull. du Ministère de l'agriculture*, 1892, p. 111-183.

4. C. von Noorden, *Pathologie des Stoffwechsels*, p. 105.

d'une part, l'oxygène de l'air et produisent, d'autre part, de l'acide carbonique. Si l'on veut comparer qualitativement et quantitativement les réactions observées dans chacune de ces enceintes closes, à celles qui se passent dans les mêmes tissus, alors qu'ils ne sont pas isolés du corps, il faut ne tenir aucun compte des résultats trouvés pour l'acide carbonique. D'après Tissot [1], la quantité totale de ce dernier gaz dégagé par les tissus dans ces conditions n'a, en effet, aucun rapport avec les phénomènes d'activité physiologique dont ces tissus sont le siège. Le muscle, tué par la chaleur et mort, produit encore de l'acide carbonique ; car il en contient une certaine quantité, préformée dans son intérieur, et qui s'y trouve pour ainsi dire en solution. Mais, par contre, la quantité d'oxygène absorbée est en relation étroite avec les phénomènes physiologiques du muscle, ce qui découle de ce que cette absorption et l'activité musculaire atteignent en même temps et parallèlement leur maximum et leur minimum. On peut alors accepter les chiffres obtenus par Quinquaud, lors de ses essais de classification des différents tissus au point de vue de leur puissance respective de consommation de l'oxygène.

				OXYGÈNE.
Les muscles	absorbent par kilogramme et par heure.		. . .	76^{cm3}
Le cœur	—	—	— . . .	70
Le foie et le rein	—	—	— . . .	33
Le poumon	—	—	— . . .	24
Les tissus adipeux	—	—	— . . .	20
Les os	—	—	— . . .	16
Le sang	—	—	— . . .	0,26

On voit qu'entre tous les tissus les muscles consomment le plus d'oxygène ; or, c'est justement à eux qu'est dévolu le rôle, non seulement de produire du travail, mais d'intervenir, pour la plus grande part, dans la production de la chaleur animale [2].

Les faits viennent tour à tour nous confirmer que ce sont bien les phénomènes d'oxydation qui libèrent l'énergie nécessaire à la production de la force musculaire. L'idée malgré cela a soulevé quel-

---

1. Tissot, *Comptes rendus*, 1895, t. I, p. 568 et 641.
2. Consulter : Arthus, *Élém. de physiol.*, p. 448 et 450.

ques objections. Hermann[1], après avoir fait le vide sous une cloche contenant un muscle isolé de grenouille, complètement exsangue, pour débarrasser tissus et enceinte de leur oxygène, est venu démontrer qu'il était possible, par excitation électrique du nerf, d'obtenir, pendant un certain temps, la contraction de ce muscle. Le travail musculaire s'effectue certainement, dans ce cas, sans qu'il se produise d'oxydations. Bunge[2] joint l'observation suivante à celle d'Hermann : bien que le tube digestif ne contienne pas d'oxygène libre et qu'il soit le siège de phénomènes de réduction très actifs, les vers intestinaux n'en continuent pas moins à s'y mouvoir d'une façon continue. On peut conserver en vie des ascarides du chat pendant quatre ou cinq jours, dans des tubes remplis d'une solution bouillie de 1 p. 100 de sel et de 0,1 p. 100 de carbonate de soude et renversés sur du mercure également bouilli. Les vers ne cessent durant ce temps de remuer et pourtant le milieu où ils se trouvent ne contient pas d'oxygène. C'est en se basant sur des faits analogues que certains physiologistes sont venus prétendre que l'on devait considérer les phénomènes de dédoublement comme la source essentielle de la force musculaire. Suivant eux, les oxydations, en augmentant durant la contraction, ne produiraient alors que le surcroît de chaleur occasionné par le travail. L'oxygène, en un mot, servirait en premier lieu à entretenir la chaleur. L'expérience ne démontre-t-elle pas que, dans l'espèce animale, chaque individu consomme d'autant plus d'oxygène que sa température normale est plus élevée ? Les parasites intestinaux destinés à vivre dans un milieu chaud, n'ayant par conséquent nullement besoin de produire eux-mêmes de la chaleur, se passeraient très bien d'oxygène. Ces objections n'impliquent nullement que les animaux supérieurs à sang chaud n'empruntent pas aux oxydations l'énergie qu'ils transforment en travail musculaire. Est-il seulement bien prouvé que les ascarides, par exemple, se passent entièrement d'oxygène ? Leurs besoins certainement n'en réclament que peu, mais, ce peu, ils le trouvent très probablement dans le sang des parois intestinales auxquelles ils sont accolés. La preuve en est qu'en présence

---

1. Consulter : R. Neumeister, *Physiol. Chem.* Jena, 1893, p. 14.
2. Bunge, *Zeitschr. f. physiol. Chem.*, t. VIII, 1883, p. 48.

d'oxygène, ils survivent dans l'eau de huit à dix jours, alors que dans l'eau bouillie ils meurent au bout de quatre ou cinq jours. On peut encore répondre à l'objection, en admettant avec Arthus[1] que les muscles, semblables en cela à la levure de bière, lorsqu'ils sont aérobies, empruntent leur énergie aux oxydations, tandis que, devenus anaérobies et l'oxygène dans ce cas leur faisant défaut, ils demandent cette énergie aux réactions de dédoublement. Bunge[2] s'est parfaitement rendu compte qu'il était imprudent de conclure ici, en ce qui concerne les animaux supérieurs, d'après ce qui se passe dans le muscle isolé de la grenouille ou chez les ascarides du tube intestinal. Admettant que les phénomènes chimiques producteurs de l'énergie dépensée sous forme de travail musculaire portent, ainsi que nous allons finir de le démontrer, sur les hydrocarbonés de l'économie, c'est-à-dire en partie sur le glucose, il arrive à établir que la quantité d'énergie libérée par le dédoublement du glucose dépensé est de beaucoup inférieure à celle que réclame l'exécution du travail réellement effectué. Voici les chiffres sur lesquels il base ses raisonnements :

	CALORIES.	TRAVAIL en kilogrammètres déduit du nombre de calories.
1 kilogr. de glucose complètement transformé par oxydation en eau et acide carbonique produit.	3 939	1 674 000
1 kilogr. de glucose complètement dédoublé en alcool et acide carbonique produit	372	158 000
1 kilogr. de glucose complètement dédoublé en acide butyrique, acide carbonique et eau, produit	414	176 000

L'expérience démontre qu'un homme de 75 kilogr. qui, en six heures, fait l'ascension d'une montagne de 2 000 mètres produit en chiffres ronds un travail de 180 000 kilogrammètres. Si ce travail ne provenait exclusivement que du dédoublement du glucose, il faudrait qu'il y ait eu destruction de plus de 1 000 grammes de sucre. La réserve hydrocarbonée de l'économie ne suffirait pas à la dépense et, de plus, il est impossible de retrouver trace dans les

1. Arthus, *Élém. de physiol.*, p. 417.
2. Bunge, *Chimie biol.*, traduc. franç., 1891, p. 351.

excreta urinaires ou respiratoires de produits résultant de ce dédoublement. On voit au contraire que le travail total effectué correspond à peu près à l'énergie mise en liberté par l'oxydation complète de 100 grammes de glucose, quantité qui, d'après ce que nous savons, est bien inférieure à la réserve hydrocarbonée du sang, du foie et des muscles. Il ne peut non plus y avoir dédoublement du glucose, puis oxydation ultérieure et transformation de ces produits de dédoublement en eau et acide carbonique, car il en résulterait un surcroît de dégagement de chaleur capable d'occasionner chez le sujet une élévation de température bien supérieure à celle que l'on observe réellement. D'après cela, la seule conclusion possible, c'est que si les phénomènes de dédoublement mettent parfois de la force vive en liberté, il n'en reste pas moins nettement établi qu'il faut considérer *les oxydations comme les seules réactions chimiques susceptibles de fournir la majeure partie de l'énergie nécessaire à la contraction musculaire.*

Alimentation hydrocarbonée du muscle pendant sa contraction.

Cette loi étant admise, il nous reste maintenant à rechercher quel est ou quels sont les principes dont la combustion est utilisée en vue de la production du travail musculaire. Les hydrocarbonés, avons-nous dit, semblent être les aliments immédiats des oxydations d'où dérive la force, et voici les arguments que nous avons déjà réunis en faveur de ce fait : Le glycogène du foie et des muscles, qui contiennent d'autant moins de ce principe qu'ils sont plus actifs, diminue et peut même disparaître sous l'influence seule du travail musculaire (nous l'avons démontré). On trouve toujours moins de glycogène dans le muscle au repos que dans le muscle symétrique en activité, et cela que la contraction se fasse naturellement et dans les conditions de la vie, ou qu'elle soit provoquée artificiellement et sur des tissus isolés du corps. Les expériences faites sur le masséter et le releveur nous démontrent de plus que le sang, lors de la traversée du muscle, perd plus de glucose pendant la contraction que pendant le repos.

Les deux mémoires de Chandelon[1] et les travaux de Morat et Dufour[2] confirment entièrement les conclusions de M. Chauveau à ce sujet. Chandelon constate que le glycogène finit par disparaître entièrement dans les muscles anémiés par la ligature de leurs vaisseaux et mis ainsi dans l'impossibilité absolue de recevoir du sang les matériaux nécessaires à la reconstitution de leurs réserves hydrocarbonées. C'est là une preuve certaine que le travail physiologique, chargé d'entretenir la tonicité du muscle, est déjà une cause très active de dépense du glycogène. Par contre, lorsque le muscle est placé dans l'état d'inertie par la section de son nerf moteur, sa circulation restant intacte, on voit augmenter sa provision de glycogène. Dans ces conditions, il cesse de la dépenser, tout en continuant à recevoir de quoi l'élaborer. Morat et Dufour arrivent de même par une tétanisation prolongée à faire perdre aux muscles de la cuisse d'un chien jusqu'à 80 p. 100 de leur glycogène. Ces auteurs opéraient sur les deux muscles cruraux symétriques, chez lesquels ils avaient déterminé simultanément de l'anémie par ligature de l'aorte et de la paralysie par section des nerfs. L'un des muscles était laissé inerte, et comme sa provision de glycogène demeurait forcément invariable, les causes de dépense et de renouvellement de ce glycogène étant supprimées, il servait de témoin. L'autre muscle était soumis à des excitations électriques que l'on continuait jusqu'à ce qu'il perdît toute sensibilité. En opérant dans les mêmes conditions, mais sans ligature de l'aorte, pour conserver aux tissus leur circulation, MM. Morat et Dufour trouvèrent que ces muscles consommaient en 1 minute 0^{gr},27 de glucose lorsqu'ils étaient au repos et 1^{gr},62 pendant leur contraction. Mais, d'après eux, la quantité de sucre que perd le sang en traversant le muscle est sujette à d'assez grandes variations. Leur dernière expérience à cet égard est très instructive. Elle montre que les muscles anémiés et fatigués, au point de devenir inexcitables, retiennent, si l'on vient à y rétablir la circulation sanguine, une quantité considérable de glucose bien supérieure à celle que la contraction aurait consommée dans les condi-

---

1. Chandelon, *Arch. f. Physiol.*, t. XIII, 1876 (2 mémoires).
2. Morat et Dufour, *Arch. de physiol.*, 1892.

tions ordinaires. Que faisait le muscle de ce glucose ? Conformément aux conclusions de MM. Chauveau et Kaufmann, il fut facile de se rendre compte que les tissus le mettaient à profit pour reconstituer leur provision de glycogène, plus ou moins entamée ou épuisée par la contraction.

En résumé, *le muscle en se contractant consomme d'une façon certaine du glucose et du glycogène*. M. Chauveau, nous l'avons vu, s'était en outre avancé à conclure que les échanges gazeux musculaires inhérents au travail concordent presque avec ceux que l'on obtiendrait en comburant dans la bombe calorimétrique le glucose et le glycogène disparus. Si le fait était vrai, on devait alors, par l'observation suivie du quotient respiratoire, pouvoir obtenir des données intéressantes sur la nature du principe utilisé par la contraction musculaire. Nous avons déjà défini ce qu'il faut entendre par « quotient respiratoire » et montré que sa détermination laisse parfois deviner la qualité du combustible consommé par les tissus. Et à ce propos, nous avons établi que, d'après l'équation théorique de la combustion d'un hydrate de carbone, le glucose par exemple, le quotient respiratoire de la réaction est égal à l'unité ; s'il s'agit de la combustion d'un corps gras, la tripalmitine, il devient inférieur à l'unité et prend une valeur voisine de 0,70. L'étude de l'influence que pouvait exercer le travail musculaire sur le quotient respiratoire s'imposait donc. On l'aborda, en 1896, au laboratoire de physiologie du Muséum, mais sur des sujets d'expérience non alimentés, contrairement à ce qui se faisait généralement.

L'abstinence constituait, en effet, la condition la plus favorable que l'on pût trouver pour observer utilement l'animal, lorsqu'il dépensait son énergie. Cinq ans auparavant, M. Chauveau en avait établi théoriquement la raison, dans son mémoire sur « *la vie et l'énergie chez l'animal* ». Lorsqu'on approfondit tant soit peu, disait l'auteur en substance, le mécanisme de la digestion, c'est-à-dire de l'apport alimentaire, on voit que son intervention n'est pas aussi nécessaire à l'accomplissement des transformations de l'énergie que la fonction respiratoire par exemple. Que l'oxygène manque, et tout mouvement énergétique cesse. L'interruption de la fonction digestive n'agit pas de même. Sans doute il faut se nourrir, mais l'apport de l'aliment n'en apparaît pas moins comme une nécessité que l'on peut plus ou moins ajourner. Entre les repas, ou pendant l'état de veille, on ne constate aucune modification essentielle de ces transformations continuelles de l'énergie, dont l'ensemble constitue le travail physiologique. Si donc ce dernier s'exécute régulièrement en dehors de la digestion et de l'assimilation des aliments, c'est que ces deux fonctions ne participent pas directement à la création des forces d'où dérive l'activité de l'animal. On dit généralement de ce dernier, lorsqu'il est en état d'inanition, qu'il vit sur sa propre substance. N'est-ce pas la même chose s'il est alimenté? Évidemment si! Quel est le but de la digestion et de l'assimilation? c'est uniquement de transformer les principes immédiats introduits dans l'économie en des matières nouvelles qui, tout en conservant parfois une composition chimique analogue, n'en prennent pas moins une constitution spéciale, sans laquelle ils ne pourraient être utilisés. Les protéiques des aliments, qu'ils proviennent des végétaux ou de la viande, se transforment toujours en sérine ou en globuline dans le sang de l'animal, en caséine dans la mamelle, en osséine dans l'os, etc. Les hydrates de carbone sont de même toujours à l'état de glycogène dans le foie ou les muscles, et de glucose dans le sang. Cela revient à dire que l'aliment ne devient, à proprement parler, un aliment physiologique, que lorsqu'il fait partie de la propre substance de l'animal, si bien que ce dernier, qu'il soit alimenté ou non, ne consomme toujours que sa propre substance. La conséquence naturelle de ces raisonnements, c'est que chez le sujet qui mange, digère, assimile, il se passe non seulement les mêmes transformations de l'énergie que lorsqu'il n'est pas alimenté, mais en outre celles qui sont provoquées par le travail physiologique de la digestion, de l'absorption et de l'assimilation. Ce surcroît de dépense énergétique, qu'il est impossible de déterminer et de distinguer de l'ensemble, ne peut que compliquer la question. Finalement, il faut considérer l'état de jeûne comme la condition dans laquelle les mutations de l'énergie se présentent avec les caractères de plus grande simplicité.

L'homme sur lequel M. Chauveau expérimenta en 1896[1] était à

---

1. Chauveau, *Comptes rendus*, 1896, t. I., p. 1163.

jeun depuis seize heures. Il ne pouvait par cela même consommer que l'énergie précédemment emmagasinée dans son organisme. Le travail qu'on lui fit exécuter consistait dans une succession de montées et de descentes de l'escalier principal du laboratoire, ininterrompues et accomplies toujours dans le même temps. On l'arrêta lorsque la fatigue ne lui permit plus de continuer son travail sans le ralentir. L'air expiré par le sujet fut recueilli, à six reprises différentes, au moyen de l'appareil imaginé à cet effet par MM. Chauveau et Tissot [1]. L'analyse fixa aux quotients respiratoires $\left(\dfrac{\text{acide carbonique produit}}{\text{oxygène absorbé}}\right)$ les valeurs suivantes :

QUOTIENTS
respiratoires.

1° Immédiatement avant le travail 0,75
2° Au début du travail, pendant les cinq premières minutes . . 0,84
3° Au début du travail, entre la dixième et la quinzième minute. 0,87
4° De quarante à cinquante minutes après le début du travail . 0,95
5° A la fin du travail, d'une durée de soixante-cinq minutes . . 0,84
6° Après une heure de repos 0,74

Avant d'interpréter, finissons de résumer complètement les expériences faites au Muséum dans le but d'étudier les variations des échanges gazeux inhérentes à la production du travail musculaire. Dans une nouvelle série de recherches, poursuivies avec la collaboration de M. Laulanié [2], M. Chauveau observa les conséquences de la contraction musculaire, exécutée non plus naturellement comme dans l'expérience précédente, mais sous l'influence d'excitations artificielles. Peu importait que le travail fût provoqué d'une façon ou d'une autre, la source où le tissu musculaire puisait son énergie devait toujours être la même. C'est sur le chien et le lapin que portèrent ces nouvelles expériences. Les animaux étaient observés tantôt en état d'abstinence, tantôt après un repas abondant, riche en hydrocarbonés, et, dans ce dernier cas, ils pouvaient emprunter de l'énergie non seulement à leurs réserves mais aux aliments qui venaient

1. Voir sa description dans : Laulanié, *Éléments de physiol.*, 1900, t. 1, p 365.
2. Chauveau et Laulanié, *Comptes rendus*, t. I, p. 1244.

d'être introduits dans la circulation et étaient en voie d'assimilation. On sollicitait l'activité des muscles 30 fois environ à la minute par des excitations électriques, provenant de deux électrodes, en forme d'aiguilles, placées aux deux extrémités du corps, de façon que chacun des chocs intéressât la totalité de l'appareil musculaire. Pendant l'expérience, l'animal enfin était placé dans une enceinte close, que traversait un courant d'air. Un appareil à écoulement réglait et enregistrait le débit de l'air dont les altérations, déterminées à la sortie, faisaient connaître la mesure des échanges respiratoires. La méthode d'exploration du chimisme respiratoire suivie au cours de cette série de recherches est décrite par son auteur, M. Laulanié, dans un mémoire spécial[1]. Le tableau suivant donne quelques-uns des quotients respiratoires déterminés, ainsi que nous venons de le dire, sur un petit épagneul, d'un poids moyen de 3 kilos, lorsqu'on le faisait travailler artificiellement dans diverses conditions d'abstinence ou après un repas copieux :

	ANIMAL A JEUN DEPUIS				ANIMAL ayant pris 3 heures avant un repas copieux de soupe au lait.
	24 heures.	48 heures.	3 jours.	4 jours.	
État de repos, immédiatement avant le travail	0,874	0,740	0,685	0,750	1,000
Après 1 heure de travail musculaire.	0,895	0,780	0,790	0,840	1,042
Après 2 heures —	0,900	0,866	0,808	»	1,008
Après 3 heures —	»	»	0,772	»	»
État de repos, 1 heure après la cessation du travail	0,770	0,730	0,681	0,687	1,032
État de repos, 2 heures après la cessation du travail	»	0,708	»	»	1,017

Les expériences faites en même temps par M. Chauveau sur le lapin à jeun ou soumis à son régime herbivore naturel sont éga-

---

1. Laulanié, *Arch. de physiol. expér.*, 1895 et *loc. cit.*, p. 359.

lement très démonstratives, aussi bien du reste que les recherches personnelles de M. Laulanié[1], que l'auteur résume lui-même ainsi :

ANIMAL et nombre des expériences.	OBSERVATIONS.	QUOTIENTS RESPIRATOIRES		
		Avant le travail.	Pendant le travail.	Après le travail.
Lapin (7 expériences).	Nourri à discrétion. . .	0,880	0,970	0,799
Chien (5 expériences) .	A jeun (l'inanition a duré de 1 à 7 jours) . . .	0,776	0,849	0,733
Chien (2 expériences).	Abondamment nourri à la soupe au lait. . .	1,016	1,027	1,033

Il est aisé de se rendre compte qu'au cours de chacune de ces expériences les chiffres, et par conséquent les phénomènes dont ils ne sont que la résultante, varient toujours dans le même sens. Si l'on prend comme point de départ les résultats de la période initiale de repos, on voit que, sous l'influence du travail musculaire, le quotient respiratoire augmente toujours dès la mise en activité du muscle et qu'il tend à se rapprocher peu à peu de l'unité. Le fait est aujourd'hui nettement acquis. Il a été constaté non seulement par Pettenkofer et Voit, Speck, Richet et Hanriot, mais par Zuntz et Lehmann[2], lors de leurs recherches sur le travail musculaire du cheval.

Cette marche des échanges respiratoires reste constante et identique dans tous les cas de travail musculaire, quels que soient l'espèce et l'état du sujet d'expérience, quels que soient le régime antérieur de ce dernier, l'intensité du travail et la manière dont ce travail est provoqué ; elle a donc une signification unique que l'on peut résumer ainsi : Le sens des variations du quotient respiratoire démontre tout d'abord qu'il n'est pas probable que la combustion des matières grasses puisse concourir directement à la dépense d'énergie occasionnée par le travail musculaire. Les quotients respiratoires des périodes initiales de repos ont, en effet, dans presque toutes les expériences, une valeur supérieure à 0,70, celle qui est justement atteinte au cours de la combustion théorique de la graisse. Si les corps gras étaient utilisés lors de la mise en activité du muscle, on

1. Laulanié, Arch. de physiol., juillet 1896.
2. Zuntz et Lehmann, Landw. Jahrbücher, 1889, t. III.

constaterait, contrairement à ce qui a lieu, un abaissement, notable dans certains cas, du rapport $\dfrac{\text{acide carbonique exhalé}}{\text{oxygène absorbé}}$. On ne peut également demander aux protéiques l'énergie immédiatement consommée par le travail. Le quotient respiratoire, tiré de l'équation par laquelle on résume la combustion théorique des albuminoïdes jusqu'au terme urée, est voisin de 0,80. C'est bien là un chiffre que nous retrouvons parmi les résultats consignés dans les tableaux précédents. Il serait, malgré cela, illogique de considérer le fait comme une preuve certaine et suffisante de l'utilisation de la matière azotée. Nous verrons bientôt, d'une façon très nette, que les albuminoïdes ne concourent que dans des cas très particuliers à la dépense d'énergie occasionnée par le travail physiologique du muscle en contraction. Les matières grasses et les matières azotées n'intervenant pas en la circonstance, il faut donc, de par la force des faits et du raisonnement, que les hydrocarbonés pourvoient, dans presque tous les cas, à cette dépense. La déduction est légitime. Elle concorde parfaitement avec toutes les observations qui constatent l'influence du travail musculaire sur la disparition du glucose et du glycogène. Elle cadre aussi avec ce que nous venons d'établir en dernier lieu, à savoir que la contraction est toujours accompagnée d'un accroissement du quotient respiratoire, lequel tend alors à prendre des valeurs voisines de l'unité. Il n'en serait pas autrement si le principe brûlé pour fournir l'énergie, source du travail, était un hydrate de carbone analogue au glucose. Cet accroissement du quotient respiratoire, il faut le reconnaître, est quelquefois nul ou insignifiant ; mais cela n'arrive que si l'observation du sujet est postérieure à un repas copieux, riche en principes ternaires, comme la soupe au lait. L'absorption digestive, dans ce cas, est en pleine activité et gorge pour ainsi dire l'organisme de matières sucrées immédiatement disponibles. Comment le travail pourrait-il alors accroître notablement le quotient respiratoire, puisque celui-ci, avant la mise en jeu du muscle, se trouve avoir déjà sa valeur maxima ?

Nous pourrions presque déjà conclure que la consommation des hydrates de carbone par le muscle est inhérente au travail si, après examen plus détaillé, les résultats des tableaux précédents ne donnaient pas encore à réfléchir. Nous avons vu et répété maintes fois que le quotient respiratoire s'élève au début du travail pour dépasser même parfois l'unité. Mais, on ne saurait le laisser ignorer, il ne garde jamais, pendant toute la durée du travail, la valeur élevée qu'il atteint souvent au début avec une grande rapidité. Si la contraction musculaire se prolonge durant deux heures, par exemple, le quotient respiratoire baisse et, lorsque le travail cesse, il continue encore à baisser, si bien qu'il peut descendre au-dessous du chiffre obtenu pendant le repos initial. Pourquoi le quotient respiratoire dépasse-t-il l'unité? Pourquoi est-il moins élevé à la fin qu'au début du travail? Nous avons déjà répondu à ces deux questions. Les expériences d'Hanriot nous ont déjà démontré que le quotient respiratoire ne peut s'élever au-dessus de l'unité que s'il y a formation de graisse aux dépens des hydrates de carbone. Nous voyons effectivement que l'on n'observe ici le fait que dans les expériences où le sujet vient de prendre un repas riche en hydrocarbonés, susceptible, par conséquent, d'apporter à l'organisme un surcroît de matières sucrées immédiatement utilisables. Nous avons vu également comment M. Chauveau explique la chute considérable du quotient respiratoire qui se manifeste à la fin du travail et durant la période de repos consécutive au travail. Il y voit l'indice d'une oxydation rudimentaire capable, suivant lui, nous le savons, de transformer la graisse en glycogène et de reconstituer ainsi la réserve hydrocarbonée au moment où l'organisme la brûle. Les variations du quotient respiratoire, au cours du travail, semblent donner raison à cette thèse. Lorsque le chien d'expérience est en pleine digestion de sa ration de soupe au lait, et qu'il se trouve en quelque sorte saturé d'hydrates de carbone, la prolongation et la cessation du travail n'ont que peu d'influence. Les deux derniers tableaux montrent nettement que la chute du quotient respiratoire est loin d'avoir alors l'importance que l'on constate toujours chez le même animal en état d'abstinence. C'est que, dans ce cas, l'absorption intestinale ne cesse d'introduire dans le torrent de la circulation des hydrocarbonés et par conséquent la force qui leur est inhérente. Le travail dépense bien cette force, mais l'énergie dont disposent les muscles abonde continuellement sous l'influence de la digestion. L'organisme a ce qu'il lui faut. Il n'a pas besoin d'élaborer aux dépens de ses graisses le glycogène qui, plus que tout autre principe, serait susceptible de lui fournir du potentiel. Chez l'animal à jeun, au contraire, les hydrates de carbone alimentaires faisant défaut, l'organisme fabrique du glycogène aux dépens de ses réserves graisseuses afin, en le brûlant, de satisfaire au surcroît de dépense d'énergie causé par le travail musculaire. M. Chauveau, à la suite de ses expériences sur la nature du potentiel consacré à l'exécution du travail musculaire, se croyait ainsi en droit d'affirmer « que ce potentiel est toujours un hydrate de carbone, soit celui qui est emprunté aux réserves de glycogène de l'organisme ; soit celui qui provient du glycogène nouvellement formé, par oxydation incomplète des réserves graisseuses ; soit enfin celui qui est fourni plus ou moins directement aux muscles par l'absorption digestive ». Si nous nous souvenons qu'il ne nous a pas été possible d'établir bien nettement que l'organisme est capable de transformer les graisses en glycogène ou en glucose, nous devons réduire un peu les conclusions de M. Chauveau, et les formuler ainsi : L'expérimentation établit : « *1° qu'il y a sûrement, au début du travail, consommation par le muscle des hydrates de carbone mis en réserve par l'organisme ou bien introduits en nature dans l'économie par l'absorption intestinale ; 2° mais que le muscle doit travailler aux dépens de principes autres que les hydrocarbonés, lorsque l'alimentation n'apporte plus ces hydrocarbonés en quantité suffisante ou lorsque les réserves sucrées de l'organisme lui-même sont par trop entamées.* »

Contribution des aliments hydrocarbonés dans l'apport de l'énergie dépensée par le travail musculaire.

Ce simple énoncé nous laisse deviner les conséquences pratiques qu'il nous sera possible de tirer de toutes ces expériences. Bien avant, du reste, que les résultats auxquels nous venons d'être scientifiquement conduits aient été érigés en loi absolue, l'homme et les animaux, simplement guidés par l'observation empirique ou par l'instinct, s'étaient rendu compte des bons effets de l'alimentation hydrocarbonée et de son influence sur le travail musculaire. Tout le monde sait que pour produire de grands travaux mécaniques l'homme utilise surtout le cheval, le bœuf, etc.; or, ces animaux sont tous herbivores, c'est-à-dire que leur ration se compose surtout d'hydrates de carbone. De même que les bêtes de somme ou de travail, une grande partie de la classe ouvrière des pays civilisés produit son travail sans manger de viande. Les populations rurales s'en abstiennent également, pour ne se nourrir qu'aux dépens d'aliments végétaux. Dans le même ordre d'idées, il existe des peuples entiers qui, avant même que la civilisation moderne ait pénétré chez eux, ne se nourrissaient exclusivement que d'aliments riches en hydrates de carbone et pauvres en albuminoïdes. Pour trouver dans leur ration usuelle la quantité d'azote que les physiologistes jugent indispensable, ils auraient été obligés d'absorber des quantités de substances alimentaires tellement considérables que la chose leur eût certainement été impossible. Pour disposer de 100 grammes seulement d'albuminoïdes, un Irlandais, par exemple, d'après les calculs de M. Cathelineau [1], devrait manger 5 kilogr. de pommes de terre, et un paysan japonais 1 400 grammes de riz, c'est-à-dire environ 3 400 grammes de riz cuit. « En fait, conclut cet auteur, ils n'en absorbent pas tant, personne ne l'a jamais soutenu, et pourtant il en est beaucoup qui ne prennent aucun autre aliment plus riche en azote. Le fait semble surtout bien établi pour les Japonais. Ils ont eux-mêmes étudié la question avec soin et les travaux de Botho Scheube, de Y. Mori et Kellner ne laissent pas de doute sur ce point. Depuis des siècles les générations successives de Japonais ont conservé ce régime alimentaire insuffisant eu égard à la théorie classique, et malgré cela ils sont restés de vigoureux et robustes travailleurs. » Faut-il en conclure qu'il existe une physiologie spéciale pour les Japonais et les Irlandais? Certes non, car ils ne sont pas seuls à demander aux hydrates de carbone la majeure partie de l'énergie dépensée sous forme de travail. Nous disions précédemment que les féculents tiennent une grande place dans l'alimentation de l'ouvrier. Ce sont là, sans doute, des aliments peu coûteux et que la nature ne cesse de produire en abondance; mais il paraît fort probable, sinon certain, qu'il en est ainsi également parce que la santé et les muscles

---

1. Cathelineau et Lebrasseur, *Des aliments,* Paris, Rueff, 1897, p. 137.

y trouvent leur compte. L'individu qui se porte bien, sans augmenter ni diminuer de poids, est justement, en effet, celui auquel ses aliments journaliers apportent l'énergie qu'il dépense. La teneur des aliments complexes en albuminoïdes, graisses et hydrocarbonés permet de se rendre compte facilement que l'homme, simplement guidé par l'instinct et soumis aux conditions ordinaires de la vie, ingère, en dehors de toute considération scientifique par conséquent, des quantités d'hydrates de carbone croissantes à mesure qu'augmente le travail à fournir. Empruntons à Rubner[1] le tableau suivant, où se trouve calculée l'énergie qu'apportent l'albumine, les graisses et les hydrates de carbone contenus dans la ration moyenne des vingt-quatre heures aux divers âges de la vie. La comparaison entre tous ces chiffres est très significative. Si l'on représente par 100 l'énergie totale[2] fournie en un jour par l'alimentation ordinaire et moyenne des sujets observés, l'organisme en trouve :

	Dans l'albumine.	Dans les graisses.	Dans les hydrocarbonés.
Chez le nourrisson	18,7	52,9	28,4
Chez l'enfant de 2 à 3 ans . . .	16,6	31,7	51,5
Chez l'adulte.	16,7	16,3	66,9
Chez le vieillard	17,4	21,8	60,7

On voit, sur ce tableau, que la proportion relative de consommation des hydrocarbonés croît lorsque l'on passe de l'alimentation du nouveau-né à celle de l'adulte, pour diminuer ensuite dans la ration du vieillard. La dépense de l'énergie, qui chez les bébés est presque nulle et atteint son maximum chez l'adulte, suit une marche absolument parallèle. Et à ce sujet il est intéressant de faire remarquer que, si le nourrisson ne produit pour ainsi dire pas de travaux mécaniques et ne trouve relativement que peu de sucre dans le lait de sa mère, il n'en est pas de même de tous les jeunes animaux. Certains, dès leur naissance, dépensent des quantités souvent consi-

---

1. Rubner, *Zeitsch. f. Biol.*, t XXI, 1885, p. 399.

2. Nous verrons, dans la suite, comment on calcule l'énergie apportée par les aliments.

dérables de force ; les jeunes veaux et les poulains marchent et
courent par exemple presque de suite ; aussi les laits de la vache et
de la jument sont-ils plus riches en matières ternaires que celui de la
femme. Le lait de la jument et de l'ânesse est particulièrement sucré.
Il est probable que l'on trouverait des différences analogues dans la
composition des œufs des divers oiseaux.

Citons encore, pour multiplier les preuves, le tableau suivant emprunté également à Rubner. Il est calculé d'après l'alimentation
moyenne de cinq catégories d'individus adultes appartenant à des
classes sociales de moins en moins élevées et fournissant par conséquent de plus en plus de travail. Si l'on représente toujours par 100
l'énergie totale apportée dans les vingt-quatre heures aux différents
sujets comparés, l'organisme en trouve :

Chez les :	Dans l'albumine.	Dans les graisses.	Dans les hydro-carbonés.
Jeunes médecins et intendants	19,2	29,8	51,0
Hommes de peine, menuisiers, ouvriers . .	16,7	16,3	66,9
Ouvriers fournissant un travail moyen plus considérable.	18,8	17,9	63,3
Mineurs, briquetiers, ouvriers de ferme . .	13,4	21,2	65,3
Bûcherons.	8,3	38,7	52,8

Telles sont les proportions relatives d'albumine, de graisses et
d'hydrates de carbone suffisantes pour entretenir en parfait état de
santé l'homme adulte soumis aux diverses conditions ordinaires de
la vie. La comparaison des exemples judicieusement choisis par
Rubner nous démontre de nouveau que les hydrocarbonés fournissent à l'homme la plus grande partie de l'énergie qu'il dépense.
Ils apportent par exemple au travailleur moyen 67 p. 100 du potentiel contenu dans sa ration par vingt-quatre heures. Mais ce n'est
pas là la seule conclusion intéressante du tableau précédent. Il nous
démontre en outre que la proportion relative d'énergie inhérente
aux matières albuminoïdes décroît lorsque l'on s'adresse aux classes
peu aisées. Les travailleurs les moins fortunés, on le sait, ne man-
gent que fort peu de viande, ce qui tendrait à prouver que, la contraction musculaire n'utilisant pas les protéiques, ils demandent aux
hydrates de carbone le surplus de force. Ils en ingèrent d'autant

plus que la dépense augmente. Cependant, lorsque ce travail dépasse
la moyenne, et qu'il devient aussi considérable que celui que fournissent les mineurs, les ouvriers de ferme et les bûcherons, les
hydrocarbonés ne suffisent plus ; s'il fallait que ce soient eux qui sub-
viennent presque seuls à la dépense anormale d'énergie demandée
à ces classes ouvrières spéciales, ils devraient être ingérés en proportions telle que le volume de la ration serait exagéré. Pour remédier à cette surcharge du tube digestif, le travailleur mange moins
de féculents, mais l'on voit par contre que la proportion des graisses
se relève dans sa ration au point de dépasser de beaucoup celle des
classes aisées. La théorie donne, en la circonstance, raison à l'instinct. Les corps gras apportent, à poids égal, bien plus d'énergie
que les autres aliments. Voilà donc deux faits qu'il nous faut examiner plus attentivement. Est-il vrai que le travail musculaire n'occasionne pas une oxydation supplémentaire de matières protéiques,
et qu'il utilise parfois les graisses ?

Alimentation azotée du muscle pendant sa contraction.

De nombreux auteurs sont venus soutenir que le travail musculaire
est fourni par la combustion des albuminoïdes. « Les muscles, dit
Liebig (1871), tirent leur énergie des matières azotées qui les composent ». La théorie était conforme à ce fait d'observation vulgaire
que celui qui mange beaucoup de viande est plus fort que celui dont
l'alimentation n'est pas carnée. Il ne paraissait pas non plus irrationnel, à première vue, de supposer que le muscle trouvait dans sa
propre substance (constituée presque en totalité, 96 p. 100, par des
matières albuminoïdes) ou dans l'albumine du sang l'énergie nécessaire au développement de la force musculaire. Pour Playfair, le
muscle lui-même s'usait pendant la contraction, et constituait ainsi
à la fois la machine et le combustible. Cette conception semblait
simple. Elle fut admise par Hammond, Schenk, Flint, Bleibtreu,
Pflüger et même tout récemment par Argutinski [1]. Nous allons voir
combien elle est inexacte. Bien avant que Liebig n'ait posé la question,

---

1. Argutinski, *Pflüger's Arch.*, 1890, p. 552.

le Dr J. R. Mayer, celui à qui l'on doit d'avoir le premier nettement établi l'équivalence du travail et de la chaleur, avait reconnu qu'il était impossible que le travail musculaire utilisât les matières azotées du muscle. D'après ses calculs, il faudrait, dans ces conditions, moins de 80 jours à un homme de 75 kilogr. pour brûler l'ensemble de ses muscles; le cœur, dont le travail est considérable, disparaîtrait de même en huit jours. Si l'on s'en tient au raisonnement, il est, en effet, aisé de se rendre compte qu'un adulte, produisant journellement en moyenne 300 000 kilogrammètres, devrait, de par la théorie de Liebig, brûler dans le même temps 160 grammes de muscle ou recevoir dans sa ration quotidienne la même dose d'albumine. L'homme ne se consume pas avec cette rapidité, et comme son alimentation ne comporte généralement pas une dose aussi élevée de protéiques, on voit que la matière azotée du muscle ou des aliments est insuffisante pour répondre au travail réellement produit.

Lorsque Liebig énonça sa théorie, les recherches faites de côté et d'autre sur les modifications chimiques éprouvées par le muscle au cours du travail ne lui donnaient ni tort ni raison. Ranke[1] avait trouvé la même proportion d'azote dans les muscles tétanisés et au repos. Une seule chose les différenciait : le muscle, après contraction, cédait à l'eau un peu plus d'albumine soluble que le muscle inactif. Le fait fut confirmé plus tard par Nawrocki[2] et par Danilewski[3]. D'après Sarokin[4], le travail provoquait également dans le muscle une légère augmentation de la *créatinine,* un produit basique voisin des alcaloïdes, qui prenait toujours naissance après dédoublement des albuminoïdes. Mais les différences constatées étaient faibles et dues peut-être aux difficultés du dosage. En tout cas, ces matériaux azotés de transformation ne s'accumulaient pas en quantité suffisante pour permettre de conclure que le travail se produisait aux dépens des protéiques du muscle. La question en était là, lorsque l'on songea à rechercher la preuve de la désassimilation possible des protéiques au

---

1. Ranke, *Tetanos, physiol. Studie,* Leipzig, 1865.
2. Nawrocki, *Med. Centralbl.,* 1865, n° 27.
3. Danilewski, *Med. Centralbl.,* 1874, n° 46.
4. Sarokin, *Arch. f. pathol. Anat.,* t. XXVIII, p. 544.

cours du travail, non plus dans les tissus eux-mêmes, mais bien dans l'urine. C'est là que l'on devait retrouver la totalité des déchets azotés que le rein éliminait du sang, au fur et à mesure de leur production. Les dosages comparatifs de l'azote urinaire d'un même sujet observé au repos, puis après exercice musculaire, permirent de résoudre la question. En 1865, Fick et Wislicenus, étant à jeun, firent par le sentier le plus raide l'ascension du Faulhorn, haute montagne des Alpes Bernoises (1 956 mètres au-dessus du lac de Brienz). Dans les 17 heures qui précédèrent l'ascension, ils ne prirent aucun aliment azoté et ne vécurent exclusivement que de biscuit marin, de lard, de sucre et d'amidon. Le thé sucré constituait leur unique boisson. Ils recueillirent successivement avec soin les urines émises dans la nuit avant l'ascension, puis au cours de l'ascension, pendant les 6 heures de repos qui suivirent, et enfin dans la nuit qu'ils passèrent sur la montagne après un repas riche en viande. L'analyse de ces divers échantillons [1] leur permit de constater que l'azote urinaire n'avait augmenté ni pendant ni après cet exercice musculaire considérable. Les calculs faits à ce sujet par ces deux physiologistes se trouvent consignés en détail dans presque toutes les physiologies : résumons-les [2]. Fick pesant 66 kilogr. et Wislicenus 76 kilogr., les deux ascensionnistes avaient accompli respectivement un travail de *129 096* et de **148 656** kilogrammètres. Ces chiffres ne tiennent compte que du travail musculaire servant à soulever le corps et négligent toutes les dépenses d'énergie inhérentes aux mouvements du cœur, à la respiration, au frottement des pieds contre le sol, etc. D'après l'azote de leurs urines, Fick et Wislicenus avaient détruit, au cours de l'ascension, le premier $20^{gr},62$ et le second $19^{gr},47$ de protéiques. Or, comme l'oxydation de 1 gramme d'albumine, c'est-à-dire la transformation de ce principe en eau, acide carbonique et urée, ne peut produire que 2 061,25 kilogrammètres, l'énergie maxima fournie aux alpinistes par leurs matières azotées se trouvait donc être pour le premier de *42 503* et pour le second de **40 133** kilogrammè-

---

1. Fick et Wislicenus, *Viertelj. d. Züricher naturf. Gesellsch.*, t. X, 1865, p. 317.

2. Pour le détail, consulter : A. Gautier, *Chim. biol.*, 1897, p. 289.

tres. En comparant ces chiffres à ceux du travail total fourni au cours de leur ascension, les deux expérimentateurs se rendirent compte que la dépense d'énergie était loin d'être couverte par la combustion des albuminoïdes. La force musculaire s'alimentait donc aux dépens des principes ternaires. L'expérience était démonstrative, mais les conditions dans lesquelles les deux ascensionnistes l'avaient entreprise ne comportaient pas une précision absolue. Pour lever le doute, de nombreux physiologistes tentèrent de résoudre définitivement la question en observant le phénomène au laboratoire. La méthode de Fick et Wislicenus était inattaquable. Ce fut par la détermination de l'azote urinaire et plus spécialement de l'urée, qui provient uniquement de la désassimilation des albuminoïdes et des corps azotés en général, que tous recherchèrent la part de l'énergie musculaire à attribuer à l'oxydation des corps quaternaires. Le chien sur lequel opéra Voit[1] recevait une ration de viande (1500 grammes) telle, qu'il excrétait au repos, dans ses urines, autant d'azote qu'il en recevait. L'urée des vingt-quatre heures oscillait alors entre 109 et 110 grammes. On fit ensuite travailler l'animal une heure par jour et durant 3 jours, sans modifier son régime alimentaire ; le dosage accusa de 104^{gr},4 à 117^{gr},2 d'urée. L'expérience fut renouvelée sur l'animal à jeun, et l'excrétion d'urée qui variait, au repos, entre 10^{gr},88 et 14^{gr},03, atteignit au maximum, pendant la période de travail, 16^{gr},6. Chez l'homme, le travail musculaire n'influait pas davantage sur la sécrétion azotée. Pettenkofer et Voit[2] s'en rendirent compte, tout en suivant, dans leur chambre respiratoire, les échanges gazeux d'un même sujet observé au repos, puis au travail. L'urée excrétée durant 24 heures était de :

	REPOS.	TRAVAIL.
	Grammes.	Grammes.
Pendant le jeûne	26,3	25,0
Avec une alimentation moyenne	37,2	37,2

Kellner[3] arriva plus tard aux mêmes conclusions, en analysant les

---

1. Voit, *Zeitsch. f. Biol.*, t. II, 1866, p. 339.
2. Pettenkofer et Voit, *Zeitsch. f. Biol.*, t. II, 1866, p. 488.
3. Kellner, *Landwirth. Jahrbücher*, t. VIII, 1879, p. 701 ; t. IX, 1880, p. 651.

urines d'un cheval attelé à un manège dynamométrique, et effectuant chaque jour un travail défini et assez exactement mesuré en kilogrammètres. Le tableau suivant nous donne les moyennes de trois périodes, de quinze jours chacune, pendant lesquelles le poids de l'animal était resté à peu près stationnaire.

POIDS du cheval en kilogrammes.	AZOTE de l'urine par 24 heures en grammes.	EXCÉDENT d'azote sur la 1ʳ période en grammes.	TRAVAIL quotidien en kilogrammètres.	EXCÉDENT du travail sur la 1ʳᵉ période en kilogrammètres.
1 . . .	534,1	99,0	»	475 000	»
2 . . .	529,5	109,3	10,3	950 000	475 000
3 . . .	522,5	116,8	17,8	1 425 000	950 000

Toutes les recherches entreprises depuis, au laboratoire de la Compagnie générale des Voitures, par M. Grandeau et ses collaborateurs, plaident dans le même sens, en ce qui concerne plus spécialement le cheval. En 1888, Burlakow[1] expérimenta sur lui-même et sur trois autres personnes, placées dans des conditions d'alimentation et de travail bien déterminées; il trouva que le travail musculaire modéré augmentait l'assimilation des aliments azotés de 5,2 p. 100 environ et que, s'il accentuait en même temps la désassimilation de l'azote, celle-ci n'augmentait guère que de 12,2 p. 100. Munk[2] et Hirschfeld[3] confirmèrent le fait, si bien qu'en 1896, Krummacher[4], après de nombreuses expériences, n'hésitait plus à conclure : 1° que, chez l'animal bien nourri, le travail mécanique détruit une légère quantité d'albumine organique, mais que l'augmentation de l'excrétion azotée n'est nullement proportionnée à l'intensité du travail, et qu'elle est d'autant plus faible que l'alimentation est plus riche en substances non azotées ; 2° que si l'on calcule l'énergie correspondant à la combustion du supplément d'albumine consommé les jours de travail, on constate qu'elle ne peut être considérée comme la source principale de travail musculaire.

1. Burlakow, *Wratsch*, 1888, nᵒˢ 3 et 4. — *Maly's Jahresb.*, t. XVIII, p. 280.

2. Munk, *Du Bois-Raym. Arch.*, 1890, p. 557.

3. Hirschfeld, *Virchow's Arch.*, 1890, p. 501.

4. Krummacher, *Pflüger's Arch.*, 1896, p. 454. — *Zeitsch. f. Biol.*, t. XXXIII, 1896.

Dans les conditions ordinaires de la vie, le combustible musculaire ne serait pas constitué par les matières albuminoïdes. M. Chauveau et ses élèves voulurent eux aussi apporter des arguments à l'appui de cette idée. En 1895, Kaufmann trouva[1] que le muscle, en activité physiologique, ne déversait pas plus d'urée dans le sang que celui qui était au repos. Dans les deux cas, les sangs artériel et veineux avaient la même teneur en urée. Le fait n'était pas favorable à l'opinion qui voulait que l'énergie musculaire fût directement empruntée aux albuminoïdes du muscle ou du sang. Mais toutes ces expériences n'ayant pas encore convaincu les derniers partisans de la théorie de Liebig, M. Chauveau entreprit de nouvelles recherches[2]. Pour démontrer que le travail musculaire n'empruntait nullement l'énergie dépensée aux principes quaternaires des humeurs et des tissus, il s'adressa, suivant sa méthode, à un animal maintenu en état d'inanition. L'abstinence devait écarter toutes les causes susceptibles de compliquer le phénomène. Le travail mécanique qu'on demanda à la chienne d'expérience, au bout de trois jours de jeûne, consistait dans la montée et la descente répétées d'un des escaliers du laboratoire. M. Chauveau estime à 6 000 kilogrammètres environ le travail inhérent à cet exercice, prolongé durant une heure. Si ce travail surexcitait l'oxydation des albuminoïdes, il devait, conséquence toute naturelle, accroître l'excrétion de l'azote urinaire. M. Chauveau ne se borna pas, comme on l'avait toujours fait avant lui, à ne faire qu'un dosage d'azote sur l'urine totale des vingt-quatre heures, car le travail ne provoquait peut-être qu'une augmentation faible et passagère de l'excrétion azotée, augmentation qui, en se noyant dans la quantité totale de l'azote rendu par jour, pouvait fort bien échapper à l'observation. Afin de rendre cette augmentation sensible, il fallait au contraire multiplier les analyses. Cela devait permettre de comparer les taux de l'azote oxydé qu'éliminait le rein durant des temps égaux et assez courts, toutes les deux heures par exemple, lorsque l'animal était au repos, puis au travail. Pour se procurer l'urine, à mesure que le rein l'excrétait, on ne pouvait compter sur les émissions natu-

---

1. Kaufmann, *Soc. de Biol.*, 2 mars 1895.
2. Chauveau et Contejean, *Comptes rendus*, 1896, t. I, p. 429.

relles de l'animal. Aussi ce dernier était-il sondé toutes les fois et aussi souvent que l'exigeaient les nécessités de l'expérience. On recueillait l'urine, en favorisant son expulsion par des pressions sur le ventre, puis on lavait la vessie avec un peu d'eau, afin d'en avoir tout le contenu et de déterminer tout l'azote excrété. La chienne s'y habitue très bien, paraît-il, et n'est nullement impressionnée par 6, 7 et même 12 sondages dans les 24 heures. On analysa les divers échantillons et il fut facile de se rendre compte que l'excrétion de l'azote urinaire ne variait ni au cours de l'exécution du travail ni après. Un jour même, cette excrétion fut notablement diminuée pendant la période d'activité du système musculaire. On ne pouvait démontrer p'us clairement que l'animal ne puise pas l'énergie nécessaire à la contraction de ses muscles dans les albuminoïdes de sa propre substance, incorporés aux tissus ou aux humeurs de l'économie. M. Chauveau ne s'en tint pas là. Il démontra ensuite qu'il ne l'empruntait pas davantage aux protéiques de ses aliments [1]. La chienne d'expérience fut nourrie avec de la viande crue dégraissée. Si le travail exécuté pendant la digestion de ce repas provenait du potentiel des albuminoïdes ainsi absorbés, l'excrétion de l'azote urinaire devait se modifier profondément et ne pouvait manquer de refléter fidèlement la marche du phénomène. Les expériences furent réglées de façon à faire intervenir le travail, tantôt deux ou trois heures après le repas, c'est-à-dire au début de l'assimilation des albuminoïdes de la ration, tantôt douze ou treize après, c'est-à-dire en pleine assimilation. L'animal exécutait le même travail que dans l'expérience précédente et était sondé toutes les deux heures. M. Chauveau, après avoir construit la courbe exacte de l'excrétion azotée, se rendit compte que le travail n'influait en rien sur la direction de cette courbe et que la contraction par conséquent n'exagérait pas la combustion des albuminoïdes alimentaires. L'expérience fut renouvelée, avec le même succès, en nourrissant l'animal avec de la gélatine. Puisque le travail musculaire n'emprunte pas plus aux albuminoïdes ingérés qu'aux albuminoïdes déjà incorporés, il n'est guère possible de nier *que les matières azotées ne sont nullement destinées à alimenter la dépense*

---

1. Chauveau et Contejean, *Comptes rendus*, t. 1, 1896, p. 594.

d'énergie occasionnée par le travail musculaire. La conclusion est cependant un peu radicale, car il y a certainement des cas où une désassimilation notable des albuminoïdes accompagne la contraction musculaire. L'urée augmente dès que l'alimentation est insuffisante et ne couvre pas la dépense d'énergie, lors par exemple de la production d'un travail excessif. Nous avons déjà vu que le chien de Voit, maintenu en état d'inanition, excrétait, par jour de travail, près de 2 grammes d'azote de plus qu'au repos. Kellner, en forçant considérablement, sans modifier sa ration, le travail de son cheval d'expérience, constata de même une forte élévation de l'excrétion azotée. L'urine contenait alors en plus 36 grammes environ d'azote, pour un excédent de travail de 1 616 000 kilogrammètres. Ces 36 grammes d'azote correspondent à environ 225 grammes d'albumine sèche capable de livrer une énergie égale en chiffres ronds à 264 000 kilogrammètres. Le cheval, en tout cas, n'avait pu, par conséquent, retirer de la combustion des albuminoïdes réellement oxydés tout le potentiel libéré pour produire l'excédent de travail constaté ; mais cela ne prouvait pas, qu'en la circonstance, les albuminoïdes ne lui avaient été d'aucun secours. S'il faut en croire Oddi [1], le dernier qui a étudié la question de près en se servant d'une chambre respiratoire, l'intervention des substances quaternaires a parfois son utilité. Cet auteur s'en est rendu compte en suivant les échanges gazeux de rats observés au repos, puis lorsqu'on les forçait à s'agiter. Il constata que, durant la période d'activité, l'acide carbonique était excrété en plus grande quantité, ce que nous savons déjà. Il confirma en outre les résultats obtenus par M. Chauveau, relatifs à l'élévation du quotient respiratoire dès le commencement du travail, puis à sa dépression presque subite lorsque l'on prolongeait un peu la période d'activité. La marche du phénomène, déclare Oddi, établit que les hydrocarbonés sont la source principale de l'énergie musculaire, mais non la source exclusive. Après de nouvelles recherches faites en collaboration avec Tarulli [2], le même auteur fut conduit à formuler les conclusions suivantes : « Le travail habituel ou

---

1. Oddi, *Arch. italiennes de Biol.*, t. XV, p. 388
2. Oddi et Tarulli, *Arch. italiennes de Biol.*, t. XIX, 1893.

normal n'altère pas sensiblement l'élimination de l'azote, et par conséquent n'augmente pas la consommation des substances azotées de l'organisme. Quand le travail, au contraire, est intense, au point d'épuiser la provision des hydrates de carbone emmagasinés dans l'organisme ou introduits en nature par l'alimentation, il produit une augmentation dans l'élimination de l'azote total, et par conséquent une consommation plus forte de matières azotées. » Les phénomènes chimiques qui président à la contraction musculaire doivent donc être compris ainsi : *Dans les conditions ordinaires, le muscle utilise les substances non azotées que lui apporte le sang, et réclame juste aux albuminoïdes ce qu'il lui faut pour réparer l'usure de ses tissus.* La consommation des principes quaternaires est alors insignifiante. *Dans les conditions anormales,* lorsque l'exercice se prolonge jusqu'à la fatigue ou lorsque l'alimentation devient insuffisante et que la matière première fait défaut à l'organisme, *le muscle venant à manquer de substances non azotées et ne pouvant plus en élaborer consomme alors des albuminoïdes et fournit des produits azotés de déchet.*

De l'utilisation des graisses pendant la contraction musculaire.

L'utilisation des protéiques est, pour ainsi dire, anormale et encore, lorsqu'elle se produit, est-elle toujours extrêmement faible. Le fait, on le voit, n'est pas de nature à modifier notre opinion première sur la participation directe et presque exclusive des hydrocarbonés dans la production du travail musculaire. Avant de l'affirmer à nouveau, il nous reste quelques mots à dire sur le rôle des graisses, en tant qu'élément susceptible d'être utilisé comme source d'énergie musculaire. Nous connaissons déjà en partie les idées de M. Chauveau à ce sujet. Une utilisation directe des corps gras impliquerait un abaissement notable du quotient respiratoire primitif pendant la mise en activité des muscles ; or, c'est justement le contraire que l'on observe même lorsque l'organisme est copieusement alimenté avec des graisses. M. Chauveau expérimenta sur un homme de 90 kilogr., auquel il fit monter et descendre, à une allure uniforme et réglée, l'es-

calier de son laboratoire. L'exercice correspondait à 60 000 kilogrammètres environ par demi-heure d'épreuve. L'air expiré était
recueilli de temps à autre, au moyen de l'appareil Chauveau-Tissot.
Lorsque l'observation commença, le sujet était à jeun depuis quinze
heures. Son quotient respiratoire[1], après trente minutes de travail,
passa de 0,706 à 0,812. Le sujet avala alors en plusieurs fois 105 gr.
de beurre, quantité plus que suffisante pour pourvoir à la dépense
d'énergie qu'on lui demandait. Lorsqu'on recommença le travail au
bout de deux heures et demie de repos, la graisse ingérée avait eu
le temps de pénétrer dans le sang et se trouvait ainsi à la disposition
des muscles, dans le cas où ils auraient pu l'utiliser directement
comme source de force. Le quotient respiratoire était avant l'exercice de 0,666. Il augmenta progressivement après de nouvelles montées et descentes, et atteignit 0,809. Ainsi, sous l'influence du travail
musculaire, le quotient respiratoire restait toujours à peu près le
même, que le sujet fût à jeun ou en pleine digestion d'un repas
exclusif de graisses. Il tendait de plus, dans les deux cas, à se
rapprocher du chiffre théorique de la combustion des hydrates de
carbone. A la suite de toutes les expériences que nous venons de résumer, M. Chauveau n'hésitait donc plus à conclure que, lorsque le
sang, sous l'effet de la digestion, se trouve saturé de principes gras,
il n'est pas plus fait emploi de ces aliments par le muscle en contraction que des réserves graisseuses qui sont déjà accumulées dans
l'organisme. M. Chauveau ne nie pas pour cela que les graisses ne
soient, en la circonstance, d'aucune utilité. Elles ne concourent pas,
dit-il, en nature, à la dépense, mais comme elles peuvent se transformer en hydrates de carbone et fournir ainsi à l'organisme le potentiel sous la forme qui lui convient le mieux, on conçoit sans
peine qu'elles interviennent indirectement, et que leur destination
immédiate n'est autre que d'entretenir une provision d'énergie pour
l'organisme. Il n'est guère possible d'admettre, sans réserves, semblable conclusion avant d'avoir pu démontrer nettement que l'organisme est capable de transformer la graisse en sucre. Or, aucune
expérience n'est suffisamment démonstrative à ce sujet. Nous avions

1. Chauveau, Tissot et de Variguy, *Comptes rendus*, t. I, 1896, p. 1169.

déjà combattu quelques-uns des arguments chers à M. Chauveau
L'étude des variations du quotient respiratoire pendant le travail
ne nous apporte pas de preuves plus convaincantes. Le quotient
croît, avons-nous constaté, au début de la contraction, pour s'abaisser ensuite. Tous les auteurs sont d'accord sur ce point, mais,
comme il demeure généralement supérieur à 0,70, chiffre théorique
de l'oxydation des graisses, il est tout aussi plausible d'admettre
qu'il y a combustion simultanée d'hydrocarbonés et de graisses, que
de conclure à la fixation de l'oxygène sur les graisses et à la transformation de ces dernières en glycogène ou en sucre. Chez le sujet
observé par M. Chauveau, alors qu'il se reposait, après l'accomplissement d'un travail musculaire et l'absorption d'une grande quantité
de beurre, le quotient respiratoire tombe, il est vrai, à 0,666, mais
cela ne prouve pas que l'oxygène ainsi consommé en excès soit uniquement retenu par les graisses et serve à transformer ces dernières
en matières sucrées. En voici la preuve. MM. Chauveau et Laulanié
ont trouvé, nous l'avons vu, chez leur chien d'expérience, après un
jeûne de trois jours, un quotient respiratoire presque aussi bas
(0,685, à l'état de repos) ; or, dans ce cas, il ne pouvait y avoir
eu transformation de la graisse en hydrate de carbone, puisque le
jeûne n'augmente pas le glucose du sang et qu'il épuise très certainement la réserve de glycogène. Peu importe, du reste, que les
corps gras se transforment avant d'être utilisés par la contraction
musculaire. L'expérience démontre qu'ils interviennent certainement et c'est là le point le plus intéressant de la discussion. Tout le
monde sait fort bien que la graisse s'accumule d'autant plus facilement dans les tissus que l'animal reste au repos. Ranke et Danilewski
ont toujours trouvé un excès de substances grasses dans les membres
que l'on obligeait à rester immobiles un certain temps. Par contre, la
tétanisation est toujours cause d'une diminution des mêmes principes
et, lorsqu'on la prolonge, par exemple, jusqu'à épuisement complet
tout en suspendant dans le muscle la circulation du sang, les tissus
sont tellement dégraissés qu'ils ne se colorent plus sous l'action de
l'acide osmique, réactif pourtant assez sensible. Bunge[1], enfin, a

1. Bunge, *Chim. biol.*, traduc. franç., 1891, p. 346.

pu mettre en évidence le rôle des graisses dans le travail musculaire, en continuant à faire travailler très activement des chiens à jeun, chez lesquels un travail préliminaire de quelques heures avait sûrement épuisé toute la provision de glycogène. L'augmentation de l'azote excrété par les urines dénotait qu'il ne fallait pas demander aux albuminoïdes détruits toute la force réellement dépensée. Puisque dans ce cas le glycogène faisait défaut, les graisses seules avaient pu fournir la majeure partie de l'énergie transformée en travail par les muscles.

Des matériaux de travail du muscle.

Tel est le rôle respectif que jouent les hydrocarbonés, les protéiques et les graisses au cours de la production du travail musculaire. Il nous reste maintenant à formuler une conclusion sur l'ensemble de toutes les expériences et recherches que nous venons de rapporter. Si l'on se demande avec laquelle de ces substances organiques le muscle peut alimenter les oxydations ou, d'une façon plus générale, les réactions chimiques qui se passent dans ses tissus et sont susceptibles de lui fournir du potentiel, on voit qu'elles peuvent être utilisées toutes les trois, mais que cependant les aliments ternaires, hydrates de carbone et graisses, sont tout particulièrement destinés à apporter la majeure partie de l'énergie dépensée par le muscle en travail. Lorsque l'organisme, à la suite des repas et principalement des repas riches en féculents ou en matières sucrées, se trouve gorgé d'hydrates de carbone, c'est même presque exclusivement aux dépens de ces derniers que le travail s'accomplit. Il en est également toujours ainsi, au début du travail, alors que la réserve sucrée de l'économie suffit très amplement à renouveler le potentiel dépensé. Mais, dès que la provision de glycogène est un peu entamée, ce qui, vu sa médiocre importance, arrive relativement assez vite et aussi bien au cours du travail normal que dans les cas particuliers de fatigue excessive ou d'alimentation insuffisante, les graisses ne tardent pas à intervenir et à être utilisées en même temps que les hydrocarbonés. Quant aux matières azotées, elles n'entrent en jeu et ne contribuent à alimenter la dépense qu'après que les

réserves ternaires, sucre ou graisses, ont été déjà fortement mises
à contribution et ne peuvent plus suffire. Dans ce dernier cas, le travail s'accomplit simultanément aux dépens des trois catégories de
substances organiques de l'économie. On voit d'après cela, en renouvelant la comparaison si souvent faite entre les machines animales et
à vapeur, que *dans les conditions ordinaires de travail et d'alimentation, ce sont les hydrates de carbone qui constituent le charbon,
normal et usuel, du moteur animé.* Ils suffisent d'autant plus facilement à entretenir les réactions chimiques, sources de l'énergie, que
les réserves graisseuses sont de nature à pouvoir presque aussi bien
servir de combustible et qu'elles sont là toujours prètes à remédier,
au moment voulu, à une disette partielle et passagère des hydrates de
carbone. Une autre conclusion non moins importante : c'est que les
pièces mêmes du moteur vivant, c'est-à-dire la matière albuminoïde
dont se compose en grande partie le muscle, ne servent à alimenter
les réactions d'où dérive le travail musculaire que dans des cas
exceptionnels et très rares. Elles s'usent évidemment comme dans
toutes les machines, mais leur usure est fort minime.

Formes d'utilisation des matériaux de travail du muscle.

Ainsi, les trois grandes catégories connues de substances organiques peuvent être utilisées dans la contraction musculaire. C'est à
peu près tout ce que l'on sait de précis ; quant aux procédés suivant
lesquels les protéiques, les graisses et les hydrocarbonés disparaissent pendant le travail, ils sont fort mal connus. Ces substances sont-
elles utilisées en nature ou subissent-elles auparavant des transformations ? En ce qui concerne les graisses et surtout les protéiques
dont l'intervention n'est qu'accidentelle, la question ne nous intéresse
qu'indirectement. Deux théories [1] sont en présence. Les uns admettent que ces principes sont transformés en sucre par le foie et que
le sucre ainsi produit est brûlé au niveau du muscle. Cette transmutation est actuellement bien démontrée pour les protéiques.
Peut-être se produit-elle aussi pour les graisses ? Beaucoup d'auteurs

1. Arthus, *loc. cit.*, p. 428.

la tiennent pour très probable; malgré cela aucun d'eux n'a encore
pu suffisamment démontrer la transformation des corps gras en
sucre dans l'organisme. Les autres prétendent au contraire que
protéiques et graisses sont utilisés sur place dans le muscle, sans
changer de forme, ou que, s'il se produit des transformations, celles-
ci doivent se faire dans les tissus eux-mêmes.

La question de la forme d'utilisation des hydrates de carbone dans
la contraction musculaire se rattache davantage à notre sujet. Nous
savons que le sucre est abondamment retenu par le muscle en activité et que le glycogène disparaît toujours plus ou moins des tissus
pendant le travail. Seegen[1] déclare que la combustion, source de
l'énergie musculaire, est alimentée par le sucre du sang et non par
le glycogène. L'auteur détermine sur le muscle quadriceps du chien
le glycogène disparu pendant la tétanisation, et mesure en même
temps, en kilogrammètres, le travail exécuté. Sous l'influence de la
contraction, le glycogène détruit dans les tissus est considérable.
Malgré cela, il n'y a aucun rapport entre son importance et celle du
travail réellement produit. Ainsi, un chien de 20 kilogr., auquel on
fait exécuter par excitation du quadriceps un travail fort modéré de
24,5 kilogrammètres, consomme d'après Seegen l'énorme quantité
de $1^{gr},6$ de glycogène. Si l'on évalue la musculature de ce chien à
8 kilogr. et son contenu en glycogène à 64 grammes, on voit que ces
64 grammes de réserve hydrocarbonée n'ont permis à l'animal que
d'effectuer un travail de 960 kilogrammètres. Or, le travail musculaire
que peut exécuter un chien de 20 kilogr. représente un grand nombre
de fois 960 kilogrammètres. Seegen en conclut que le glycogène ne
saurait être la source de l'énergie musculaire. Mais il faut remarquer
que les conditions dans lesquelles le chien consomme $1^{gr},6$ de glycogène en ne fournissant que $24^{kgm},5$ de travail sont fort différentes de
celles du travail normal et que les contractions volontaires doivent
s'exécuter sans qu'il y ait un pareil gaspillage de réserves sucrées.
Il ne faut pas non plus oublier que les 64 grammes de glycogène contenus dans l'ensemble des muscles du chien peuvent théoriquement
fournir, par leur combustion, une quantité d'énergie équivalente à

1. Seegen, *Arch. f. Physiol.*, 1895, p. 243.

108 800 kilogrammètres. Pour appuyer ses premières conclusions, Seegen[1] dose le glycogène dans des muscles normaux de chien. Il en trouve en moyenne de 0,4 à 0,5 p. 100, quantité absolument insuffisante, d'après lui, pour expliquer comment les animaux d'expérience, d'un poids de 26 et de 38 kilogr., sont capables de produire de 168 000 à 959 000 kilogrammètres. Les recherches de Seegen ne peuvent être très démonstratives, car il n'y est tenu aucun compte de ce que la provision de glycogène des muscles peut se reconstituer au fur et à mesure de sa disparition. On ne peut davantage invoquer, en faveur d'une consommation exclusive de glucose, que le muscle continue à se contracter fort longtemps après que sa réserve hydrocarbonée est épuisée, ce qui tendrait à prouver que le sucre du sang est seul consommé par la contraction. N'avons-nous pas vu que les graisses et quelquefois les protéiques entrent en jeu dès que la provision de glycogène est entamée ? La thèse adverse n'est pas, il est vrai, plus conforme à la réalité et l'on ne peut admettre que le muscle consomme uniquement du glycogène, le glucose ne servant qu'à reconstituer ce glycogène. Sans doute les expériences de Chandelon, de Morat et Dufour nous démontrent qu'à la suite du travail le muscle retient beaucoup de sucre et qu'on assiste alors au renouvellement de sa provision de glycogène, mais de ce que le glucose est la matière première du glycogène, il ne s'ensuit pas que les tissus, en se contractant, ne l'utilisent pas sous cette forme.

Toutes ces questions, on le voit, sont entourées d'une certaine obscurité et il ne s'en dégage aucune conclusion qui puisse nous être utile. Le mode de décomposition des hydrates de carbone dans les tissus et la nature des transformations qu'ils subissent durant leur combustion ne peuvent également rien nous apprendre qui soit d'un intérêt immédiat. Cl. Bernard[2] admettait que le sucre du sang subit la fermentation lactique. Suivant lui, l'acide lactique, brûlé dans les tissus par l'oxygène du sang, se transformait finalement en eau et en acide carbonique. L'hypothèse de la destruction du sucre par fermentation lui paraissait d'autant plus acceptable que, contrairement

1. Seegen, Arch. f. Physiol., 1896, p. 389.
2. Cl. Bernard, Leçons sur le diabète et la glycogénie expérimentale, 1877.

aux recherches plus récentes de Charrin et Brocard, il avait cru remarquer que le lévulose disparaissait moins vite du sang que le glucose. Or, le glucose était justement le sucre qui se trouvait être le plus sensible à l'action des ferments. Marcuse[1] et Berlinerblau[2] ont, depuis, essayé de démontrer qu'il y a une corrélation significative entre la disparition du glycogène et la production de l'acide lactique dans les muscles, mais il semble difficile d'en conclure que c'est bien du glycogène que provient l'excès d'acidité inhérent au travail. Monari[3] a pu, sans peine, établir la thèse contraire et il est actuellement bien démontré que l'acide lactique peut prendre naissance aux dépens de substances autres que le glycogène. Faut-il en conclure que les phénomènes de fermentation n'interviennent jamais au cours de la destruction du glucose par les organismes vivants? D'après de toutes récentes recherches, le sucre fermenterait dans les tissus animaux et végétaux absolument comme en présence de la levure. Stoklasa et Cerny ont constaté la présence dans les végétaux supérieurs d'une diastase alcoolique identique à celle que Buchner, Albert et d'autres sont arrivés à extraire de la levure. C'est sous l'action de ce ferment que les végétaux, lorsqu'ils vivent anaérobiquement, fabriquent de l'alcool aux dépens de leurs réserves hydrocarbonées. A la suite de très belles recherches, Mazé[4] a d'abord démontré que si l'alcool s'accumule dans les plantes lorsqu'il y a asphyxie, c'est que l'oxygène leur manque pour l'oxyder. Il faut donc le considérer non pas comme un déchet provoqué par la souffrance cellulaire, mais bien comme un produit normal, n'existant le plus souvent qu'à l'état de traces parce qu'il est brûlé aussitôt sa formation. Poursuivant ses recherches sur la production de l'alcool par les végétaux vivants, Mazé est ensuite arrivé à cette conclusion : que les réserves hydrocarbonées ou oléagineuses sont utilisées par la plantule à la suite d'une série de transformations qui aboutissent toutes à

---

1. Marcuse, *Pflüger's Arch.*, t. XXXIX, 1886, p. 425.

2. Berlinerblau, *Arch. f. exp. Pathol. u. Phar.*, t. XXIII, 1887, p. 333.

3. Monari, *Maly's Jahresb.*, t. XIX, 1889, p. 303.

4. Mazé, *Comptes rendus*, 1899, t. I, p. 1608. — *Ann. Inst. Pasteur*, 1902, p. 195, 346, 433.

un même composé : l'alcool, destiné à être de suite oxydé. La fermentation alcoolique serait un des modes d'utilisation des aliments ternaires par les végétaux supérieurs. Stoklasa et Cerny[1] viennent de démontrer tout dernièrement que le procédé est commun au règne végétal et au règne animal. En immergeant dans une solution aseptique de glucose à 5 p. 100 un fragment de cœur de chien recueilli aseptiquement et en conservant le mélange dans une atmosphère d'hydrogène, ils ont pu recueillir au bout de dix jours près de 2 grammes d'acide carbonique, et autant d'alcool. Le ferment alcoolique existe dans les muscles, les poumons, etc., d'où l'on est arrivé à l'extraire. Il est en somme, on le voit, engendré par tous les tissus vivants. Comment ne pas admettre alors que cette diastase de la chair, qui se trouve être identique à celle de la levure et des tissus végétaux, ne joue pas un rôle réel dans les phénomènes normaux de la vie animale ? MM. Stoklasa et Cerny bâtissent sur ces faits l'hypothèse suivante : dans les cellules soustraites à l'action de l'oxygène, les réserves hydrocarbonées sont transformées par le ferment alcoolique en acide carbonique et en alcool. Et effectivement, s'il faut en croire Béchamp, le foie contiendrait de l'alcool. Cet alcool doit être rapidement entraîné par le sang, puis ensuite brûlé lorsqu'il arrive avec ce dernier dans les régions cellulaires pénétrées par l'oxygène.

L'interprétation est sans doute un peu hardie. En attendant que sa valeur soit mieux mise en lumière, songeons plus simplement que, même hors de l'organisme, le glucose, aussi bien du reste que le saccharose, s'oxyde très facilement sous l'influence de l'ozone et des alcalins, avec formation exclusive d'acide carbonique et d'acide formique. Y a-t-il donc tant lieu de s'étonner qu'il disparaisse dans le muscle par oxydation directe et qu'en se transformant en eau et en acide carbonique il libère ainsi son énergie potentielle ?

---

1. Stoklasa et Cerny, *Centralbl. f. Physiol.*, février, 1903.

CHAPITRE V

Conséquences pratiques du rôle physiologique des hydro-carbonés de l'économie animale.

Arrivés à ce point de notre étude, il n'est pas inutile de résumer ce que nous venons d'apprendre sur la glycogénie animale. Un certain nombre de faits bien précis se dégagent d'un coup d'œil d'ensemble jeté sur la physiologie de cette grande fonction. Ceux-ci n'intéressent pas seulement la science pure, car ils comportent de nombreuses conséquences pratiques, fort importantes. Réunissons et condensons toutes celles de nos déductions qui peuvent présenter un intérêt général ; nous allons trouver, sans de grandes explications et d'une façon toute logique, de nombreux arguments susceptibles de plaider d'eux-mêmes en faveur de l'introduction des matières sucrées, et principalement du sucre de canne, dans le régime alimentaire de l'homme et des animaux.

Nous avons d'abord constaté que la matière sucrée revêt, dans l'économie animale, deux formes principales et presque exclusives : une *forme de dépôt*, c'est-à-dire de réserve fixe, le *glycogène,* puis une *forme soluble,* le *glucose,* constituant, au contraire, le terme ultime auquel aboutit toujours la provision hydrocarbonée en circulation dans l'organisme. La persistance continuelle et absolue, durant la vie de l'animal, de l'une au moins de ces substances, le glucose, nous a conduit à penser que les hydrates de carbone de l'économie devaient avoir une importance physiologique capitale.

Quelle que soit, en effet, leur origine, ils sont toujours destinés à disparaître et c'est là une preuve certaine que la cellule vivante les utilise. A quoi lui servent-ils? Il faut, en premier lieu, considérer le glucose et le glycogène comme une source et une provision d'énergie, source et provision d'autant plus précieuses que ces principes sont en contact avec les tissus et se trouvent ainsi continuellement à leur disposition. C'est pour que le potentiel inhérent aux hydrocarbonés physiologiques soit libéré, c'est pour rendre ce potentiel utilisable et satisfaire ainsi aux besoins énergétiques de l'organisme, que le glycogène se transforme en glucose et que le sucre du sang est dégradé par les diastases hydrolysantes et oxydantes en produits de plus en plus simples, jusqu'au moment où sa transformation en eau et en acide carbonique sera complète. Ces phénomènes s'exagèrent durant le travail musculaire. Le glycogène est alors fortement entamé et tend à disparaître des tissus, en même temps que le glucose est brûlé dans les capillaires en plus grande quantité. Avec les conditions d'existence de la vie normale, qui, au fur et à mesure des besoins, renouvellent suffisamment la provision de sucre en circulation dans le sang ainsi que les réserves de glycogène, l'énergie consacrée par les muscles à la production d'un travail de peu de durée a sa source principale et même exclusive dans la combustion des hydrocarbonés de l'organisme. Nous avons longuement énuméré à ce sujet toute cette série de recherches qu'un physiologiste résumait ainsi : « Pas de glucose, pas de travail intérieur dans les muscles, pas de production de chaleur, refroidissement et mort. Le glucose est l'aliment indispensable de la vie des muscles. » C'est sur la foi de ces mêmes expériences que M. Chauveau, poussant la thèse à l'extrême, affirmait que tous les aliments physiologiques ne sont utilisés par le muscle en activité qu'après avoir été transformés en glucose. Mais peu importe que l'expérimentation confirme plus ou moins complètement cette opinion, il n'en reste pas moins démontré que le muscle en contraction consomme avant tout des hydrocarbonés, et que si le travail est proportionné à la provision de sucre immédiatement disponible ou en réserve, c'est ce dernier seul qui fournit l'énergie dépensée par la contraction. La production de la force musculaire ne réclamant l'intervention des graisses et surtout des matières azotées qu'en tout dernier lieu, le *sucre physiologique constitue,* en définitive, le *charbon usuel et normal que le muscle consomme de préférence,* tant qu'il en trouve à sa disposition pour alimenter ses réactions intra-organiques, sources de travail et de chaleur. D'où cette conclusion d'un intérêt éminemment pratique, bien qu'elle concerne la nutrition intime de l'organisme : *Il faut que le muscle et d'une façon générale la machine vivante, à laquelle on demande de fournir du travail mécanique, soit le plus abondamment possible pourvue des matières sucrées qui lui sont propres.* On ne peut mieux préparer les organes en vue de l'exécution d'un travail long ou pénible, qu'en les imprégnant d'une abondante réserve de glycogène et en saturant autant que possible de glucose le liquide nutritif qui les baigne.

D'après ce que nous savons déjà, les hydrocarbonés, dans ce cas, suffiront presque exclusivement à la dépense d'énergie, épargnant ainsi les réserves graisseuses des muscles et à plus forte raison les albuminoïdes dont se composent les tissus. Nous avons une autre conclusion intéressante à tirer du dernier chapitre. Rappelons-nous les expériences de Chandelon, Morat et Dufour. Elles nous ont permis de constater que les membres tétanisés retiennent dans le sang une quantité considérable de sucre, et cela en vue de renouveler leur provision de glycogène épuisée par le travail précédent. Le fait mérite d'attirer l'attention, car il laisse espérer qu'en fournissant abondamment au muscle fatigué et épuisé de quoi se reconstituer une réserve hydrocarbonée, on peut, suivant l'expression commune, lui redonner rapidement de la force, et le mettre à même ou bien de continuer le travail ralenti, sinon interrompu, par excès de fatigue, ou bien, s'il y a arrêt, de se charger d'énergie pour plus tard.

Mais là ne se borne pas le rôle physiologique des hydrates de carbone de l'économie. Quelle que soit encore leur origine, ils peuvent également se transformer tout à la fois, d'un côté en corps gras emmagasinés par l'organisme dans les cellules de son tissu adipeux, et d'un autre côté en acide carbonique et en eau, déchets résiduaires inutilisables que le rein et les poumons se chargent d'excréter. Voilà du moins ce qui semble résulter non seulement des recherches de

Richet et Hanriot, de Bleibtreu[1] et de Pembrey[2], car leurs observations prises isolément ne seraient pas suffisamment démonstratives, mais surtout des nombreux cas d'engraissement bien étudiés, comme nous le verrons, où la graisse accumulée dans les tissus ne pouvait avoir qu'une origine hydrocarbonée. Le fait, comme il est facile de s'en rendre compte, comporte lui aussi une conséquence pratique et ne peut être ignoré de ceux qui veulent exagérer dans l'organisme la production normale de la graisse. Celle-ci a par elle-même une haute valeur économique. De plus, elle est susceptible de constituer une source abondante d'énergie. Lorsque les corps gras disparaissent en subissant, comme le glucose, une oxydation graduelle, ils mettent en liberté du potentiel, et cette force devenue dès lors disponible peut être aussi bien utilisée pour produire du travail musculaire. La réserve adipeuse est même encore plus précieuse que la réserve hydrocarbonée, puisque, à masse égale, la graisse apporte au moins moitié plus d'énergie que les autres catégories d'aliments.

Devant ces considérations, nous ne pouvons échapper à la déduction générale suivante : *Il faut faire en sorte que les hydrocarbonés physiologiques ne fassent jamais défaut aux animaux utilisés comme moteurs ou destinés à l'engraissement, c'est-à-dire que leur organisme soit en quelque sorte toujours saturé de matières sucrées.* Pour utiliser cette idée, voici le moment de nous souvenir que la fonction glycogénique assure à l'animal sa provision hydrocarbonée, et que cette fonction se trouve sous la dépendance immédiate de l'alimentation. Nous pouvons alors nous demander : que faut-il faire ingérer à l'animal pour provoquer, dans son économie, sans nuire naturellement à sa santé, la production la plus abondante possible de glycogène ou de glucose ?

Nous savons que, d'une façon générale, la cellule animale vivante joue un rôle fort important vis-à-vis des principes assimilables apportés par le sang, après qu'il s'en est chargé au niveau de l'intestin. D'une part, elle sait les accumuler. D'autre part, elle peut les trans-

---

1. Bleibtreu, *Arch. f. d. ges. Physiol.*, 1901, t. LXXXV, p. 345.
2. Pembrey, *Journ. of Physiol.*, 1901, t. XXVII, p. 406.

former en opérant les transmutations les plus diverses et les plus étonnantes. Cette chimie de la cellule, nous avons tenu à l'étudier en détail au cours d'un des chapitres précédents. Peut-être nous a-t-elle souvent paru bien obscure et mystérieuse, mais il nous a presque toujours été permis de constater que ses réactions tendaient, entre autres buts, à *fabriquer du sucre,* même si cette substance était absente de l'alimentation. Quelle que soit la qualité de la matière assimilable introduite dans l'économie, que l'animal ingère des protéiques sous forme de viande maigre et même des corps gras, si l'on se résout à adopter les conclusions de Seegen, de Chauveau et de Rumpf, la cellule, après avoir arrêté les matériaux au passage, sait réaliser à leurs dépens la synthèse du sucre du sang et du glycogène, si facilement transformable, comme l'on sait, en glucose. Et il devient alors logique de *considérer ce dernier sucre comme le terme ultime des différentes catégories d'aliments et de leurs transmutations réciproques dans la cellule vivante.* Pouvait-il en être autrement? Certes non, puisque nous avons été conduits, en tout dernier lieu, à reconnaître que cet hexose est une source indispensable d'énergie pour les tissus vivants? Ainsi se trouve résumé aussi simplement et exactement que possible ce qui touche au mécanisme de l'origine et du caractère de la fonction glycogénique. L'œuvre de Cl. Bernard nous en avait déjà laissé entrevoir les conséquences pratiques et toute la philosophie. Nous comprenons mieux maintenant comment la vie cellulaire se trouve soustraite à la variabilité incessante des conditions et de la qualité de l'alimentation et comment, en fin de compte, la nutrition intime conserve cette fixité relative sans laquelle elle manquerait son but.

Mais toutes ces notions du début, c'est-à-dire le fait de savoir que la formation des hydrocarbonés dans l'économie animale est une réaction nécessaire, nullement localisée et susceptible de s'effectuer aux dépens de n'importe quelle catégorie de substances, sont beaucoup trop générales et ne peuvent être d'une application pratique immédiate. Pour les compléter, il faut maintenant reporter notre attention non plus sur la possibilité qu'a toute cellule vivante de fabriquer du sucre, mais plus particulièrement sur la glycogénie hépatique. C'est elle qui pourra le mieux nous renseigner

sur la qualité du régime alimentaire susceptible, entre tous, de reconstituer ou d'entretenir le plus facilement, le plus rapidement et
surtout le plus abondamment possible dans l'organisme une provision de chaleur et d'énergie latentes, sous forme de matière sucrée
physiologique. La cellule hépatique, nous l'avons vu, est le type de ces
éléments à utilité générale qui, tout en vivant et assurant comme les
autres leur propre nutrition, ne travaillent pas toujours cependant
dans des vues personnelles et égoïstes et élaborent des substances
que l'association entière utilise. Par cela même, le foie constitue un
véritable laboratoire, préposé à la transmutation des diverses catégories d'aliments. Nous savons qu'il joue en outre le rôle de réservoir alimentaire, qu'il est en quelque sorte le grenier de réserve ou
mieux le garde-manger de l'organisme, et voici comment. Lorsque
le sang lui apporte un excédent de matériaux, ainsi que cela arrive
après les repas au cours de la digestion, il l'arrête, afin, comme nous
le savons, d'élaborer à ses dépens une matière sucrée unique, de
propriétés physiques et chimiques presque invariables et ne révélant
par aucun indice, apparent du moins, la source d'où elle dérive.
Cette matière sucrée étant, de par sa composition et sa nature
physique, un aliment de réserve, inassimilable sous sa propre forme,
le foie en toute logique la garde et l'emmagasine. Plus tard, et
c'est là un point intéressant, lorsqu'il s'en dessaisit et la rend directement utilisable, il ne le fait qu'en proportionnant son débit aux
besoins de l'organisme. Voilà pourquoi l'une de nos premières observations concernant le glycogène a été de constater justement que
sa proportion variait fréquemment dans les tissus et qu'elle semblait dépendre avant tout des dépenses dynamiques et calorifiques
de l'organisme. *Le travail musculaire fait disparaître en quelques
heures la plus grande partie du glycogène musculaire et la presque
totalité du glycogène hépatique. L'entretien de la chaleur animale
provoque de même la disparition des réserves glycogéniques,* ainsi
que Cavazzani a pu le démontrer tout récemment. Pour étudier
les rapports de la thermogénèse et de la glycogénie hépatique,
ce dernier empoisonna des chiens avec de l'acide prussique. Ayant
noté dans le foie les variations simultanées de la température et du
glycogène, il constata que le thermomètre montait tant que le glu-

cose formé augmentait. Dès qu'il n'y avait plus formation de sucre par la glande, il ne se produisait plus de chaleur. Autrement dit, la quantité de chaleur développée se montrait toujours proportionnelle à la quantité de glucose excrétée par le foic. Nous comprenons maintenant d'une façon très nette pourquoi l'exercice musculaire et le refroidissement augmentent les combustions intra-organiques et occasionnent forcément la surproduction par le foie du glucose nécessaire à l'alimentation de cette suractivité des réactions. Ces idées s'enchaînent fort bien.

Puisque la production du travail musculaire et l'accumulation de l'énergie, sous forme de réserves hydrocarbonées ou graisseuses, ainsi du reste que l'entretien continuel et obligatoire de la constante thermique, sont aussi intimement liés dans l'économie animale à la mise en circulation du glucose par le foie, on voit que l'on peut ne porter son attention que sur la glycogénie hépatique. En assurant au foie une large provision de réserve hydrocarbonée, nous serons sûrs, car cet organe est un régulateur parfait, qu'il fournira le sucre aux différents organes sans le gaspiller, c'est-à-dire en quantité d'autant plus grande, que ceux-ci fonctionneront plus activement.

Comment approvisionner ce grenier au mieux des intérêts de l'organisme ? Comment « recharger à refus » la cellule hépatique, que nous sommes autorisés à considérer comme un véritable accumulateur d'énergie ? Nous avons eu l'idée de chercher à opérer directement cette charge ; pour cela, nous avons injecté lentement dans le foie, par la veine porte, des solutions étendues de diverses substances reconnues auparavant assimilables, qualité sur la signification de laquelle les travaux de Cl. Bernard ont bien précisé nos idées, et appartenant à l'un des trois groupes fondamentaux des albumines, des graisses et des hydrates de carbone. L'expérience a été très démonstrative. Nous avons constaté que, dans ces conditions, les protéiques et les corps gras étaient arrêtés, puis accumulés et peut-être ensuite très probablement transformés, mais nous avons aussi acquis la certitude que la cellule hépatique était loin de jouer à leur égard un rôle d'arrêt et de transformation aussi net que vis-à-vis de certains hydrates de carbone. La circulation artificielle dans le foie d'une solution de l'un des quatre hexoses directement utilisables a toujours, en effet, provoqué sous nos yeux une charge glycogénique presque immédiate de la glande. Cela signifiait que, lorsque cet organe reçoit beaucoup de sucre en nature, une partie tout au moins de cet excédent alimentaire s'y arrête et s'y accumule sous la forme réglementaire, peut-on dire, des réserves hydrocarbonées de l'économie animale.

Rôle des hydrocarbonés alimentaires. — Le besoin d'albumine.

Il nous est possible de résumer maintenant, en une conclusion générale, les notions que nous avons acquises au cours des chapitres précédents et que, dans ces dernières pages, nous avons essayé d'enchaîner aussi logiquement que possible. Voici la théorie que les observations et expérimentations scientifiques nous autorisent à admettre. Nous savons, d'une part, que les capillaires de l'intestin sont des voies ouvertes à la pénétration de toutes les substances solubles et que, dans ces conditions, l'on ne peut douter de l'absorption certaine des quelques sucres assimilables auxquels aboutissent toujours, sous l'effet de la digestion, les divers et nombreux hydrates de carbone alimentaires. Nous avons vu d'un autre côté que le foie, étant donné la place qu'il occupe sur le trajet de la circulation générale, se trouve forcément traversé par les principes résorbés dans l'intestin, lors de leur pénétration dans le sang. La glande hépatique reçoit ainsi forcément et arrête, comme nous le savons, les sucres résultant de la transformation des hydrocarbonés dans le tube digestif. Les utilisant presque directement et en nature, elle en fait du sucre physiologique. Associons à ces idées tout ce que nous avons appris sur le rôle de la matière sucrée propre à l'économie animale et nous voici obligés de conclure que les *hydrocarbonés (sucres, féculents, glucosides) doivent constituer l'alimentation dynamique par excellence*. Plus que les aliments des deux autres catégories, ils seront sûrement capables de fournir à l'organisme de l'énergie immédiatement disponible soit pour alimenter le travail mécanique, soit pour entretenir la constante thermique du corps. Plus que les protéiques et les graisses, ils mettront en outre l'animal à même d'accumuler de l'énergie, en vue de ses besoins futurs, sous forme de réserves hydrocarbonées ou graisseuses.

Ainsi se trouve justifiée physiologiquement la prédominance des aliments hydrocarbonés dans les rations qui, au dire des statistiques, sont susceptibles de maintenir les hommes et les animaux en équilibre matériel et énergétique, autrement dit en équilibre nutritif. L'instinct guide donc bien l'organisme humain en le poussant, comme nous l'observions dans le dernier chapitre, à s'alimenter d'autant plus volontiers de féculents que l'âge et la situation sociale obligent l'individu à fournir plus de travail. C'est également parce qu'ils se sont toujours inspirés de ces idées que M. Grandeau et ses collaborateurs, au cours des essais poursuivis depuis 1880 dans l'écurie du laboratoire de recherches de la Compagnie générale des Voitures, n'ont jamais eu d'échec en cherchant à augmenter le plus possible l'amidon, les celluloses saccharifiables, les celluloses et le sucre de la ration du cheval de trait. Le cultivateur enfin a observé juste en constatant l'utile intervention des aliments hydrocarbonés et en les faisant entrer, plus abondamment que ne le lui permettait la routine, dans l'alimentation des femelles laitières et des animaux de boucherie à l'engrais. En la circonstance, la pratique confirme la théorie. Et lorsque l'on songe que le glycogène et le glucose de l'économie animale se rattachent directement, par leur composition chimique, aux sucres résultant de l'hydrolyse digestive des aliments hydrocarbonés, toutes ces conclusions semblent, sans démonstration, naturelles et évidentes. C'est bien au niveau du foie que doivent surtout s'accumuler les sucres ingérés en nature ou sous une forme susceptible de régénérer des hexoses assimilables et, si l'apport a été copieux, on peut compter sur la réserve ainsi formée pour fournir à l'organisme son sucre physiologique au moment des disettes alimentaires et des dépenses dynamiques.

Voilà comment nous sommes conduits à admettre finalement que *l'animal, en ingérant plus ou moins d'hydrocarbonés, est maître d'accroître ou de diminuer l'énergie dont son organisme peut immédiatement disposer.* Puisque la vie consiste à un certain point de vue en une transmutation continuelle d'énergie, pourquoi la

ration alimentaire ne se composerait-elle pas alors exclusivement
d'hydrates de carbone? Celui qui vivrait ainsi commettrait, faute
de réflexion, une grosse erreur. Quelle peut-être la destination finale
de l'aliment hydrocarboné? Est-ce d'apporter les matériaux nécessaires à la réparation et à l'entretien des organes? Fournit-il des
principes essentiellement susceptibles de faire partie intégrante des
tissus eux-mêmes? Évidemment non. L'organisme n'élabore guère
aux dépens des principes ternaires que des substances de passage
destinées, soit qu'elles circulent dans le sang ou s'accumulent dans
les tissus sous forme de réserves sucrées et de graisses, à ne constituer pour l'organisme qu'une source d'énergie, source sinon exclusive du moins prépondérante, nous le savons. « Pas plus que le
charbon, disait Bunge en exagérant, l'aliment hydrocarboné ne fait
partie de la machine motrice dans laquelle il est introduit. » Or, cette
machine s'use. Prenons l'homme comme exemple. La chimie nous
apprend qu'un adulte perd chaque jour par les urines, les excréments, l'évaporation cutanée et respiratoire, de 2 à 3 litres d'eau dont
5/6 proviennent de l'eau de boisson et 1/6 de l'eau formée au cours
des combustions intra-organiques. Par les urines, les excréments, la
sueur, etc., il élimine encore de 30 à 35 grammes de matières
minérales. Dans ses excreta (acide carbonique de l'air expiré, excréments, urine) on trouve avec cela près de 300 grammes de charbon
et pas loin de 20 grammes d'azote éliminé par le rein sous forme
d'urée, d'acide urique. Il faut couvrir ces pertes. Vu sa composition
chimique, peut-on demander à l'aliment hydrocarboné de rétablir à
lui seul l'équilibre matériel? Admettons qu'il puisse suffire à remplacer tout le carbone perdu, la ration de l'homme, en plus naturellement des 10 mètres cubes d'air qu'il inspire environ par jour,
n'en doit pas moins comprendre également une quantité suffisante
d'eau, de sels inorganiques et enfin d'azote. La sensation de la soif
pousse l'homme à boire, c'est vrai! De plus les substances organiques de provenance animale ou végétale ingérées habituellement
par les animaux contiennent toujours, sous une forme convenable,
les sels minéraux indispensables à la vie. Afin d'abréger le raisonnement, nous pouvons donc ne pas tenir compte parmi les aliments
nécessaires de l'eau et de la matière minérale. Reste l'azote. Nous

en trouvons dans les principes organiques azotés et nous avons vu
que parmi ces derniers les albuminoïdes peuvent, seuls ou à peu
près, fournir cet élément sous une forme réellement assimilable.
L'organisme a besoin d'albuminoïdes et, quand on l'en prive, même
s'il reçoit copieusement des aliments ternaires, l'affaiblissement et
ensuite la mort surviennent toujours finalement. Ce n'est pas le lieu
de discuter ici les causes de ce besoin d'albumine et de se demander
pourquoi nous perdons par jour plus d'une centaine de grammes
de notre propre matière azotée alors que la desquamation de la
peau, des organes et des tissus est tout à fait minime. La physiologie ne s'explique guère le phénomène. Peu nous importe du
reste! Il nous suffit de savoir que toute ration doit contenir une
certaine dose de protéiques, et alors le seul côté intéressant pour
nous de la question c'est de rechercher dans quelle proportion il
faut associer l'aliment azoté aux autres principes nutritifs. Tout
d'abord le régime exclusivement albuminoïde peut-il présenter
quelques avantages? Il est des faits qui plaident en sa faveur. On
sait par expérimentation, du moins en ce qui concerne les carnivores, que l'albumine, ingérée seule, suffit à entretenir la vie. Cet
aliment sert à la fois à la réparation des tissus et à la production
de l'énergie, c'est-à-dire répond à tous les besoins physiologiques.
Rien de cela n'est de nature à nous étonner. Nous savons que l'organisme sait élaborer du sucre aux dépens de la matière quaternaire et que ce sucre, tout aussi bien que celui qui provient des
hydrates de carbone, est apte à produire de la chaleur, à fournir
du travail musculaire ou à se transformer en graisses. Une alimentation exclusive à la viande est théoriquement suffisante pour les
carnivores, mais si l'on veut appliquer le raisonnement aux omni-
vores et aux herbivores, autrement dit à l'homme et aux animaux
exploités comme moteurs ou producteurs de viande, de graisse
ou de lait, on se rend facilement compte qu'il n'est pas possible
de toujours accorder à l'aliment azoté une importance aussi considérable. Il ne suffit pas que la ration calculée apporte à l'organisme la matière et l'énergie nécessaires pour éviter la déchéance
organique et satisfaire aux dépenses dynamiques, il faut que cette
ration théorique soit pratiquement supportée sans accidents par le

tube digestif. Or, après ingestion à poids égaux, tous les aliments organiques ne sont pas tolérés de même. Avec un régime quotidien de 1 500 à 2 000 grammes de viande, l'homme, au bout de quelques jours, est pris de vomissements et de diarrhée. Que serait-ce s'il mangeait 3 kilogrammes de chair musculaire, quantité théoriquement nécessaire pour satisfaire à ses besoins physiologiques normaux? Un régime carné exclusif serait à plus forte raison encore moins bien supporté par le tube digestif des herbivores. Ceux-ci de même que l'homme doivent en somme et de toute nécessité ingérer des substances ternaires, graisses ou hydrates de carbone. Pour clore cette discussion sur la composition chimique qualitative du régime susceptible dans la pratique courante de présenter, entre tous, le plus d'avantages, il ne nous reste plus, le minimum nécessaire d'azote étant assuré, qu'à savoir mélanger en proportions convenables les aliments gras et les hydrates de carbone. La chose est simple, car il est des faits d'observation et de raisonnement susceptibles de guider en toute sécurité notre choix. L'expérimentation nous apprend tout d'abord que les fortes rations de graisses sont infiniment moins bien utilisées et supportées par le tube digestif que les doses massives d'hydrates de carbone. Il est impossible avec cela de ne pas faire entrer en ligne de compte que la plupart des substances végétales ligneuses et même amylacées ont une valeur marchande bien inférieure à celle des graisses alimentaires. Devant de semblables raisons, du moins en ce qui concerne l'homme et les herbivores, on ne saurait alors ne pas admettre que *pour satisfaire aux conditions physiologiques et économiques d'une bonne alimentation il faut établir aussi largement que possible la ration hydrocarbonée.* De cette conclusion découlent inévitablement les deux corollaires suivants. Le premier c'est que *les graisses ne sont là que pour remplacer sous un moindre volume une partie des hydrates de carbone,* lorsque la quantité à ingérer de ces derniers aliments peut surcharger outre mesure le tube digestif. Le second corollaire concerne la matière azotée et s'énonce ainsi : *Puisque l'albumine ne joue qu'un rôle secondaire dans les dépenses énergétiques de l'organisme, elle ne doit plus figurer dans le bilan total des recettes après que l'on a tenu compte, en établissant la ration, du besoin impérieux d'un minimum d'azote*. Cela signifie en termes moins scientifiques que la viande est loin de mériter, comme aliment, la faveur surfaite dont elle jouit dans l'opinion générale et que ce n'est pas elle qui donne de la force et permet d'accomplir le travail le plus considérable.

C'est là une loi d'hygiène sociale qu'il faut s'efforcer de répandre et cela avec d'autant plus de vigueur qu'elle est encore aujourd'hui presque entièrement méconnue du grand public. Depuis Liebig, nombreux ont été les physiologistes et les médecins qui ont vanté outre mesure les effets de l'alimentation carnée ; on lui attribuait une certaine action excitante sur les principales fonctions de nutrition. Sans elle, disait-on, pas d'élan, pas d'énergie physique et morale. Sans elle point de salut pour le convalescent. Ce sont là des phrases que tout le monde a entendu dire et redire. Dans un autre ordre d'idées, c'est en raisonnant de même que Boussingault fut conduit à admettre que la valeur nutritive d'un fourrage est proportionnelle à sa teneur en azote, et l'alimentation du bétail est encore souvent régie par ces conclusions étroites et incomplètes. Les laboratoires de recherches continuent à travailler sur la composition et les méthodes analytiques permettant de doser les diverses matières azotées, alors qu'on se contente le plus souvent de déterminer par différence la teneur des aliments en principes ternaires. La question de l'azote a trop hypnotisé le monde savant et l'hygiène alimentaire s'en ressent. Heureusement que les idées changent et cèdent aux bonnes raisons. On commence aujourd'hui à abandonner les premiers errements. Les médecins se mettent, d'eux-mêmes, à suivre le mouvement imprimé par les physiologistes et comprennent que l'organisme n'a rien à craindre de la combustion des substances ternaires. L'eau et l'acide carbonique ne constituent pas des déchets dangereux, ce dernier gaz n'étant, de par sa volatilité, retenu qu'en très minime quantité dans les liquides et les tissus. L'albumine, au contraire, est autrement nocive : son oxydation, toujours incomplète, fournit de l'urée, de l'acide urique, des toxines, des corps amidés, des leucomaïnes, des ptomaïnes, etc.[1]. Ce sont là, il est vrai, des résidus que

1. A. Gautier, La chimie de la cellule vivante (*Encyclopédie Léauté*).

les organes d'excrétion entraînent d'une façon régulière, mais qu'un
état pathologique quelconque vienne à entraver les fonctions d'élimination, il en est peu parmi ces substances qui n'agissent pas alors
comme de véritables poisons[1]. Pour diminuer les chances d'intoxica-
tion, on doit logiquement commencer tout d'abord par n'ingérer
qu'en aussi petite quantité que possible la matière première d'où
dérivent les corps les plus dangereux. Nous n'arrivons parfois même
pas à détruire ou à éliminer ces toxines d'origine interne que les
tissus ou les organes font naître aux dépens de leur propre substance
azotée par excès d'activité ou défaut de fonctionnement[2]. N'aggra-
vons pas encore l'*auto-intoxication* en demandant aux protéiques plus
que ce qui en est nécessaire pour satisfaire notre besoin d'albumine.
Passé cette limite, l'aliment azoté ou, pour être plus explicite, la
viande ne peut que constituer une cause de danger. C'est dans ce
sens que plaide en ce moment le monde médical et souvent avec tant
d'ardeur qu'il arrive à ranger l'alimentation carnée excessive, à côté de
l'alcoolisme, par exemple, au nombre des plaies sociales. En toutes
choses, l'exagération n'a jamais raison et il ne faudrait pas en conclure que si nous ne devenons pas tous végétariens, c'en est fini
de l'individu et de la race ! De même que les herbivores, gardons
notre alimentation naturelle. Que l'homme reste omnivore, mais
qu'il n'oublie pas que ce sont les classes peu fortunées, celles justement dont le régime semble le moins enviable, qui se nourrissent
rationnellement et savent se combiner les rations les plus avantageuses, alors que l'alimentation carnée, dont abusent les classes
aisées, n'est pour elles qu'une source de tares, malheureusement
en grande partie héréditaires. Voilà ce qu'il faut bien faire comprendre et le moyen le plus sûr de convaincre tout le monde, c'est
de prouver *que dans la pratique comme en théorie les hydrates de
carbone constituent le meilleur combustible dont l'organisme puisse
se servir et celui qui se trouve le mieux convenir à la machine
animale.*

---

1. Charrin, Poisons de l'urine, poisons du tube digestif. 2 volumes (*Encyclopédie
Léauté*).

2. Charrin, Poisons des tissus (*Encyclopédie Léauté*).

Combustibilité des divers principes alimentaires.

Nous sommes déjà suffisamment documentés à ce sujet. Les faits accumulés dans le dernier chapitre arguent tous sans exception en faveur du rôle énergétique des hydrates de carbone. C'est presque exclusivement à leurs dépens, avons-nous conclu, que s'accomplit le travail musculaire. Sans doute, le muscle peut utiliser pour sa contraction les substances organiques les plus diverses, mais il ne le fait pas indistinctement. Il s'adresse en tout premier lieu aux hydrocarbonés et n'emprunte les protéiques et les graisses, dont il dispose du reste aussi facilement, que dans les cas d'alimentation insuffisante ou d'épuisement trop accentué de sa propre réserve sucrée. Telle est la loi dont M. Chauveau a su fournir tant de preuves directes. Les expériences suivantes du professeur Mosso[1] vont nous confirmer d'une façon encore plus frappante ce fait que la destinée des hydrates de carbone est bien d'entretenir, dans l'organisme animal, les réactions qui se trouvent être les sources les plus avantageuses d'énergie.

Si l'on compare les combustibles que l'industrie minière ou autre nous fournit, on voit qu'ils se comportent très différemment à la combustion. Les uns s'échauffent rapidement, puis s'enflamment et brûlent presque spontanément. Les autres, au contraire, n'ont aucune tendance à l'inflammation spontanée; il faut une forte chaleur pour les allumer et pour qu'ils continuent à se consumer. Chez ces derniers la combustibilité est plus faible que chez les premiers. Eh bien ! reprenons la comparaison classique entre le moteur animé et la machine à feu, par conséquent entre l'aliment et le charbon, et examinons la combustibilité des diverses catégories de substances organiques, après leur introduction dans l'organisme-foyer. Celui des protéiques, des graisses ou des hydrocarbonés qui, mis dans ce moufle spécial, sera, suivant l'expression des chimistes, le moins dur, le moins long à se brûler, sera évidemment, ce nous semble, l'aliment doué de la meilleure combustibilité, le principe qui, par ses propriétés et sa composition chimique, mettra le plus vite la machine sous pression

1. Mosso, *Bericht d. K. med. Akad.* Genua. 1900.

et semblera prédestiné à être consommé et à produire des effets énergétiques utiles avant les autres.

Les expériences de Mosso permettent de comparer à ce point de vue les trois grands groupes fondamentaux de substances organiques. Elles reposent sur ce fait que chez les sujets maintenus à l'état d'inanition, les repas sont toujours suivis d'une notable élévation de la température du corps, contrairement à ce qui se produit avec un régime alimentaire normal. Il est facile de comprendre pourquoi. Dans le cas d'une alimentation suffisante, l'organisme, largement pourvu de réserves, dispose d'une riche provision de combustible. En raison de cette abondance, tout nouvel apport, quelque copieux qu'il soit, doit logiquement passer inaperçu et rester sans effet. Après les repas l'absorption de l'oxygène et l'élimination urinaire azotée augmentent, il est vrai, mais cette suractivité des réactions intraorganiques n'implique pas nécessairement que l'organisme gaspille ce qu'il reçoit à ce moment. Ne faut-il pas tout au moins que les substances froides ingérées se mettent au niveau thermique du corps et lui empruntent de la chaleur ? Le tube digestif ne peut non plus fonctionner et sécréter sans dépenser de l'énergie. Si donc la consommation croît à ce moment, c'est surtout pour satisfaire au travail physiologique de la digestion, et de ce fait la température ne peut augmenter. La *consommation* dite *de luxe*, qui succéderait au repas, ne repose sur aucune observation fondée, bien qu'elle ait encore actuellement des partisans [1].

A la suite d'une inanition un peu prolongée, les réserves ont au contraire disparu ; aussi, dès qu'une substance nutritive pénètre dans l'économie, est-elle consommée le plus vite possible. Dans ce cas de disette, tout aliment est le bienvenu ; comme l'inanition occasionne un abaissement de la constante thermique et que, dans ces conditions, les éléments anatomiques, qui se conduisent en cela comme toutes les machines à feu, n'ont plus leur activité normale et sont moins aptes à fonctionner, dès qu'un aliment leur arrive, il n'est donc pas pour eux de meilleure utilisation du potentiel disponible que d'en faire de la chaleur et de relever ainsi la température du corps.

---

1. Ch. Richet, *Diction. de Physiol.*, art. « Aliments ».

Mosso opéra sur des chiens à jeun depuis trois ou cinq jours seulement, afin qu'ils ne soient ni trop épuisés ni trop refroidis par l'inanition. Tout en les obligeant à rester immobiles sur une table pour ne libérer que le moins possible d'énergie en vue de satisfaire aux contractions musculaires, il leur fit ingérer diverses substances et, au moyen d'un thermomètre, laissé à poste fixe dans le rectum, nota presque continuellement la température de l'animal. Avec ces données, il lui fut facile de construire des courbes analogues à celles de la figure 13.

Ces trois courbes, extraites du mémoire de Mosso, représentent les variations de la température du corps chez des chiens auxquels, après un jeûne d'une durée relativement minime, on faisait ingérer soit des corps gras sous forme de beurre, soit des albuminoïdes sous forme de chair musculaire, soit enfin des hydrocarbonés sous forme de sucre ordinaire ou de pain. Les heures ont été comptées sur l'axe des abscisses et les températures sur l'axe des ordonnées, le trait horizontal le plus gras indiquant la constante thermique normale de 37°. Les flèches verticales marquent le repas et le point noir le moment où la température cesse de croître. L'on voit, d'après ces données, que les traits horizontaux pointillés représentent sur ces graphiques le temps qui s'écoule entre l'ingestion et l'effet thermique maximum. Dans la comparaison de ces courbes, nous ne nous préoccuperons pas du poids d'aliment donné par kilogramme de poids vif, pas plus que du potentiel fourni ou utilisé dans les différents cas. Nous nous abstiendrons de même de toute discussion relative à l'intensité de l'élévation de la température, car, à la fin de ce chapitre, il nous sera donné de voir avec plus de profit quelle est la quantité brute d'énergie apportée par chacune des diverses catégories de substances et comment l'animal utilise cet apport. L'intérêt de la juxtaposition de ces courbes, c'est de nous permettre d'embrasser du même coup d'œil l'influence sur la marche du thermomètre des trois alimentations expérimentées. Il est impossible de ne pas remarquer de suite des différences frappantes. Chaque aliment se comporte à sa façon. Les corps gras n'agissent qu'à la longue et ce sont eux qui produisent le moins rapidement le maximum de chaleur. Dix heures après leur ingestion le thermomètre monte encore. Avec la matière azotée l'élévation de la température est un peu plus rapide. Le pointillé

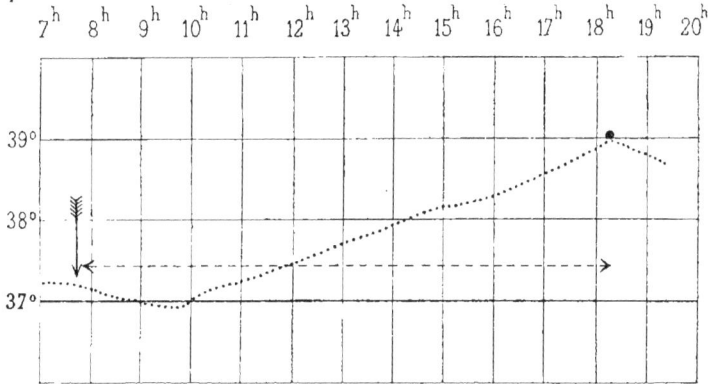

1° Graisses (20 grammes de beurre par kilogramme de poids vif).

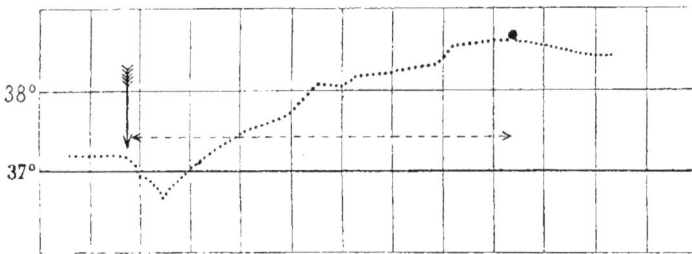

2° Matières azotées (22 grammes de chair musculaire par kilogramme de poids vif).

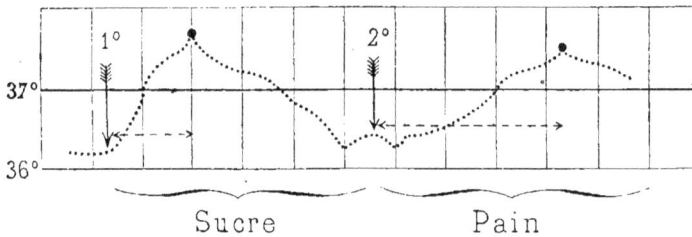

Sucre   Pain

3° Hydrocarbonés $\begin{cases} a) \text{ 1 gramme de sucre} \\ b) \text{ 4 grammes de pain} \end{cases}$ par kilogramme de poids vif.

FIGURE 13.

horizontal ne s'étend que sur un intervalle de sept heures et demie. Avec les hydrocarbonés, la courbe monte au contraire brusquement.

L'effet est presque immédiat et même dans un cas la température s'élève moins de vingt-cinq minutes après le repas. Aussi les pointillés horizontaux ne couvrent-ils qu'une période de trois heures et demie pour l'amidon et de une heure quarante minutes seulement pour le sucre. La conclusion est facile et d'autant plus certaine que Mosso, dans ses nombreux essais, a toujours obtenu des résultats analogues à ceux que nous venons de figurer. L'influence comparée des diverses catégories d'aliments sur les variations thermiques du corps démontre nettement que *les hydrocarbonés libèrent leur énergie et par conséquent sont utilisés bien avant les albuminoïdes et les graisses.* Cela signifie qu'ils se trouvent doués, vis-à-vis de l'organisme, de la plus grande combustibilité, autrement dit que la nature ne met pas à notre disposition de charbon se brûlant mieux et plus vite. L'examen particulier de la dernière courbe nous suggère une autre remarque que nous ne pouvons passer sous silence, puisqu'elle va nous avancer vers la conclusion finale que nous visons : c'est que les hydrates de carbone, bien que toujours supérieurs aux albuminoïdes et aux graisses par leur rapidité d'action, ne se comportent pas tous de même. La courbe de température monte beaucoup moins brusquement après un repas amylacé de pain qu'après l'ingestion de sucre. Certains hydrates de carbone manifestent donc leur effet beaucoup plus vite que les autres, et cela nous prouve qu'il faut encore savoir choisir entre eux.

Rapidité et intensité de l'absorption du sucre.

D'après les expériences précédentes de Mosso, le sucre ordinaire serait préférable à l'amidon, et il ne pouvait en être autrement. Les corps doués d'une grande solubilité, aptes par conséquent à subir l'osmose, pénètrent plus facilement et plus rapidement que les autres dans l'économie animale. Mais, comme le sucre de canne n'est pas la seule matière sucrée soluble qui, dans les conditions normales de l'alimentation, puisse être absorbée par l'estomac ou l'intestin, nous ne pouvons, sans de nouvelles recherches, lui accorder dès maintenant la préférence. La quantité et les limites de l'absorption du glucose, du maltose ou du lactose sont peut-être aussi

élevées que celles du saccharose ? Devant l'importance toute pratique
de la question, le professeur Albertoni [1] a cru devoir déterminer la
rapidité et l'intensité de cette absorption, après avoir introduit naturellement dans le tube digestif diverses substances sucrées en solutions de concentration variée. Le chien, dont le tube gastro-entérique
se rapproche beaucoup de celui de l'homme, lui parut devoir être
le meilleur animal d'expérience. Le sucre était administré après un
jeûne de vingt-quatre heures environ. L'animal l'avalait spontanément ou bien on l'introduisait avec la sonde dans l'estomac, puis on
laissait ensuite s'écouler un certain temps avant de sacrifier le sujet
d'expérience. Le contenu de l'estomac et celui de l'intestin grêle
étaient recueillis à part, après ligature immédiate du pylore pour
empêcher tout retour de l'estomac dans le duodénum. Cette technique
permettait de déterminer par l'analyse le sucre des liquides obtenus
et d'établir la quantité exacte de ce principe qui avait pénétré dans
l'économie. Albertoni expérimenta successivement avec les diverses
matières sucrées solubles, dont l'homme ou les animaux absorbent
normalement de grandes quantités, soit comme produits de la digestion de l'amidon ou des principaux glucosides, soit parce qu'ils les
ingèrent en nature. Il porta tout d'abord son choix sur le glucose, le
sucre physiologique du sang, celui que l'on obtient artificiellement
par la saccharification des amidons et qui constitue toujours un des
termes du dédoublement chimique ou diastasique des principales
substances alimentaires sucrées solubles et insolubles. Il trouva qu'en
une heure et dans des conditions naturelles, le tube digestif du chien
pouvait absorber 60 grammes sur 100 de glucose environ, absorption
déjà très rapide et très intense, mais que le maltose et surtout le
saccharose disparaissaient encore plus facilement et rapidement. En
une heure, sur 100 grammes ingérés il y en avait de 70 à 80 d'absorbés. L'absorption, que *ne favorisait nullement*, au contraire, *la
température élevée de la solution déglutie*, était beaucoup plus considérable immédiatement après le repas que pendant les heures suivantes, ce qui signifiait que lorsque l'organisme est saturé jusqu'à un

1. Albertoni, Manière de se comporter des sucres dans l'organisme, *Arch. italiennes de Biol.*, t. XV, fasc. 2, 1891, p. 321 ; t. XVIII, fasc. 2, 1892, p. 266.

certain point de sucre, celui-ci pénètre moins rapidement. L'absorption se faisait du reste aussi bien pour les solutions plus denses que le sang que pour celles qui l'étaient moins, et comme la diminution de la masse ou la dilution du sang la contrariaient, bien qu'une soustraction même notable de sang (2 p. 100 du poids du corps) n'exerçât aucune influence sur la destruction ou sur la transformation des sucres dans l'organisme, Albertoni crut pouvoir conclure que le phénomène était surtout réglé par des lois physiques et ne subissait aucune influence vitale.

Quant au sucre de lait, il se comportait très différemment. Sur 100 grammes ingérés, on en retrouvait toujours dans le tube digestif de 60 à 80. L'expérience établissait en résumé que *le saccharose est la qualité de sucre qui s'absorbe le plus facilement et le plus promptement.* Cet argument nous autorise à penser dès maintenant que *pour répondre aux desiderata formulés plus haut, reconstitution rapide et entretien des forces de l'organisme, mise en réserve de la plus grande quantité possible d'énergie, le sucre de canne doit prendre la première place parmi les hydrocarbonés.* La cause du sucre est déjà presque gagnée. Elle le sera d'une façon irréfutable lorsque nous aurons mis en lumière l'action bienfaisante de cet aliment une fois qu'il a pénétré dans l'économie.

Rappelons auparavant par quelles voies se fait cette absorption. Elle commence dans l'estomac. Smith Meade [1] put le démontrer sur des grenouilles, auxquelles il liait le pylore, et établir que les solutions concentrées de sucre disparaissent dans cet organe plus rapidement que les solutions étendues; malgré cela, au bout de vingt-quatre heures l'absorption y est presque toujours complète. Anrep [2] expérimenta sur des chiens à fistule gastrique, auxquels on fermait le pylore au moyen d'un tampon de gomme introduit par la fistule. Sur 10 grammes de sucre dissous dans 60 centimètres cubes d'eau il n'en retrouva plus que 6^{gr},4 au bout de une heure et demie. Tappeiner [3], en opérant sur le chien et le chat, trouva au contraire que

1. Smith Meade, *Dubois-Reymond's Arch.*, 1884, et *Centralbl.*, 1885, p. 260.
2. Anrep, *Dubois-Reymond's Arch.*, 1881.
3. Tappeiner, *Centralbl. f. Nied. Wiss.*, p. 854, 1881.

l'absorption stomacale était insignifiante. Cela concordait avec les
recherches de Cl. Bernard et il est plus que probable que les substances sucrées solubles passent surtout par les capillaires de l'intestin et, s'engageant par la veine porte, arrivent ainsi au foie.
Seegen et de Mering ont toujours constaté une augmentation considérable de sucre dans le sang porte au moment de la digestion des
féculents, et la présence du saccharose et de l'inuline y a été souvent démontrée après l'ingestion de ces substances.

Mais peu nous importe que ce soit l'estomac ou l'intestin qui laisse
pénétrer le saccharose dans l'économie ; les expériences d'Albertoni
n'en démontrent pas moins que le tube digestif du chien absorbe en
une heure de 70 à 80 grammes de sucre de canne, c'est-à-dire une
quantité beaucoup plus grande que de maltose, de glucose ou de
lactose. Ce fait bien établi, et l'on comprend sans peine toute son
importance dans la pratique de l'alimentation, il nous reste maintenant à rechercher dans quelle mesure l'organisme utilise le saccharose pour satisfaire aux besoins de sa nutrition intime, et s'il l'utilise
mieux ou au moins tout aussi bien que les sucres analogues, le lactose du lait ou le maltose, qui fait suite aux dextrines dans l'évolution digestive normale de l'amidon.

L'utilisation du sucre et les ferments de l'organisme.

Nous nous souvenons que pour se rendre compte de l'utilisation
respective des divers hexoses assimilables (glucose, lévulose, galactose) le Dr Brocard, s'adressant à des sujets à nutrition ralentie,
expérimenta sur des femmes enceintes chez lesquelles il était facile
de provoquer de la glycosurie. Il leur fit ingérer simultanément et à
poids égaux deux des sucres à comparer. L'hexose le plus mal assimilé était logiquement celui qui passait dans les urines en plus grande
quantité. Cette méthode des ingestions simultanées, appliquée aux
bihexoses solubles, peut-elle ici nous rendre les mêmes services? Si
l'on se souvient des propriétés biologiques communes au saccharose,
au lactose et au maltose, on n'est pas sans remarquer de suite que
l'élimination urinaire de ces sucres ne peut servir à mesurer leur
pouvoir d'assimilation et cela pour cette excellente raison qu'ils ne

sont pas directement assimilables. Injectés sous la peau ou dans les veines ils sont excrétés en totalité ou à peu près par les urines comme des corps inertes et inutilisables, aussi avons-nous été amenés à reconnaître que dans les conditions ordinaires de l'alimentation il était de toute nécessité qu'ils soient transformés avant de passer dans le sang. Pour être utilisés par l'organisme, il faut que les saccharides soient préalablement dédoublés. Si donc, afin de les comparer, l'on fait ingérer simultanément, à un sujet prédisposé à la glycosurie, deux bihexoses, du saccharose et du lactose par exemple, l'élimination urinaire de ces sucres ne mesurera en réalité que l'intensité d'action des ferments ou, d'une façon générale, des réactifs d'hydratation propres aux tissus vivants. Lorsque les ferments de dédoublement ne seront pas sécrétés assez abondamment ou ne se montreront pas assez actifs pour agir sur l'un des sucres avant qu'il ne soit entraîné dans la circulation, ce sucre passera en nature dans les urines. On ne l'y trouvera pas au contraire si les ferments appropriés sont abondants et de bonne qualité, et l'on comprend facilement, sans autre explication, que plus un bihexose hydrolysable sera complètement dédoublé en hexoses directement assimilables, plus il sera utilisé, et moins par conséquent il sera excrété par le rein. En suivant l'élimination urinaire du saccharose et du lactose ou du saccharose et du maltose ingérés simultanément, il est donc possible non pas de mesurer le pouvoir d'assimilation de ces sucres, mais de comparer l'intensité d'action des réactifs et ferments capables de dédoubler les bihexoses conformément à leurs affinités. La question n'est pas sans intérêt pour nous, car avant de créer un mouvement d'opinion en faveur de l'accroissement de consommation du sucre, il faut être certain que l'organisme est à même, par ses propres moyens, d'en dédoubler d'assez grandes quantités. S'il n'en était pas ainsi, cette alimentation serait loin d'être recommandable. Or, en recherchant parmi les sécrétions normales des tissus animaux les sucrases ou invertines susceptibles d'agir sur le sucre de canne, nous avons constaté qu'elles existaient parfois, mais que néanmoins elles semblaient bien moins répandues dans l'organisme que les autres ferments digestifs. Nous serions-nous un peu trop avancés en supposant que l'invertine fait partie de tout suc intestinal ? Les travaux du

Dᶜ Brocard sur l'utilisation des bihexoses sont heureusement de nature à nous rassurer à ce sujet. En comparant l'élimination urinaire du saccharose, du lactose et du maltose, après ingestion simultanée et à poids égaux de deux de ces sucres, l'auteur remarqua que tantôt l'un, tantôt l'autre dominait dans l'urine, mais que le bihexose qui y apparaissait en moins grande quantité était justement celui qui entrait dans le régime alimentaire habituel du sujet considéré. L'enfant, après un usage exclusif de lait lactosé, utilisait mieux le lactose que le saccharose. Chez le chien habitué au sucre, le saccharose était plus activement dédoublé que le lactose. Les sujets chez lesquels l'apparition du lactose dans les urines était le plus facilement obtenue, n'aimaient généralement pas le lait ou prétendaient que cet aliment ne leur réussissait pas. Pour provoquer la présence du saccharose dans les urines il fallait faire ingérer des quantités de ce sucre d'autant plus élevées que les sujets d'expériences étaient, par leur régime antérieur, habitués aux sucreries. Chez l'adulte omnivore qui use continuellement et en abondance de l'alimentation amylacée, le maltose était enfin toujours mieux utilisé que les autres sucres. Rapprochant ses propres observations des faits analogues signalés de part et d'autre dans le règne animal et dans le règne végétal, le Dᶜ Brocard se crut autorisé à conclure que d'une manière générale la facilité du dédoublement des bihexoses semble intimement liée au régime antérieur et que la physiologie de la digestion repose presque uniquement sur cette formule : *c'est l'aliment qui fait le ferment*[1]. Ainsi donc l'usage du lait et du lactose ne pourra manquer de donner naissance à la lactase. L'abondance des amylacés provoquera de même la production d'amylase et de maltase. Quant à l'invertine, sans laquelle le saccharose ne peut être dédoublé et dont l'activité est peut-être parfois un peu faible, elle apparaîtra, autant qu'il le faut, dès que le sucre de canne fera partie du régime alimentaire quotidien. Le moyen de mettre l'organisme à même de dédoubler le sucre est simple et à la portée de tous. En admettant que les ferments physiologiques ne puissent suffire à l'inversion, nous savons du reste que l'utilisation de cet aliment sera quand

---

1. Dᶜ Brocard, *loc. cit.*, p. 81.

même complète. Les microbes de l'intestin interviennent avec leurs propres diastases et ils sont secondés par les acides de l'économie, y compris l'acide carbonique du sang. *La digestion du saccharose est de toute façon toujours assurée.*

Nous avons reconnu que ce sucre, doué d'un très grand pouvoir osmotique, se fait remarquer par la rapidité de son absorption. Il pénètre très facilement à travers les parois des cellules et passe presque subitement dans le sang. Ne séjournant que peu dans le tube digestif, il est impossible de le retrouver dans les excréments. *Sa digestibilité par conséquent est complète.* Nous venons de démontrer en dernier lieu que l'inversion, sans laquelle le sucre serait inutilisable, peut normalement s'effectuer avant qu'il ne pénètre dans la circulation. Ce dédoublement s'accomplit certainement très vite, car le saccharose est la moins stable de toutes les matières ternaires saccharifiables. Devant de semblables raisons, et sans pour cela méconnaître que le rôle physiologique des hydrates de carbone est au fond uniforme, il n'est plus possible de refuser au sucre la première place parmi les aliments dont la combustion intramusculaire engendre de l'énergie, parmi ceux que l'on doit considérer à juste raison non seulement comme le charbon normal du muscle, mais aussi comme une source immédiate de réserves énergétiques et nutritives, autrement dit comme un actif producteur de poids vif.

Comment se comporte le sucre dans l'organisme?

Suivons, en effet, ce que devient le sucre et quelle est son action et son influence générale sur l'organisme, lorsque, très peu de temps après son ingestion, le sang de la veine porte l'amène tout interverti ou à peu près à la glande hépatique. Celle-ci, dont nous connaissons le rôle prépondérant vis-à-vis des hexoses assimilables, doit immédiatement reconstituer ou compléter sa réserve aux dépens de cet apport subit. La chose est d'autant moins douteuse que le lévulose et le glucose résultant du dédoublement du saccharose sont justement les sucres qui donnent lieu à la formation la plus abondante de glycogène hépatique. Mais la totalité du sucre inverti, surtout si l'ingestion en a été copieuse, ne peut entièrement se localiser dans le foie.

Cet organe, chez l'homme par exemple, renferme au maximum 150 grammes de glycogène. Après un repas riche en sucre le sang porte doit donc avoir vite fait de provoquer la charge glycogénique maxima de la glande. Ceci nous conduit à admettre qu'une notable partie des hexoses provenant de la digestion du sucre ingéré en quantité notable ne fait que traverser le foie et se répand dans la circulation générale. C'est bien en réalité ce qui arrive. Cl. Bernard s'en est rendu compte par l'analyse. Il résulte aussi des expériences d'Albertoni[1] que durant l'absorption du sucre, la densité du sang augmente sensiblement. Cette augmentation est plus grande pour les solutions de sucre très concentrées (30 grammes dans 100 d'eau : densité du sang 1160) que pour les solutions étendues (60 grammes dans 300 d'eau : densité du sang 1 065); de plus elle coïncide précisément avec la période durant laquelle se produit le maximum d'absorption, c'est-à-dire, comme nous le savons, pendant l'heure qui suit l'ingestion. La densité du sang décroît ensuite et redevient normale trois heures environ après le repas, au moment où tout ou du moins presque tout le sucre est absorbé.

D'après ces dernières remarques l'ingestion du sucre serait suivie de deux phases assez distinctes. Durant la première, c'est-à-dire peu de temps après le repas, dès que l'absorption commence, la teneur du sang en principes sucrés tend à s'élever rapidement. Mais le phénomène ne dure pas, et durant la deuxième phase, l'absorption une fois terminée, le sang de la grande circulation reprend sa richesse saccharine normale, c'est-à-dire que l'excès de sucre précédemment répandu dans l'économie se dépense ou se localise, après transformation, dans les tissus. Occupons-nous d'abord de l'hyperglycémie passagère du début. Elle nous intéresse, ne serait-ce que par son influence sur les fonctions de nutrition et de désassimilation de l'organisme. Albertoni, le premier, a nettement mis en lumière qu'elle agit sur la circulation et sur la sécrétion urinaire[2]. Chez les chiens l'injection intraveineuse d'une solution de saccharose, de glucose ou de maltose augmente la fréquence du pouls de quinze à

1. Albertoni, *Arch. italiennes de Biol.*, t. XXX, fasc. 3, 1898, p. 465.
2. Albertoni, *Arch. italiennes de Biol.*, t. XXXV, fasc. 1, 1901, p. 142.

vingt pulsations par minute. Chez l'homme, l'administration par la bouche de 100 grammes de sucre de canne produit de même une augmentation de quatre à huit pulsations et l'effet se manifeste souvent moins d'un quart d'heure après l'ingestion. La pression sanguine s'élève en même temps de quinze à vingt millimètres de mercure et non pas, comme on pourrait le croire, parce que l'absorption d'une solution sucrée augmente la masse sanguine ou parce que le sucre attire l'eau des tissus dans le sang. Ce n'est pas, en effet, le contenant, autrement dit les vaisseaux, qui s'adapte à l'augmentation du contenu. C'est au contraire le fait inverse qui a lieu. Sous l'action directe du sucre, le contenant change de capacité. Les vaisseaux se dilatent, ainsi que le démontre l'augmentation du volume des organes, vérifiée pour le rein et les membres, et de la quantité de sang, double de la normale, qui s'écoule d'une même veine pendant l'unité de temps. C'est ainsi que l'absorption de doses de sucre, assez massives pour que le foie ne puisse les retenir entièrement, élève la pression sanguine et parfois accroît d'un tiers environ la rapidité de la circulation. Et si l'on réfléchit que, d'après Chauveau, il passe trois fois plus de sang dans le masséter durant la contraction que lorsqu'il est au repos, n'est-il pas alors permis de supposer que le travail musculaire n'augmente l'irrigation sanguine que parce que les tissus consomment à ce moment plus de sucre et qu'un excès nécessaire de glucose est alors versé dans la circulation par les muscles et le foie. Autre effet de cette hyperglycémie alimentaire : elle tend à augmenter le volume d'urine produit et dans des limites telles qu'Arrous, après s'être documenté expérimentalement sur les polyuries consécutives à l'introduction dans le système veineux de diverses solutions sucrées, en est arrivé à conseiller en thérapeutique l'emploi des injections de glucose ou de saccharose dans le but de provoquer une diurèse abondante et immédiate[1]. *Ces faits,* joints aux recherches d'Albertoni, *démontrent que le sucre ne doit pas être seulement considéré comme un aliment, mais encore comme un agent modificateur et un stimulant de l'état fonctionnel du système circulatoire.*

---

1. Arrous, *Comptes rendus,* 1899, t. II, p. 781.

L'hyperglycémie consécutive à l'ingestion et à l'absorption immédiate du sucre excite la circulation au travail et par conséquent influence utilement la nutrition générale ; elle constitue d'autant moins un trouble morbide qu'elle disparaît peu de temps après la fin de la digestion. L'organisme sain lutte de suite contre cette rupture de l'équilibre physiologique du sang et nous allons voir que ce retour à la glycémie normale lui est profitable. Le sucre, après avoir traversé le foie, même lorsqu'il ne s'y arrête pas, a perdu sa forme et n'est plus qu'un mélange de glucose et de lévulose ; si l'interversion, en effet, n'a pas été complète au niveau de l'intestin, elle s'achèvera certainement, nous le savons, dans le liquide sanguin au cours même de la circulation. Or les deux hexoses issus du dédoublement du saccharose comptent justement parmi ceux que la cellule consomme en nature. Le lévulose est même un aliment de tout premier choix. D'après les recherches du Dr Brocard, les tissus montrent à son égard une avidité particulière et l'utilisent plus volontiers que le glucose, bien que ce dernier constitue la réserve hydrocarbonée qui circule normalement dans l'organisme. La transformation nécessaire et invariable du sucre une fois accomplie, l'utilisation de cet aliment sera donc certaine. Cela ne fait aucun doute, mais, suivant les circonstances, elle s'orientera différemment, de façon à satisfaire le plus avantageusement possible aux besoins immédiats ou futurs de l'organisme.

Différents modes d'utilisation du sucre.

Si l'excès de sucre interverti, non transformé en glycogène hépatique, dépasse le foie lorsque l'animal produit du travail, il entretiendra presque exclusivement les combustions d'où dérive l'énergie nécessaire à la contraction de la fibre musculaire. Celle-ci n'aura qu'à arrêter au passage le mélange sucré, qui lui est, à ce moment, très abondamment offert par le sang. Les albuminoïdes pas plus que les graisses ni même que les réserves hydrocarbonées fixées dans les tissus ou préexistant dans les liquides de l'organisme n'auront à intervenir. *Puisque, dès l'intervention du sucre alimentaire, les combustions, sources d'énergie, y trouvent un aliment immédiat et que les autres ressources ou réserves demeurent inutiles, il devient ainsi possible d'utiliser presque à volonté l'aptitude de l'organisme animal à la production du travail.* Notons en passant que cette utilisation, à peu de chose près directe et si subite du sucre, est légèrement en contradiction avec les idées de M. Chauveau. D'après la théorie qui admet la permanence chez l'animal alimenté des procédés de l'inanition, une substance ne serait nutritive qu'après avoir fait partie des tissus, c'est-à-dire qu'après avoir revêtu une forme vivante. Le sucre par exemple ne serait pas brûlé dès sa pénétration ; il se transformerait au préalable en glycogène ou en graisse et les réserves le restitueraient à leur tour à l'organisme par des procédés plus ou moins compliqués. Depuis que Cl. Bernard nous a donné maintes preuves de ces faits d'emmagasinement, de cet état de réserve sous lequel les matériaux nutritifs peuvent être conservés dans l'organisme, il y a lieu de croire qu'il en est souvent ainsi. Il serait néanmoins excessif de soutenir que parfois il ne peut en être autrement. La rapidité avec laquelle le sucre intervient après son ingestion ne nous laisse-t-elle pas entièrement libre de penser que sa combustion peut être immédiate ? C'est même en reconnaissant que tel est le procédé fondamental de son utilisation pendant le travail que l'on voit clairement apparaître la haute valeur énergétique de l'alimentation sucrée. La combustion possible du sucre, aussitôt son entrée dans l'économie, n'empêche pas du reste l'intervention certaine de sa mise en réserve dès que les dépenses énergétiques de l'organisme sont réduites au minimum.

Si l'animal ne produit plus de travail musculaire, l'excès de sucre, qui traverse le foie sans s'y localiser, échappe en grande partie à la destruction immédiate. Il se dépose dans les tissus sous les deux formes principales que nous savons, le glycogène ou la graisse. Rappelons-nous les expériences de Prausnitz. Elles nous ont permis de nous rendre compte où et comment se dépose le glycogène, sous l'influence digestive du sucre. Le foie se charge le premier, mais la formation du glycogène ne s'y exerce avec autant d'intensité que parce que cet organe est le premier à recevoir les produits de la digestion. La réserve hydrocarbonée se forme tout aussi bien dans les autres tissus et particulièrement dans le muscle aux dépens des sucres que leur amène le sang. Aussi, huit heures après l'in-

gestion du sucre, la quantité de glycogène disséminée dans tout
l'organisme est-elle beaucoup plus considérable que celle du foie.
Il est aisé d'en déduire que l'alimentation au sucre peut être d'un
grand secours, lorsqu'il faut dans la pratique recharger l'accumulateur vivant en vue des dépenses énergétiques futures. Nous avons dit
que le tissu adipeux, de même que le foie et les muscles, représente
également un appareil de régulation destiné à modérer l'hyperglycémie. Il constitue un autre réservoir non moins vaste, où ira inévitablement se jeter l'excès de sucre mis en circulation, car la transformation des hydrocarbonés en graisse est l'un des phénomènes les
mieux établis de la nutrition animale. Mais, il ne faut pas l'oublier,
elle ne se fait qu'aux dépens du sucre surnuméraire, c'est-à-dire une
fois seulement que l'organisme est saturé et que ses réserves hydrocarbonées sont largement assurées. D'après les recherches si origi-
nales d'Hanriot, elle se produirait même avec d'autant plus d'intensité et de facilité que la teneur du sang en glucose est subitement
supérieure à la normale. *Le sucre, qui, mieux que les autres matières sucrées, pénètre dans l'économie par doses assez massives, doit
donc avoir une puissance adipogène beaucoup plus grande que celle
des amylacés ou des divers hydrocarbonés alimentaires.* Ces derniers, vu leur hydrolyse digestive relativement assez lente, ne peuvent certainement que déverser progressivement le sucre dans la
circulation[1].

Jetons maintenant un coup d'œil d'ensemble sur les différents
modes d'utilisation du sucre. Nous voyons qu'il n'est pas seulement
de la destinée physiologique de cet aliment d'engendrer par sa combustion immédiate de la chaleur ou du travail musculaire et de satisfaire ainsi à ce que l'on peut appeler *les dépenses d'entretien.* En se
transformant en glycogène et surtout en graisse, le saccharose est de

---

1. D'après des travaux tout récents de Kellner, il semble cependant en être autrement en ce qui concerne exclusivement les ruminants. Chez eux 1 kilogr. d'amidon
produirait 248 grammes de graisse, alors que 1 kilogr. de sucre en fournirait seulement 188 grammes, soit 24 p. 100 de moins. Le kilogramme de sucre contenant
421 grammes de carbone contre 444 dans l'amidon devrait théoriquement provoquer
la formation de 235 grammes de graisse. Kellner attribue ce faible rendement aux pertes
occasionnées par les fermentations actives qui se produisent dans la panse des ruminants. L'homme, le cheval, le porc, utilisent beaucoup mieux le sucre. Nous y reviendrons.

plus la cause directe d'une variation de poids de l'animal. On doit alors logiquement le classer parmi *les matières alimentaires capables de faire du tissu vivant.* C'est ainsi que le sucre, qui ne produit ni chaleur, ni force, sert à assurer en partie *les dépenses de construction* de l'organisme. Ce n'est que lorsque toutes ces modalités de dépense ne sont pas satisfaites que, l'hyperglycémie subsistant, il peut y avoir consécutivement glycosurie. *Voilà pourquoi le diabète est dans la pratique une conséquence presque impossible de l'alimentation sucrée.* L'homme ou l'animal auquel on fera ingérer du sucre comme aliment dynamique aux doses que nous conseillerons, le brûlera certainement de suite, ou le transformera en glycogène pour subvenir à ses besoins futurs. Chez l'animal à l'engrais, la glycosurie sera de même fort difficile à provoquer. Les expériences du Dʳ Brocard démontrent que l'assimilation du sucre diminue d'intensité au fur et à mesure de la formation des réserves adipeuses ; la glycosurie n'apparaîtra donc qu'après que la mise en réserve de la graisse, poussée à son maximum, aura subi un arrêt ; or, à ce moment, les règles économiques les plus élémentaires conduisent l'éleveur à arrêter l'engraissement.

Rôle d'épargne du sucre.

Nous voici enfin rationnellement autorisés à donner au sucre une large part dans la ration alimentaire de l'homme et des animaux. Loin de l'excréter en partie par les urines comme un déchet inutilisable, l'organisme animal le met au contraire toujours à profit, à moins naturellement que l'on ne vienne à en abuser. Autre action bienfaisante du sucre : quand bien même le reste de la ration ne contiendrait que le minimum indispensable d'albuminoïdes, par suite de l'excédent alimentaire apporté par cet aliment, il y aura économie d'une certaine quantité de la matière azotée que charrie le sang ou qui compose presque en totalité la substance vivante. Le sucre épargnera les muscles et la chair, diminuant ainsi l'usure inévitable de la machine. De nombreuses expériences le démontrent très nettement. En 1855, F. Hoppe[1] s'aperçut qu'en ajoutant du sucre à

1. F. Hoppe, *Arch. f. path. Anat.*, t. X, 1855, p. 144.

la ration de viande d'un chien, ce dernier éliminait moins d'urée
que d'habitude. Voit[1] arriva à mettre encore mieux en évidence cette
action toute spéciale des hydrates de carbone : son sujet, lorsqu'il
recevait 2 000 grammes de viande, éliminait une quantité d'azote
correspondant à la destruction de 1 991 grammes de cette viande.
En ajoutant à la même ration carnée 200 grammes d'amidon, il
constata que l'organisme ne détruisait plus que 1 825 grammes de
viande. Il y avait eu épargne de la matière albuminoïde. En ce qui
concerne plus spécialement le sucre de canne, il est intéressant de
citer à ce sujet les recherches entreprises par Deiters[2], sous la direction de G. von Noorden. Un apport azoté de 12^{gr},572 inclus dans la
ration quotidienne suffisait à entretenir l'homme mis en observation.
Il y avait alors élimination par l'urine de 10^{gr},37 d'azote. On ajouta
200 grammes de sucre à la ration. L'azote urinaire tomba à 9^{gr},01,
ce qui correspondait à une économie de 8^{gr},5 d'albuminoïdes en
chiffres ronds. Dans un autre essai, l'ingestion de 200 grammes de
sucre fit tomber la quantité d'albumine détruite de 54^{gr},4 à 47^{gr},1.
Les expériences de Zirkounenko et Tchernavkine[3] nous montrent
encore l'influence du sucre de canne sur l'assimilation de l'azote
et des graisses et sur les échanges nutritifs de l'homme sain. Dix
sujets âgés de vingt-deux à vingt-cinq ans reçurent par jour et pendant cinq jours 75 grammes de sucre, puis de nouveau pendant cinq
autres jours 150 grammes du même aliment. Une moitié du lot d'expérience commençait par la dose la plus faible de sucre. L'autre
moitié, au contraire, ingérait pendant la première période la dose
la plus forte. Prenant les moyennes des résultats obtenus, les auteurs trouvèrent que sous l'influence du sucre le taux d'échange des
matières azotées diminuait de 2,84 p. 100, alors que le taux de
l'assimilation des graisses augmentait de 1 à 3 p. 100. Ces recherches mettent nettement en évidence l'action générale d'épargne des
hydrocarbonés et du sucre vis-à-vis de l'albumine. *Une ration
azotée insuffisante pour couvrir les besoins de l'organisme deviendra*

---

1. Voit, « Physiol. d. allg. Stoffwechsels », in *Hermann's Handb. d. Physiol.*, t. VI.
1re partie ; Leipzig, 1881, p. 140.

2. C. von Noorden, *Beiträge zur Lehre vom Stoffwechsel*. Berlin, 1892, p. 71.

3. *Vracht*, 1894, n°s 45 et 46.

suffisante, si on lui ajoute une certaine quantité de sucre. Au con-
traire, lorsque la ration donnée d'albumine sera déjà suffisante par
elle-même, le sucre contribuera à activer la formation de la substance
vivante, c'est-à-dire de la chair. Voit, Rubner et Kayser[1], entre
autres, ont démontré que les graisses étaient loin d'exercer une influence aussi favorable sur l'emmagasinement de l'albumine. La ration
d'azote restant la même, chaque augmentation de la quantité de sucre
ingérée diminue toujours de plus en plus et presque proportionnellement la décomposition de l'albumine. On n'observe jamais pareil fait
avec des rations croissantes de graisse. Ce rôle protecteur du sucre
n'est pas sans avoir des conséquences pratiques fort importantes. Si
nous voulons écouter les hygiénistes, lorsqu'ils cherchent, avec raison, à nous détourner de l'alimentation carnée excessive, n'est-ce
pas, ce nous semble, en mangeant du sucre que nous nous ressen-
tirons le moins possible du changement de régime et que nous sub-
viendrons à cette diminution voulue des recettes azotées? Dans un
autre ordre d'idées, puisque le sucre prévient la destruction de l'albumine, il ne pourra qu'intervenir utilement au cours des exercices
musculaires pénibles, alors que l'excès de travail entraîne forcément
la destruction d'une certaine quantité de matière azotée organisée. La
machine s'usera moins et cela lui permettra d'accomplir une plus
grande somme de travail. Si l'animal enfin n'est pas utilisé en vue
de la production du travail, sous l'influence heureuse du sucre, non
seulement il fabriquera de la graisse, mais il pourra fixer plus
d'azote pour en faire du muscle, de la chair. Il se développera, deviendra un outil de transformation de plus en plus puissant et l'éleveur de bétail profitera de cet accroissement de poids vif.

L'énergie potentielle du sucre comparée à celle des autres aliments.

C'est ainsi que se comporte le sucre dans l'organisme, et, devant
ses bons effets physiologiques, nous pouvons presque conclure dé-

---

1. Voit, *Zeitsch. f. Biol.*, t. V, 1869, p. 392. — Rubner, *Zeitsch. f. Biol.*, t. XV,
p. 122, 173. — Consulter : C. von Noorden, *loc. cit.*, 2e fasc., p. 4.

finitivement en lui accordant la première place parmi les hydrocarbonés. Il nous faut cependant, pour mieux préciser cette notion, que nous venons d'acquérir, de la haute valeur nutritive du sucre, rechercher le rendement utile exact de cet aliment, lorsque l'on vient à l'introduire dans la machine animale.

Les produits fournis par les animaux supérieurs sont matériels ou dynamiques. Les deux grandes lois de la conservation de la force et de la matière, auxquelles obéissent tous les phénomènes naturels, veulent que les uns comme les autres aient pour source unique les aliments ingérés. Parmi les produits matériels, il en est d'utilisables, à cause de leur valeur physiologique ou économique, comme la viande, le lait, etc... Il en est dont le profit est nul pour l'organisme et, parmi ces derniers, l'on peut compter tous les *excreta* (fèces, urine, eau expirée ou perspirée, acide carbonique, etc.). En ne tenant compte que des termes extrêmes des diverses transformations opérées par l'être vivant, on peut dès lors résumer ainsi en une équation schématique la transmutation matérielle et dynamique des aliments :

Matière alimentaire renfermant **beaucoup d'énergie potentielle** (albuminoïdes, hydrocarbonés, graisses) : =

1° *Produits matériels* . . . .
  a) *Utilisables* renfermant **beaucoup d'énergie potentielle** (albuminoïdes, hydrocarbonés, graisses de la viande, du lait).
  b) *De nature excrémentielle* renfermant **peu** ou **point d'énergie potentielle** (fèces, urines, acide carbonique, excrété par les poumons).

+

2° **Produits dynamiques**. .
  Travail physiologique et ses deux résultantes principales . . . . . .
  Chaleur animale. — **Travail musculaire.**

Il ressort de la discussion générale de cette équation que les échanges matériels et dynamiques, dont l'ensemble constitue les échanges nutritifs de l'économie animale, sont enchaînés les uns aux autres. De l'obtention des uns dépend l'obtention des autres. Si un aliment fournit en fin de compte beaucoup d'énergie dynamique sensible (chaleur, travail mécanique), cette énergie ne pouvant être libérée que par des réactions intra-organiques, il en résulte que l'on voit simultanément apparaître en grande quantité les résidus excrémentiels, auxquels aboutit la destruction ou la transformation de la matière, d'où résulte la libération de l'énergie. Par contre, les produits matériels utiles (viande, graisse, lait) sont fort minimes. Ces relations étroites entre les échanges matériels ou dynamiques de l'organisme étant admises, puisque le sucre, de même que tous les hydrocarbonés en général, se révèle surtout comme un agent producteur d'énergie, cherchons à nous rendre compte de la valeur exacte du potentiel contenu dans cet aliment. C'est cette valeur que nous ferons figurer dans le premier membre de notre équation. Nous évaluerons ensuite successivement et en prenant la même unité de mesure dynamique les différents termes du second membre, dont la somme évidemment sera égale au potentiel total trouvé dans cet aliment.

Lorsque l'on reconnut l'utilité de comparer entre elles les quantités d'énergie contenues dans les divers composés organiques, il fallut recourir aux conventions. Malgré son existence et son indestructibilité indéniables, l'énergie n'était guère susceptible d'être exprimée numériquement. Ce qui parut alors le plus simple, ce fut de prendre comme mesure du potentiel d'une substance, celle-ci étant naturellement d'une pureté chimique absolue, la chaleur dégagée par sa combustion intégrale. La méthode était rationnelle. Si l'on brûle totalement et instantanément du sucre, par exemple, en présence d'un grand excès d'oxygène dans un de ces calorimètres spéciaux que l'on appelle une bombe calorimétrique, les produits ultimes de cette oxydation, rendue aussi complète que possible, sont forcément saturés d'oxygène ; et l'on ne retrouve dans l'appareil que des corps inertes, sans affinités, réfractaires par conséquent à toute réaction et incapables de fournir dans la suite de l'énergie. Le principe de l'équivalence des transformations dynamiques permet de supposer que tout le potentiel du sucre s'est alors converti en chaleur. Il ne reste plus qu'à déterminer directement cette dernière au moyen des méthodes propres à la calorimétrie. C'est ainsi que l'on a trouvé les valeurs suivantes aux chaleurs de combustion des principes fondamentaux dont se composent les aliments et les animaux.

Le pouvoir calorifique y est rapporté, par le calcul, à 1 gramme des principes eux-mêmes, l'unité de mesure étant la calorie, c'est-à-dire la quantité de chaleur nécessaire pour élever de 1 degré 1 kilogramme d'eau :

	D'APRÈS	
	BERTHELOT[1].	RUBNER.
	Calories.	Calories.
Moyenne pour les corps gras . .	9,5	9,3
— hydrocarbonés.	4,2	4,1
— albuminoïdes .	5,7	4,1

Les chiffres de Berthelot et de Rubner concordent, on le voit, sauf pour les albuminoïdes, ce qui provient non pas de la détermination calorimétrique elle-même, mais des différents modes de calcul adoptés par ces auteurs. Rubner fixe à $4^{cal},1$ au lieu de $5^{cal},7$, chiffre proposé par Berthelot, la valeur calorimétrique de 1 gramme d'albumine, afin de se rapprocher autant que possible de ce qui se passe dans l'organisme. La combustion de la matière albuminoïde n'y est, en effet, jamais complète ; elle laisse comme résidus, en plus de l'eau et de l'acide carbonique, une foule de produits azotés, non saturés d'oxygène, dont l'urée est le plus important. Le chiffre de Rubner, plus conforme à la réalité des faits, est donc égal à la valeur calorifique totale de la matière albuminoïde, diminuée de celle des produits de transformation physiologique de cette albumine susceptibles, par une oxydation plus avancée, de fournir encore de la chaleur. Le chiffre 5,7 de Berthelot suppose au contraire que l'oxydation est totale et qu'elle ne laisse aucun résidu analogue à l'urée. Si l'on voulait modifier, comme l'a fait Rubner, les données de Berthelot relatives à l'albumine, il faudrait les diminuer de plus d'un sixième. Quant aux matières grasses et hydrocarbonées, elles s'oxydent au maximum dans l'organisme comme dans le calorimètre et ne donnent uniquement, dans l'un comme dans l'autre, que de l'eau et de l'acide carbonique. Il n'y a pas lieu, en ce qui les concerne, de corriger *a priori* les chiffres directement fournis par la calorimétrie.

---

1. Les chiffres de Berthelot supposent que les principes, avant d'être brûlés, ont été privés d'eau par une dessiccation à 120°, que la combustion en est totale et que l'acide carbonique qui en résulte reste à l'état gazeux.

De ces premières données découlent plusieurs déductions qui vont être pour nous d'une grande importance. On voit tout d'abord que de par leur potentiel les substances nutritives organiques se divisent en deux groupes bien distincts. Dans le premier figurent les graisses. Sous un poids donné, elles ont la valeur calorifique maxima et doivent par conséquent dégager le plus d'énergie. Cela tient à ce que ces principes sont très riches en carbone, l'élément combustible par excellence ; mais par contre, comme il ne rentre que peu d'oxygène dans la constitution des corps gras, il leur faut bien plus de gaz comburant qu'aux autres principes pour être brûlés totalement. Les matières albuminoïdes et les hydrocarbonés, dont la valeur calorifique, à peu près égale, n'atteint pas la moitié de celle des graisses, forment le second groupe et cela seul suffit à démontrer *combien il est exa-géré de supposer, ainsi qu'on le croit si volontiers, que dans les substances nutritives azotées il y a bien plus d'énergie accumulée que dans les hydrocarbonés.* A ce point de vue, ces derniers les valent largement. Il est même facile de démontrer qu'ils leur sont supérieurs. L'oxygène se trouve contenu dans les hydrates de carbone en des proportions telles, qu'il suffit à transformer en eau tout l'hydrogène de la combinaison. La dénomination seule d'*hydrates de carbone* ne signifie-t-elle pas que l'on doit, au point de vue empirique, considérer cette classe de matières ternaires comme du carbone uni à de l'eau ? Pour brûler dans ces substances tout ce qui peut s'oxyder, il ne faut relativement que très peu d'oxygène. Le sucre est pour cela un corps dont la combustion est des plus faciles. Il est également possible de prouver qu'il constitue un accumulateur autrement précieux et mieux chargé d'énergie que les matières azotées. Cela tient à ce que sa chaleur de combustion totale est supérieure à la chaleur de combustion de son carbone, le seul élément combustible, semble-t-il, entrant dans sa constitution. Pour bien faire comprendre l'importance pratique de cette remarque, raisonnons avec des chiffres. La combustion intégrale et complète de 1 gramme de saccharose dégage, d'après Berthelot, 3,962 calories. Ce gramme de sucre contient $0^{gr},421$ de carbone qui, si on le brûlait seul dans les mêmes conditions, ne dégagerait que 3,317 calories. D'après Berthelot, la chaleur de combustion de 1 gramme de

carbone est environ de 7,88 calories.) Retranchons 3 317 de 3 962 ;
la différence est de 0,645 calories. On voit que le sucre, en brûlant,
dégage, en plus de la chaleur inhérente à la combustion de son
propre charbon, une quantité de chaleur à peu près égale au cinquième de la chaleur de combustion de ce carbone constitutif. Cet
excédent thermique a son importance, car, d'après nos conventions,
il représente forcément une réserve supplémentaire notable d'énergie. Il y avait donc bien lieu de distinguer, d'une part, les hydrates
de carbone, qui accumulent aussi parfaitement le potentiel et le
libèrent ensuite intégralement, et, d'autre part, les aliments quaternaires, accumulateurs beaucoup moins puissants et dont la combustion imparfaite de la partie azotée de leur molécule est forcément cause de l'inutilisation partielle de leur énergie. Ce sont là des
aliments dont l'équivalence est impossible.

Les chiffres de Berthelot et de Rubner, sur lesquels nous venons
de raisonner si utilement, puisqu'ils plaident en faveur du sucre de
canne, ne sont, nous l'avons dit, que des chiffres moyens. Mais nous
pouvons admettre qu'ils ne diffèrent guère des chaleurs de combustion de toutes les substances de même nature, susceptibles de jouer un
rôle alimentaire. Un examen détaillé nous montrerait, par exemple,
que les divers hydrates de carbone dégagent des quantités de chaleur
presque identiques, lorsque l'on en brûle des poids égaux. Voici,
d'après Berthelot, la valeur calorifique de 1 gramme des principales
matières sucrées, le calcul les supposant sèches et non dissoutes :

Galactose	3,7215 calories.	**Saccharose** 3,9620 calories.
Lévulose	3,7550 —	Dextrine 4.1180 —
Glucose	3,7620 —	Glycogène 4,1900 —
Lactose cristallisé	3,7722 —	Cellulose 4,2000 —
Maltose	3,9190 —	Amidon 4,2278 —

D'après cela, les chaleurs de combustion des hydrocarbonés, dont
on fait le plus largement usage dans l'alimentation journalière de
l'homme et des animaux, seraient voisines, mais ne sauraient cependant être complètement identifiées; le fait s'explique rien qu'en
songeant que le glucose, le sucre de canne, le glycogène, la fécule,
si voisins de formule, comme l'on sait, ne contiennent pas tous la

même quantité d'eau de constitution chimique. Si nous avons cité ces chiffres, c'est que, considérés isolément, ils offrent, malgré leurs faibles différences, un certain intérêt pratique. Ce sont eux qui ont servi à dresser le tableau des poids *isodynamiques* de toutes les substances nutritives. Ce qualificatif d'isodynamique s'applique aux différents poids des divers composés organiques susceptibles, en s'oxydant, de dégager, sous forme de chaleur, des quantités égales d'énergie. Autrement dit, dans les poids isodynamiques se trouvent accumulées des quantités égales de potentiel, et l'on conçoit de suite l'importance de leur détermination. Voici quelques chiffres extraits du tableau calculé par Rubner dans cet ordre d'idées ; ils indiquent en grammes les poids des composés quaternaires ou ternaires ci-dessous mentionnés, ayant la même valeur calorifique que 100 grammes de graisse :

Graisse	100 gr.	Substance musculaire (dépourvue de graisse)	235 gr.
Syntonine (matière albuminoïde pure du muscle) . . .	213 —	Sucre de canne	235 —
Amidon	229 —	Lactose	243 —
		Glucose	255 —

Nous voyons que pour fournir un apport égal de potentiel, il faut, par exemple, moins de sucre de canne que de lactose ou de glucose, ce qui, entre parenthèses, nous démontre encore la supériorité du saccharose sur les autres sucres solubles. Nous voyons en outre que dans le sucre il y a autant d'énergie accumulée que dans la substance musculaire, composée en majeure partie d'albuminoïdes et qui constitue presque la moitié du poids vif des animaux. Sommes-nous maintenant entièrement renseignés sur les quantités d'énergie chimique inhérentes aux divers aliments simples ainsi qu'aux matières constituantes du corps animal ? Certes non, car il ne suffit pas que le principe de l'isodynamie, une fois posé, soit consacré par les recherches purement physiques de la thermochimie. Il faut l'introduire en physiologie et cesser de ne raisonner qu'en physicien. Les données précédentes ne peuvent servir à calculer *a priori* les quantités d'énergie qu'apporte l'alimentation, que si elles sont vérifiables pour un organisme en activité normale. La remarque est évidente. Au calorimètre substituons donc, comme appareil de combustion, le corps lui-même de l'animal vivant, autrement dit démontrons que, conformément aux données précédentes, lorsque ce dernier produit de la chaleur ou du travail, il utilise, par exemple, indistinctement, pour arriver au même but, 235 grammes de sucre à la place de 235 grammes de substance musculaire ou de 100 grammes de graisse.

La question de l'*isodynamie physiologique,* bien qu'elle nous oblige à sortir un peu des limites où le présent résumé devrait demeurer contenu, ne doit pas nous laisser indifférents. Mieux que tous les autres faits, elle va contribuer à fixer nos idées sur la libération véritablement physiologique, peut-on dire, du potentiel contenu dans le sucre et sur la valeur énergétique de cet aliment. Raisonnons sur des expériences faites non plus *in vitro,* mais *in vivo.* Rubner avait remarqué qu'un jeûne de quatre ou cinq jours ne troublait aucunement la régularité de la fonction de calorification. Comme l'animal privé de nourriture évitait instinctivement toute cause d'excitation ou de dépense, qu'il s'abstenait, par exemple, autant que possible de se mouvoir, il y avait lieu de croire que l'énergie libérée ne servait alors uniquement qu'à entretenir sa chaleur. La température, résultante supposée unique de ses dépenses dynamiques, conservant toujours la même valeur, il devenait logique d'admettre que l'organisme consommait chaque jour la même quantité d'énergie. D'où provenait cette énergie? Certainement, puisque l'animal était à jeun, de réactions ne portant uniquement que sur ses propres tissus. Les réserves hydrocarbonées de l'économie ne pouvaient intervenir. Nous savons qu'elles atteignent seulement 1 p. 100 environ du poids du corps et, de plus, qu'elles disparaissent progressivement avec le jeûne. Les matières albuminoïdes et les graisses, seules, alimentaient et entretenaient la chaleur pendant le jeûne. Il fut facile à Rubner de s'en rendre compte en établissant le bilan de l'azote et du carbone désassimilés par l'animal et excrétés dans ses urines, ses fèces et les produits de sa respiration. L'expérience démontrait que chaque gramme d'azote urinaire correspondait à la destruction de $5^{gr},321$ d'albumine contenant $3^{gr},28$ de carbone. En retranchant le carbone de provenance quaternaire ainsi calculé du carbone total des *excreta* et en fixant par le calcul à $1^{gr},29$ le poids de graisse correspondant à

1 gramme de carbone, on avait la possibilité d'établir, après le bilan des albuminoïdes, celui des corps gras détruits chaque jour par l'animal. Le dosage direct de l'oxygène libre absorbé par la respiration permettait le contrôle de ces premières données ; il devait fournir un chiffre à peu près égal au poids d'oxygène théoriquement nécessaire pour oxyder les quantités d'albuminoïdes et de graisses déterminées au moyen des analyses précédentes. Tel est le principe de la méthode grâce à laquelle Rubner se rendit compte de la nature et de la quantité de substance organique décomposée au cours du jeûne. Le bilan nutritif de l'inanition une fois établi, l'animal d'expérience reçut une quantité de sucre de canne insuffisante pour entretenir à elle toute seule sa chaleur. Le régime des combustions intra-organiques n'en était pas pour cela modifié et Rubner s'assura que l'animal continuait à vivre avec le même bilan total de calories. Dans ces conditions, la consommation d'énergie restait toujours constante et égale à ce qu'elle était lors du jeûne absolu, mais malgré cela, il était impossible, après le changement de régime, de reconnaître à cette énergie la même origine. L'utilisation du sucre permettait certainement à l'organisme de diminuer les emprunts précédemment faits à ses réserves. Pour comparer la valeur énergétique du saccharose à celles des autres principes, il suffisait de déterminer le poids d'albuminoïdes et de graisses épargné par l'ingestion du sucre. Voici les données d'une des expériences de Rubner. Un chien désassimila par jour :

	ALBUMINE détruite.	GRAISSE détruite.
	grammes.	grammes.
Pendant l'inanition.	10,269	40,673
Avec un supplément unique de 77,1 de sucre [1].	6,651	8,075
DIFFÉRENCES	3,618	32,598

Ces chiffres signifient que $77^{gr},1$ de sucre permettent à l'animal d'économiser : $3^{gr},618$ d'albumine + $32^{gr},598$ de graisse, car, mis à la disposition de l'organisme, ils fournissent la même quantité de chaleur. Des expériences analogues, mais portant sur une alimentation azotée à la viande, conduisirent d'autre part Rubner à admettre

----

1. On tenait compte évidemment du carbone introduit dans l'économie par le sucre.

que l'albumine épargne $2^{gr},64$ de graisse par gramme d'azote qu'elle
apporte. Utilisant ici ce facteur, on voit que l'économie totale de
graisse causée par les $77^{gr},1$ de sucre a été de $34^{gr},39$, autrement
dit que 234 grammes de sucre ont pu remplacer 100 grammes de
graisse. Or, le calorimètre nous a appris que 235 grammes de sucre
contiennent sous forme de chaleur la même quantité d'énergie que
100 grammes de graisse. L'écart entre les deux chiffres, obtenus
par des méthodes si différentes, est faible. Dans l'organisme soumis
au jeûne, les matières organiques constituantes du corps ainsi que
les principes nutritifs assimilables introduits dans le courant sanguin
peuvent se substituer à quantités calorimétriquement égales. Que
devient le principe, lorsque l'animal est dans des conditions normales et reçoit de la nourriture ? Rubner a également démontré que
l'alimentation ne lui fait rien perdre de sa valeur et de sa signification. Il semblait difficile qu'il en fût autrement, puisque l'organisme, nous l'avons déjà dit, règle toujours l'utilisation de ses aliments non d'après la quantité de principes nutritifs dont il dispose,
mais bien d'après ses besoins éventuels. Aussi, en recueillant dans
le calorimètre la chaleur produite par des chiens soumis avec changement de régime à la ration d'entretien, Rubner a-t-il trouvé que
les calories perdues par rayonnement étaient constantes pour chaque
sujet et égales à la somme des chaleurs de combustion des aliments
consommés pendant la durée de l'expérience. Le corps de l'animal se
comportait finalement comme une véritable bombe calorimétrique,
où les hydrocarbonés et les graisses se brûlaient jusqu'à combustion
complète et où l'albumine se transformait en eau, acide carbonique
et urée. Les chaleurs de combustion des substances ternaires mesu-
rées directement au moyen de la bombe calorimétrique concordaient
par conséquent avec les quantités de chaleur, c'est-à-dire d'énergie,
dégagées par les mêmes principes, lorsqu'ils s'oxydaient au maximum dans l'économie animale. Le mode suivant lequel s'opérait
l'oxydation différait seul dans les deux cas ; les hydrocarbonés et les
graisses subissent bien dans l'organisme des transformations multiples, mais celles-ci, conformément au principe de thermochimie
dit de l'*état initial* et de l'*état final,* restent sans influence. D'après
le théorème de Berthelot, la quantité d'énergie potentielle perdue

sous forme de chaleur par une substance organique est, en effet,
indépendante de la nature, du nombre et de la suite des états intermédiaires revêtus par cette substance, lorsqu'elle s'achemine progressivement vers les termes auxquels aboutit finalement l'oxydation.
Le résultat est le même, que l'on passe directement ou sans transition de l'état initial à l'état final constaté. Nous venons, en un mot, de
démontrer avec Rubner que, dans tous les cas, les éléments nutritifs
se substituent entre eux en vue de satisfaire aux besoins de la nutrition suivant des poids capables de libérer, sous forme de chaleur, le
même potentiel.

De l'aptitude du sucre à maintenir l'équilibre nutritif.

Pour évaluer l'énergie contenue dans le sucre, profitons de cette
notion des valeurs isodynames. Nous voyons alors, en cherchant à
raisonner de façon à frapper davantage l'esprit, que les deux morceaux de sucre, d'un poids moyen de 8 grammes chacun, que l'on
met dans sa tasse de café, comme consommation d'agrément, représentent un apport de 65 à 66 calories. Que vaut comparativement
l'œuf, par exemple, d'un poids moyen de 40 grammes, coquille dé-
duite, que tout le monde considère comme un aliment infiniment
plus précieux que les sucreries? De par sa teneur en albumine, en
corps gras et en hydrates de carbone, il n'apporte pas tout à fait
63 calories, c'est-à-dire fournit 2 calories de moins que les deux
morceaux de sucre. En supposant que, chez l'homme, le potentiel
alimentaire devienne surtout de la chaleur, il est déjà possible de se
rendre compte que, contrairement aux croyances communes, le
sucre représente un appoint nullement négligeable de calorique.
Continuons notre comparaison entre l'œuf et le sucre. De ce que le
premier est à peu près isodyname des deux morceaux du second,
s'ensuit-il que l'un et l'autre de ces aliments, ingérés dans des proportions respectives, aient la même valeur nutritive, c'est-à-dire
apportent à l'organisme des quantités de matière et d'énergie physiologiquement égales? Comment s'en assurer? S'il en est ainsi, lorsque
nous ajouterons à une même ration, suffisante pour couvrir largement
le besoin d'albumine, tantôt du sucre, tantôt autant d'œufs que nous

aurons précédemment donné de fois deux morceaux de sucre, le
bilan des échanges matériels et dynamiques ne devant hypothétique-
ment pas varier, il s'ensuivra, en admettant naturellement que ses
dépenses soient uniformes, que le sujet ne changera pas de poids.
Malgré la simplicité et le peu de rigueur de la méthode, la pesée de
l'animal est un moyen très acceptable d'apprécier l'aptitude respective des aliments à maintenir l'équilibre nutritif. Si le poids augmente, c'est l'indice que l'organisme trouve dans sa ration plus qu'il
ne lui faut pour alimenter ses réactions et ses travaux intérieurs ; il
met l'excédent en réserve. Si le poids diminue, l'apport ne suffit plus
à couvrir les pertes. L'égalité de poids indique enfin qu'il y a équilibre
entre les entrées et les sorties, c'est-à-dire que les rations produisent
identiquement le même résultat. Or, si l'on remplace l'œuf et le sucre
suivant des poids isodynames, l'équilibre de poids ne sera jamais
atteint. L'expérience n'a peut-être pas été précisément faite avec ces
deux aliments, mais on a constaté un grand nombre de faits analogues permettant d'affirmer *a priori* qu'il ne peut en être autrement.

La chienne observée par M. Contejean[1] était constamment tenue
à l'état de repos, enfermée dans une cage et placée dans une salle à
température à peu près constante. L'identité de ses échanges matériels et dynamiques était ainsi assurée aussi exactement que possible.
Sa ration, variable, nous allons le voir, lui était donnée en une seule
fois et toujours à la même heure. L'administration de sa boisson
avait toujours lieu dans la période la plus éloignée du moment des
pesées. Celles-ci étaient faites le matin avant le repas et après l'extraction de l'urine de la vessie. Les fèces émises étaient toujours pesées avec l'animal. Le graphique suivant résume les résultats principaux de l'expérience. On y trouve consigné tout ce qui concerne la
composition de la ration, les poids quotidiens de l'animal, de l'azote
entrant (courbe à traits pleins), de l'azote sortant (courbe à traits
pointillés), enfin la valeur calorimétrique de la ration reçue pour
chaque régime pendant une période consécutive de quatre jours.

— *A*. Nous voyons que soumis, pendant la première période du 24
au 28 décembre, au régime quotidien de 1 000 grammes de viande

1. Contejean, *Arch. de Physiol.*, n° 4, octobre 1896, p. 803.

maigre, contenant à peu près 20 grammes de graisse d'infiltration, le
sujet augmente de 395 grammes + 147 grammes de fèces. L'azote
des urines donne la mesure de l'albumine utilisée par l'animal, et
permet de calculer que la chienne dépense de 3777 à 4547 calories.
— *B*. Du 28 décembre au 6 janvier la ration se compose de 500 gram-

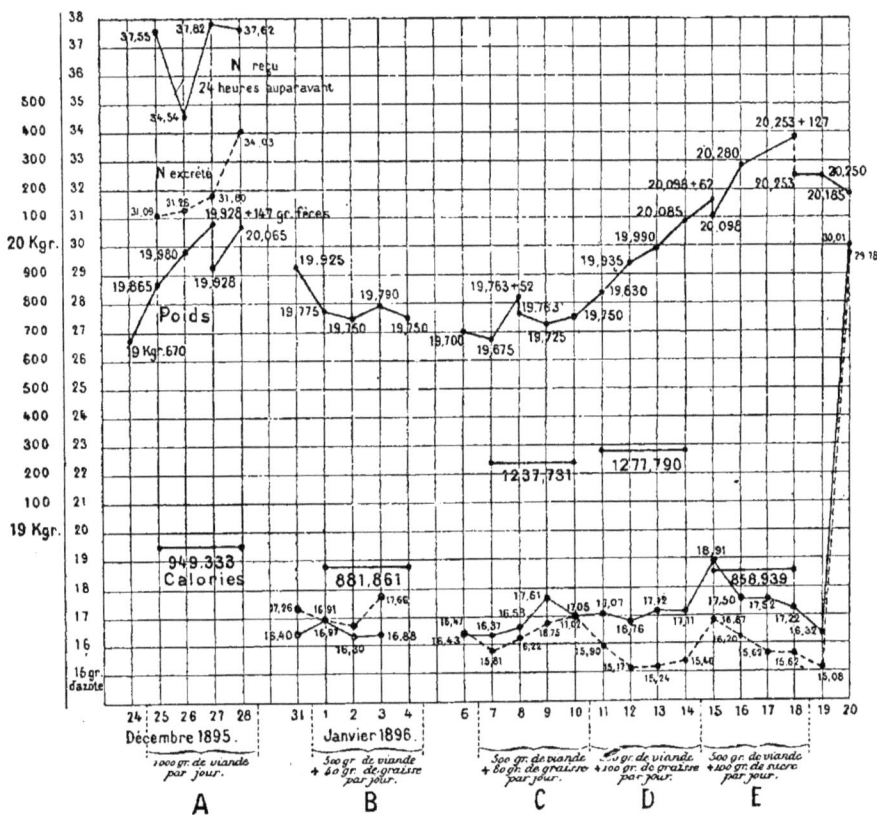

Fig. 14.

mes de viande additionnés de 40 grammes de saindoux. La ration
est insuffisante, l'animal perd 170 grammes et il sort légèrement
plus d'azote qu'il n'en rentre. — *C*. Avec 500 grammes de viande et
80 grammes de saindoux, l'équilibre se rétablit : la chienne fixe un
peu d'azote et gagne environ 50 grammes + 52 grammes de fèces ;
elle dépense alors de 4950 à 5326 calories. — *D*. Pendant la qua-

trième période, la ration est augmentée de 20 grammes de saindoux.
L'animal gagne beaucoup en poids (335 grammes) à ce régime ; il
fixe de l'azote dans ses tissus. La dépense atteint 5 486 calories. —
E. Du 15 au 18 décembre, l'animal reçoit toujours 500 grammes de
viande, mais la graisse est remplacée par 100 grammes de sucre. Cette
ration, cela se voit sur le graphique, est à peu près isodyname de celle
de la deuxième période (*B*), comportant un régime de 500 grammes
de viande et 40 grammes de saindoux [858 939 calories au lieu de
881 861], mais alors qu'avec cette dernière le sujet perdait en poids,
il augmente au contraire ici de 152 grammes + 127 grammes de fèces.

Nous devons alors conclure avec Contejean que des rations alimentaires isodynames contenant, comme l'œuf et les deux morceaux de
sucre, la même quantité d'énergie potentielle peuvent, appliquées
dans les mêmes conditions sur le même sujet, donner des résultats
inégalement avantageux. Avec le sucre, il y aura très probablement
abondance et l'organisme formera des réserves. L'œuf ne couvrira au
contraire peut-être pas les dépenses journalières ; le poids baissera,
l'azote sortira des tissus en plus grande quantité qu'il n'y entre.

Notre comparaison entre les divers aliments qui, d'après des calculs
basés sur les valeurs isodynames, tournait en faveur du sucre, serait-
elle par cela même erronée et serions-nous autorisés à déclarer, de
concert avec M. Chauveau, que devant des faits semblables, il ne
faut plus hésiter à jeter la suspicion sur les théories de Rubner ?
Celles-ci, prétend la nouvelle école, sont fausses *a priori*, et le pouvoir nutritif des substances alimentaires ne peut, de même que leur
pouvoir énergétique, être identifié à leur pouvoir thermogène, c'est-
à-dire rester proportionnel à leur chaleur de combustion. Les aliments, tels qu'ils sont ingérés, sont, en effet, incapables, sans avoir
subi une transformation préalable, de pouvoir servir à l'entretien
des fonctions de l'organisme et à l'accomplissement des travaux qui
s'y effectuent. Or, cette transformation met en jeu une certaine quantité d'énergie *variable avec la nature de l'aliment considéré;* les
phénomènes dont s'accompagnent les réactions chimiques portant sur
les aliments pendant leur assimilation ne sauraient, par cela même,
être identiques pour les albuminoïdes, les hydrocarbonés et les
graisses. Il n'y a rien à objecter à de semblables considérations. Elles

sont rationnelles et indiscutables, mais elles ne paraissent nullement de nature à mettre la notion de l'isodynamie en défaut. Lorsque M. Chauveau les sortit de l'ombre, croyant, suivant ses propres expressions, « qu'elles étaient de nature à heurter les habitudes d'esprit des partisans systématiques de la théorie des substitutions isodynames », ceux-ci, pour y répondre, n'eurent qu'à se reporter aux premières conclusions générales de Rubner. L'éminent physiologiste de Munich n'avait pas été sans s'apercevoir que son principe fondamental était en réalité le plus souvent masqué par des phénomènes secondaires, que les éléments nutritifs passaient par le tube digestif avant de pénétrer dans la circulation générale et que le travail auquel ils étaient alors soumis ne pouvait de toute évidence être identique dans tous les cas. Afin de tenir compte des perturbations apportées par le travail de la digestion, Rubner spécifia donc en propres termes « que *la valeur nutritive d'un aliment se trouvait mesurée non pas par l'énergie totale qu'il dégage dans l'organisme, mais seulement par la partie de cette énergie que ce dernier peut utiliser* ». N'est-ce pas là, en principe, le sens des rectifications demandées par M. Chauveau ?

Effet physiologique utile de l'énergie potentielle contenue dans le sucre.

Nous avions fixé aux chiffres suivants le pouvoir calorifique ou dynamique de 1 gramme des diverses substances :

Pour les matières azotées et hydrocarbonées en moyenne . 4,1 calories.
Pour les matières grasses. . . . . 9,3 —

Ce ne sont là, d'après ce que nous venons de dire, que des *valeurs brutes* servant à calculer l'apport total d'énergie. Il nous faut maintenant les corriger et en déduire l'énergie que l'organisme va réellement utiliser. La soustraction opérée, rien ne s'opposera plus à nous laisser adopter les nouveaux chiffres comme des *valeurs nettes*, susceptibles de nous renseigner sur *l'effet physiologique réellement utile des divers aliments*, valeurs, cela se conçoit, qui auront bien au regard de l'organisme la même signification que les anciennes au regard du calorimètre.

La recherche des pertes d'énergie subies par les aliments dans l'organisme, et dont ce dernier n'a pas profité, nécessite, pour être exécutée avec certitude, l'établissement du bilan complet des échanges nutritifs. Comme il faut procéder, en vue de cette détermination, à des expériences fort compliquées, dont il est impossible, dans ce résumé, de donner le détail, les résultats seuls de ces travaux trouvent leur place ici. Rubner[1], entre autres, a expérimenté sur l'enfant avec l'alimentation lactée, sur l'homme adulte soumis à divers régimes, et sur le chien. Le tableau suivant résume celles de ses conclusions qu'il est intéressant de connaître d'une manière générale et qui peuvent nous servir indirectement.

MODE D'ALIMENTATION.	PERTE D'ÉNERGIE pour 100 calories brutes de l'aliment.			EFFET physiologique utile.
	Par l'urine.	Par les excréments.	Total.	
Lait maternel (enfant)	2,60	5,80	8,40	91,60
Lait de vache (adulte)	5,13	5,07	10,20	89,80
Alimentation mixte (jeune garçon)	2,52	6,27	8,79	91,21
Pain de seigle complet (600 à 800 grammes). .	2,20	24,30	26,50	73,50
Pain de farine de seigle (600 à 800 grammes). .	2,40	15,50	17,90	82,10
Alimentation riche en graisse	3,87	5,73	9,60	90,40
Pommes de terre ($2^{kg},756$ associés à du beurre et du sel)	2,30	5,60	7.90	92,10
Viande chez l'homme (2 kilogr. associés à du beurre et du sel)	16,30	6.90	23,20	76,80
Viande chez le chien.	21,40	3,1	24,30	75,70

N'avions-nous pas raison de nous élever contre l'habitude que l'on a de dépasser de beaucoup, lors de l'établissement de la ration, la dose d'albumine nécessaire au fonctionnement général de l'organisme ? Le minimum d'azote satisfait, on ne peut, n'en déplaise à l'opinion que professe le grand public, attendre grand'chose d'un excédent de matière azotée. Laissant même de côté le mauvais effet

1. Rubner, « De la valeur énergétique de l'alimentation de l'homme » (*Zeitsch. f. Biol.*, t. XLII. 1901).

sur la santé de tous les produits de combustion incomplète, auxquels conduit forcément l'utilisation de l'albumine, nous ne pouvons oublier que la combustibilité de ce principe est de plus aussi médiocre que celle des corps gras. Mais alors que la graisse, d'après le tableau précédent, compense ce défaut de qualité par un coefficient élevé d'utilisation physiologique (90,40), la viande est l'aliment qui, au point de vue énergétique, laisse le plus grand déchet. Sur 100 calories qu'elle apporte, l'organisme n'en utilise guère que 75 environ, et cela non seulement chez l'homme, omnivore, mais même chez les carnivores comme le chien. Les chiffres de Rubner nous confirment, par contre, la haute valeur dynamique des hydrocarbonés, et c'est pour cela que nous ne pouvions nous dispenser de les citer. Lorsque la matière sucrée se trouve condensée à l'état de celluloses plus ou moins saccharifiables, elle échappe sans doute en partie chez l'homme au travail de la digestion et, ne pouvant être absorbée, passe dans les excréments ; il n'y a donc nullement lieu de s'étonner que l'effet utile du pain complet de seigle, riche en ligneux non digestible, n'atteigne qu'un taux assez bas (73,5) et voisin du coefficient de la viande. Mais lorsque la digestibilité des hydrates de carbone est totale comme celle de l'amidon de la pomme de terre, dont il est assez rare de constater la présence dans les fèces, l'utilisation de l'aliment atteint son maximum (92,1). Le rapprochement des chiffres de Rubner parle sans restriction aucune en faveur des hydrates de carbone en général. Il ne contient malheureusement pas de renseignements sur la valeur physiologique spéciale du sucre, celui entre tous les hydrocarbonés de digestibilité complète que nous voulons, pour ainsi dire, réhabiliter ici, afin d'en rendre l'usage aussi courant que possible. Mais il va nous être facile de suppléer à cette lacune en raisonnant, au sujet du sucre, d'après ce que Rubner vient de nous apprendre sur la fécule de pomme de terre. L'effet physiologique utile de ce dernier aliment vis-à-vis de l'organisme humain est de 92,1 p. 100. Cela porte à 7,9 p. 100 le nombre des calories apportées qui, libérées au cours de l'assimilation, ne sont pas directement utiles à l'organisme. Passons en revue les fonctions et les divers phénomènes susceptibles d'occasionner ce déchet.

Le travail de la digestion commence par la préhension, la mastication buccale, l'insalivation et la déglutition de l'aliment. Ces actes consomment de l'énergie, mais en quelle quantité ? Zuntz et Lehmann s'en rendirent compte en suivant les échanges respiratoires du cheval au repos, puis lorsqu'il mangeait. Le repas était cause d'un supplément de consommation d'oxygène et d'exhalation d'acide carbonique. Des chiffres fournis par l'analyse des gaz de la respiration, il résulta que 10 p. 100 du potentiel du foin, fourrage cellulosique, et 4 p. 100 seulement de celui de l'avoine, aliment assez riche en amidon, étaient dépensés par la mastication et la déglutition. La perte d'énergie est certainement moindre lorsque l'on ingère de la pomme de terre, autrement plus facile à mâcher et à digérer que l'avoine. Quant au sucre, qui se « croque » avec d'autant moins de peine que la salive le dissout de suite, sa valeur calorifique, à son entrée dans l'estomac, ne sera que fort peu amoindrie.

Devons-nous en conclure que le travail de la digestion consécutif à l'ingestion de sucre est absolument négligeable ? La physiologie ne nous y autorise pas. Lœwy, en introduisant dans le tube digestif des substances inertes et nullement alimentaires, a constaté que l'excitation, seule, qu'elles produisaient sur les parois de l'intestin avait toujours pour résultat d'accroître le bilan des échanges nutritifs. Pendant la période des sécrétions salivaires, gastriques et pancréatiques, c'est-à-dire bien avant le début de l'absorption digestive, il y a toujours, en effet, plus d'oxygène consommé. Le fait, nous l'avons déjà dit au cours de ce chapitre, a même été exploité au profit de la théorie qui soutient, bien à tort, que l'organisme gaspille l'énergie lorsque les repas lui fournissent des aliments en abondance. Si le sucre était directement introduit dans les vaisseaux, il n'y aurait très probablement pas exagération de la consommation énergétique, mais lorsqu'il passe par le tube digestif, par suite tout d'abord de son action gustative et condimentaire, il se produit certainement une sécrétion gastrique et intestinale énergique que l'action directe de l'aliment sur les muqueuses digestives doit prolonger tant que l'absorption n'est pas complète. Or, les expériences de M. Chauveau sur la parotide du cheval nous ont appris que les réactions chimiques augmentent avec l'état d'activité des glandes, preuve certaine que les sécrétions consomment de l'énergie. Malgré cela, nous sommes auto-

risés à admettre que l'influence exercée par la digestion et l'interversion intestinale du sucre n'occasionnera qu'une inutilisation très
minime des calories contenues dans cet aliment.

Comme autre cause importante de perte d'énergie subie par
l'amidon depuis son ingestion jusqu'à son passage dans le sang, il
faut citer l'action des microbes. Au cours de leur digestion, les
hydrocarbonés fermentent, dans l'intestin particulièrement, sous l'influence des microbes qui, introduits de l'extérieur, y pullulent. Tappeiner même a montré que la cellulose n'était alimentaire pour les
herbivores qu'après avoir subi des métamorphoses fort compliquées,
dues exclusivement aux ferments figurés. Les infiniment petits ont
ainsi à un certain point de vue une action bienfaisante, mais d'un
autre côté, comme ils ont besoin d'énergie pour vivre, ils n'opèrent
ces transformations que pour en profiter. C'est pour cela qu'ils dé-
composent les hydrocarbonés et plus particulièrement les sucres en
hydrogène, en acide carbonique, en hydrogène sulfuré, en méthane
ou gaz des marais (hydrogène carboné), en acides organiques (lactique, butyrique, acétique, propionique, succinique) et quelquefois
en alcools divers. Si l'on songe que tous ces dédoublements ne libèrent que peu d'énergie, on voit que les microbes sont obligés, pour
satisfaire à leurs besoins, d'agir, chacun à sa façon, sur des quantités considérables de matières, désormais perdues pour l'organisme
animal. Parmi ces résidus de fermentation, il en est un certain
nombre, comme les gaz, éliminés par l'animal avec ses fèces, qui ne
sont que des corps saturés, inertes, et incapables de constituer une
source d'énergie. Quant aux composés solubles à fonction acide ou
alcoolique que nous avons nommés, ils subissent l'absorption et
pénètrent dans le sang ; Speck, de Mering et Zuntz, Mallèvre, avec
expériences à l'appui, affirment qu'ils sont alors réellement brûlés,
mais ceci ne doit pas nous faire oublier que leur valeur calorifique
s'élève à peine à la moitié de celle des hydrates de carbone d'où ils
proviennent. Les microbes sont en résumé des parasites coûteux,
car ils dépensent pour leur compte personnel, au détriment de l'organisme, une notable partie de l'énergie des aliments sucrés. Kellner
a trouvé, par exemple, que chez le bœuf plus de 10 p. 100 du
potentiel de la fécule ou de l'amidon est consommé rien que par la

formation de méthane dans la panse. Le déchet serait-il encore plus fort pour le sucre, l'aliment préféré des microbes ? La rapidité et la facilité si grandes, nous le savons, avec lesquelles cet aliment traverse les parois de l'intestin et pénètre dans le sang nous laissent espérer que non. Le sucre ne demeure que très peu de temps dans le tube digestif ; aussi y a-t-il beaucoup de chances pour qu'il échappe aux fermentations intestinales plus facilement que les autres hydrates de carbone, dont la solubilisation, la saccharification, la digestion en un mot, sont difficiles et exigent un séjour assez prolongé dans l'intestin. Cela explique pourquoi Kellner a pu parfois constater que la mélasse, et par conséquent le sucre qu'elle contient (50 p. 100), ne donne pas lieu dans la panse du bœuf à la même formation de méthane [1]. L'analyse des divers phénomènes susceptibles de diminuer la valeur dynamique du sucre, avant son absorption, nous laisse en résumé l'impression que, *au moment où cet aliment pénètre dans l'économie, le travail digestif n'a que fort peu entamé la somme d'énergie qu'il contenait avant son ingestion.*

Continuons à suivre ce que devient l'énergie du sucre après sa diffusion dans le sang. Par suite du mouvement nutritif, le glucose et le lévulose, issus de son dédoublement, subissent certainement dans l'organisme de multiples transformations. D'un côté, l'assimilation sait les utiliser comme matériaux de construction et en faire des réserves. La désassimilation d'autre part les détruit, soit de suite, soit après leur mise en réserve, pour satisfaire aux dépenses d'entretien.

Les opérations de construction, transmutation du glucose et du lévulose en glycogène ou en graisse, nécessitent toujours un certain travail ; elles empruntent alors très probablement du potentiel à une réaction inverse, c'est-à-dire à la destruction d'une certaine quantité de matière organique, à moins cependant qu'elles ne soient l'œuvre des ferments diastasiques. Ceux-ci dégagent de l'énergie plutôt qu'ils n'en consomment. Le bilan exact des pertes inhérentes à la

---

1. Malgré cela, s'il faut en croire les dernières recherches de Kellner, certains animaux, ainsi que nous le disions dans une note précédente, n'utilisent qu'imparfaitement le sucre pur. Ce dernier, malgré la rapidité de son absorption, subit certainement une fermentation très active dans la panse des ruminants. Il en est autrement chez l'homme et, parmi les animaux, chez le cheval, le porc, etc.

transformation du sucre en réserves et en tissu vivant est, on le conçoit, fort difficile à établir ; voici cependant quelques données numériques bien faites pour fixer nos idées sur la part de l'énergie totale des divers aliments utilisée par l'animal, soit pour son entretien, soit pour son croît, c'est-à-dire pour la formation de sa chair et de sa graisse. Les chiffres que nous citons sont empruntés au volumineux mémoire où Kellner donne le détail des expériences poursuivies de 1895 à 1899 à la station agronomique de Möckern sur les échanges matériels et dynamiques du bœuf[1]. Le tableau ci-dessous concerne le bœuf à l'entretien, celui dont le poids vif reste constant :

Nombre de calories utilisées par l'entretien sur 100 fournies à l'animal.

	EFFET physiologique utile.
Huile d'arachide	100,0 p. 100.
Mélasse.	95,1 —
Amidon.	89,9 —
Cellulose pure	86,0 —
Gluten (matière azotée pure d'origine végétale)	80,7 —

Nous y joignons les chiffres, également donnés par Kellner, qui nous indiquent, pour le bœuf à l'engrais, l'utilisation physiologique des mêmes substances alimentaires :

ALIMENT.	RÉPARTITION DE L'ÉNERGIE contenue dans la substance organique digérée et absorbée. — PERTES.			EFFET physiologique utile. — Énergie recouvrée par le croît.
	Dans les urines et par formation de méthane.	Fonctions diverses.	Total des pertes.	
	p. 100.	p. 100.	p. 100.	p. 100.
Huile d'arachide	»	43,7	43,7	56,3
Mélasse.	4,9	39,1	44,0	56,0
Cellulose pure	14,1	31,7	45,8	54,2
Amidon.	10,1	36,9	47,0	53,0
Gluten	19,3	44,2	63,5	36,5

1. Dᵣ O. Kellner, *Untersuchungen ü. d. Stoff- und Energie-Umsatz d. erwachsenen Rindes*. Librairie Paul Parey, Berlin, 1900.

Le rapprochement des chiffres particuliers à la mélasse[1], fort riche en sucre comme nous l'avons dit, et des autres données nous permet, sans plus d'explications, cette déduction que *le sucre doit être un aliment dont l'énergie est parfaitement utilisée par l'animal, et cela aussi bien pour son entretien que pour la production du croît.*

Afin d'en terminer, envisageons maintenant les effets du sucre lorsqu'il est appelé à jouer un rôle énergétique ou thermogénique immédiat. Nous savons que c'est en brûlant le glucose et le lévulose, en lesquels cet aliment se décompose, que l'organisme libère de l'énergie sous forme de chaleur ou de travail musculaire et mécanique. On enseigne avec raison que ces sucres disparaissent par oxydation, c'est-à-dire après leur transformation finale en acide carbonique et en eau. Cette combustion, nous le savons, n'est pas brusque et instantanée comme dans la bombe calorimétrique. Les sucres sont au préalable transformés, et ce n'est seulement que sur les produits de leur dédoublement qu'agit, par l'intermédiaire des oxydases, l'oxygène fixé sur l'hémoglobine. Les transformations de l'aliment sucré, antérieures à la fin de son oxydation, ne seraient-elles pas une cause de perte d'énergie? Voilà ce dont il est intéressant de s'assurer. MM. Bach et Battelli[2] ont étudié tout récemment les mutations que l'organisme fait subir au glucose pour mettre en liberté l'énergie potentielle de cet aliment physiologique. Leur théorie est loin d'être classique; peut-être est-elle même en contradiction avec les idées généralement admises, mais elle repose néanmoins sur des bases assez sérieuses pour être prise en considération. Suivant ces auteurs, la dégradation des hydrocarbonés se ferait grâce à l'action alternante de deux sortes de ferments. Les uns ne produiraient que des dédoublements aboutissant, entre autres termes constants, à l'acide carbonique, et laisseraient comme résidus des substances facilement oxydables que les autres se chargeraient d'oxyder en produisant de l'eau. L'acide carbonique ne résulterait, d'après cette doc-

---

1. Pour les ruminants, toujours d'après les travaux les plus récents de Kellner, la mélasse est supérieure au sucre : 1 kilogr. de substance organique de la mélasse (sucre et non-sucre ternaire réunis et abstraction faite de la matière azotée) fournit 207 grammes de graisse, alors que le kilogramme de sucre pur n'en produit que 188 grammes.

2. Bach et Battelli, *Comptes rendus,* 1903, n° 22, p. 1351.

trine, que de dédoublements et non d'oxydations, et l'oxygène se porterait sur l'hydrogène et non pas sur le carbone, que l'on considère volontiers cependant comme l'élément combustible par excellence. Il en résulterait que la plus grande partie de l'énergie serait ainsi libérée par l'oxydation directe de l'hydrogène sous l'influence de l'oxygène du sang. Voici quelles seraient les différentes phases de la dégradation du glucose : celui-ci serait dédoublé en acide lactique, puis en alcool et en acide carbonique grâce à ces deux diastases spéciales, découvertes dans les tissus animaux par Stoklasa et Cerny et susceptibles de produire, l'une la fermentation alcoolique, l'autre la fermentation lactique. L'alcool naissant serait ensuite aussitôt oxydé et deviendrait de l'acide acétique, lequel serait à son tour dédoublé en méthane et en acide carbonique. Le méthane oxydé fournirait de l'acide formique, dont l'acide carbonique et l'hydrogène sont des produits normaux de dédoublement. Finalement l'hydrogène se combinerait avec l'oxygène pour donner de l'eau. « Ces corps, ainsi que le remarquent MM. Bach et Batelli, se trouvent en plus ou moins grande quantité dans l'organisme et d'une manière générale toutes ces réactions peuvent être accomplies par des diastases. » Ce qui, dans cette théorie, va peut-être effrayer, sinon faire réfléchir certains physiologistes, c'est la présence de l'alcool parmi les termes auxquels aboutirait cette dégradation hypothétique du sucre physiologique du sang. L'alcool est un poison ! Comment admettre alors qu'à l'état normal, l'organisme, par cela même qu'il consomme continuellement du glucose, est pour ainsi dire constamment imprégné d'alcool ? Cela se remarquerait ; bien plus, l'odorat seul permettrait de s'en apercevoir. Le premier étonnement disparaît assez vite, si l'on veut bien se donner la peine de distinguer l'alcool naissant, issu de la fermentation intra-organique du glucose, se transformant immédiatement par oxydation et par conséquent incapable de se répandre et de porter le trouble, de l'alcool des boissons qui, lui, pénètre subitement dans le sang et, ne pouvant, comme le sucre, revêtir momentanément tout au moins une forme de réserve, se trouve ainsi à la disposition de l'organisme et en trop grand excès pour pouvoir être brûlé rapidement. Quoi qu'il en soit, voyons rapidement ce qui va se passer au point de vue thermochimique, en admettant que le glucose subit dans les capillaires des tissus une dégradation progressive analogue à celle que nous venons d'exposer. La formation à ses dépens d'alcool et d'acide lactique se fait théoriquement avec dégagement de chaleur, mais les calories ainsi mises en liberté sont, à très peu de chose près, absorbées par les dédoublements qui aboutissent à la formation de méthane et d'hydrogène. Il n'y a de ce fait ni dégagement ni absorption d'énergie. Quant aux oxydations successives de l'alcool, du méthane et de l'hydrogène, les données thermochimiques classiques nous montrent qu'elles dégagent exactement le même nombre de calories que la combustion totale du glucose.

Nous sommes ainsi amenés à reconnaître, et le fait a une grande importance pratique, que *l'énergie inhérente aux hexoses répandus en excès dans le sang, consécutivement à l'ingestion et à l'absorption d'une dose assez massive de sucre, est, théoriquement du moins, intégralement libérée au profit de l'organisme lorsque celui-ci les utilise immédiatement pour satisfaire au surcroît de dépenses occasionnées par le travail musculaire.* C'est en se basant au fond sur cette idée que M. Chauveau propose de substituer aux vues de Rubner, comme étant plus rationnelle, sa *théorie des poids isoglycosiques*[1]. Le glucose, dit-il en substance, étant l'aliment nécessaire et exclusif de la force musculaire, le seul qui intervienne au cours de sa production, l'énergie contenue dans ce principe intéresse donc au plus haut degré la physiologie de la nutrition. Aussi la partie du potentiel d'un aliment que l'organisme utilise en vue de transformer cet aliment en glucose ne doit-elle pas entrer en ligne de compte. C'est un déchet définitivement perdu pour le muscle. Les quantités des diverses substances, équivalentes au point de vue du travail musculaire, ne sont pas alors *isodynames* ou susceptibles de libérer par combustion le même nombre de calories, mais bien *isoglycosiques*, autrement dit, capables de fournir à l'économie le même poids de glucose. La thèse de M. Chauveau ne fait en réalité que compléter la théorie de Rubner. Ce dernier s'était borné à constater que la notion des poids isodynamiques n'est vraie qu'autant que l'on tient compte de

1. Chauveau, *Comptes rendus,* 1897, t. II, p. 1070 ; 1898, t. I, p. 795, 1072, 1119.

la portion d'énergie non utilisée ; M. Chauveau indique le moyen de calculer *a priori* ce déchet, et voici comment. En résolvant par l'algèbre, car ses chiffres ne reposent sur aucune détermination expérimentale, les équations de la transformation en glucose des divers principes alimentaires, M. Chauveau calcule les rendements suivants :

	GLUCOSE.
100 grammes de graisse fournissent	161^{gr},0
100 — d'amidon fournissent.	110 ,0
100 — de sucre de canne fournissent . . .	105 ,0
100 — d'albumine fournissent	80 ,0

Puis, à l'aide de ces chiffres, il établit les poids isoglycosiques des mêmes substances, en regard desquels se trouvent placés, pour la comparaison, dans le tableau suivant, les poids isodynamiques de Rubner :

	POIDS	
	isodynamiques.	isoglycosiques.
Graisse.	100	100
Amidon	229	146
Sucre	235	153
Albumine.	235	201
Glucose	255	161

Les valeurs sont très différentes dans les deux colonnes et l'on n'est pas sans remarquer qu'il est plus avantageux d'opérer les substitutions en partant des équivalents glycosiques qu'en se conformant aux équivalents thermiques.

Si l'on ne considère que la production du glucose dans l'économie, la chose semble toute naturelle. Il est évident qu'à valeurs énergétiques égales, l'aliment qui apporte le sucre tout formé vaut largement celui qu'il faut transformer et « cuisiner », peut-on dire, pour en faire de la matière sucrée. Les mutations chimiques se soldent presque toujours par une dépense d'énergie. Consultons le foie, dont le rôle est capital lors de la transformation des hydrocarbonés, des albuminoïdes et peut-être des graisses en glucose. Cet organe étant chargé d'élaborer le sucre, le combustible le plus employé par l'organisme, il est naturel que son importance soit proportionnée d'un côté à celle des tissus qui brûlent ce sucre, et qu'elle dépende d'un autre côté des difficultés inhérentes à la production de ce charbon physiologique. Effectivement, il y a chez l'animal un rapport constant entre le volume de son foie et l'étendue de sa surface cutanée, par où les deux tiers des calories dépensées par l'organisme rayonnent et se perdent ; de plus, on remarque que la nature de l'alimentation est l'une des causes les plus importantes des variations de poids du même organe [1]. C'est toujours avec l'alimentation animale ou azotée que l'on constate la plus forte proportion de foie par kilogramme de poids vif (52^{gr},8 de foie par kilogramme de chien ; 55 grammes par kilogramme de hérisson). A l'alimentation végétale, et principalement à l'alimentation par les graines, riches en amidon, correspond au contraire la proportion la plus faible (de 37 à 38 grammes de foie par kilogramme de lapins nourris avec de l'herbe — de 28 à 31 grammes chez les granivores comme le poulet et le pigeon). Ces chiffres nous démontrent que dans le foie, envisagé en tant que laboratoire nutritif, il y a, pour exécuter le travail, un personnel de cellules actives, d'autant moins nombreux que l'organe reçoit de l'intestin plus de sucre en nature.

Preuves expérimentales de la valeur nutritive du sucre.

Ces faits laissent prévoir la loi de l'équivalence glycosique ; en voici de nouveaux qui, suivant M. Chauveau, permettent d'en vérifier l'exactitude. Pour éprouver expérimentalement les deux théories en présence, celle de Rubner et la sienne, M. Chauveau se base sur ce que les substitutions faites en partant des poids isoglycosiques assurent seules l'invariabilité de poids des sujets d'expérience. La preuve est-elle impeccable ? On objecte à la méthode qu'équilibre de poids n'est pas rigoureusement synonyme d'équilibre nutritif, que l'organisme en outre ne retient pas toujours les mêmes quantités d'eau. Mais la critique est loin d'enlever toute signification aux expériences de M. Chauveau. Nous allons voir qu'elles nous révèlent avec une très grande netteté l'aptitude bien spéciale du sucre à remplir le rôle d'un aliment parfait, et c'est pour cette raison qu'elles ont tout naturellement leur place à la fin de ce chapitre.

---

1. Maurel, *Comptes rendus*, 1902, t. II, p. 1002 ; 1903, t. I, p. 316.

La chienne d'expérience recevait une ration fondamentale de 500 grammes de viande, capable de l'entretenir, pendant le repos,

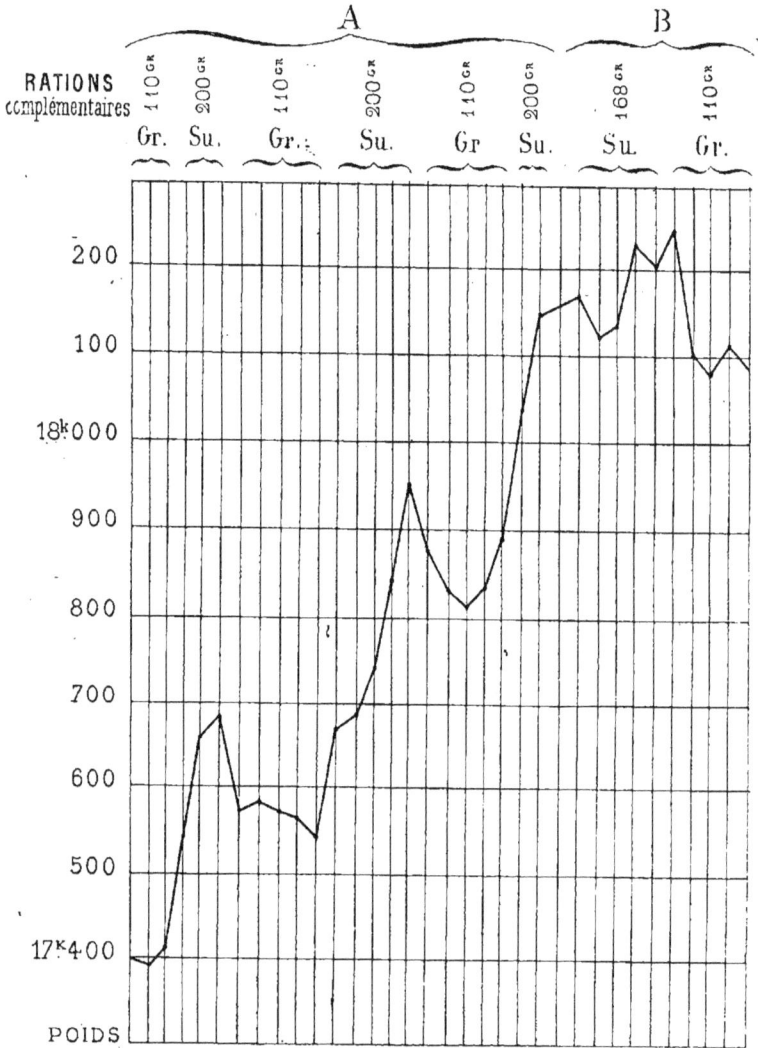

Fig. 15.

en équilibre nutritif. Le sucre ou la graisse constituaient la ration complémentaire chargée d'alimenter le travail demandé à l'animal.

Le sujet ne faisait qu'un seul repas le matin, et lorsqu'il était en pleine digestion, toujours à la même heure après le repas, on l'obligeait à marcher au trot allongé à l'intérieur d'une roue, actionnée par un moteur et munie d'un compteur permettant la mesure du travail. Inutile de dire que la chienne était parfaitement dressée et entraînée à ce genre d'exercice. Dans les deux séries d'expériences (A et B) auxquelles se rapporte le graphique ci-contre (fig. 15), le sucre et la graisse étaient administrés alternativement. On voit que l'animal conserve un poids stationnaire durant les périodes de cinq jours où il reçoit 110 grammes de graisse sous forme de saindoux. Cet aliment n'apportait donc aux muscles en activité que l'énergie strictement nécessaire à l'exécution des travaux intérieurs accomplis par les divers organes. Lorsque l'on remplaça le saindoux par 200 grammes de sucre, bien que l'énergie potentielle contenue dans cette nouvelle ration complémentaire fût bien inférieure à celle des 110 grammes de graisse, l'animal augmenta de poids; l'apport dépassait par conséquent les exigences de l'organisme. Dans la série d'expériences B, la dose journalière de sucre étant réduite à 168 grammes, le poids oscille autour de la même moyenne. Cela signifie que l'animal retire un bénéfice égal de 110 grammes de graisse et de 168 grammes de sucre, et pourtant cette dernière ration est douée d'une valeur énergétique totale moindre. *La supériorité du sucre sur la graisse est de toute évidence.* Elle se manifeste toujours et en toute circonstance, conclut M. Chauveau à la suite de nouvelles expériences, aussi bien chez le sujet qui travaille que chez le sujet au repos, mais surtout lorsque l'organisme épuisé édifie des tissus nouveaux et reconstitue ses éléments anatomiques. *La valeur nutritive du sucre résulte, en effet, non seulement de son aptitude à fournir de l'énergie directement et immédiatement utilisable, mais aussi de l'influence indirecte qu'il exerce sur l'assimilation des autres principes alimentaires pris concurremment, ainsi que sur le processus de la désassimilation.* Nous l'avons démontré en mettant en lumière le rôle d'épargne si accentué que joue le sucre.

M. Chauveau a comparé de même le sucre à la viande crue, l'aliment albuminoïde par excellence, et à l'amidon, celui des hydrocarbonés qui entre le plus couramment dans la constitution des rations.

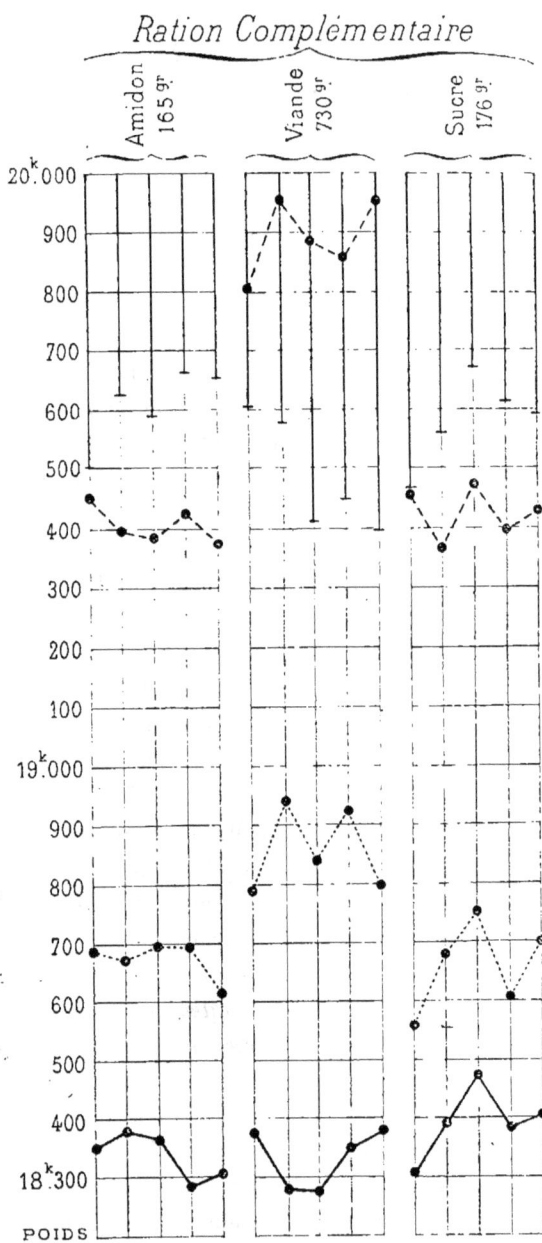

Fig. 16.

Le graphique précédent (fig .16) nous montre l'aptitude respective de ces divers principes à entretenir le sujet pendant le travail. La ration fondamentale était toujours de 500 grammes de viande. Chacune des trois rations complémentaires indiquées était donnée pendant cinq jours consécutifs. Dans les trois cas, l'identité du travail fut presque absolue. Les courbes supérieures sont celles des poids du sujet après le repas, les courbes pointillées celles des poids, sept heures et demie après le travail. Les courbes pleines, les plus intéressantes, donnent les poids dix-neuf heures et demie après le travail. Les ordonnées renforcées indiquent enfin les pertes de poids subies pendant le travail. Sans autres commentaires, on voit que l'animal s'est à peu près aussi bien entretenu avec chacune des trois rations complémentaires, mais que le sucre semble cependant avoir une légère supériorité sur l'amidon et sur la viande. Or, pour remplacer 730 grammes de viande, l'animal n'ingérait que 176 grammes de sucre !

Et maintenant que nous sommes fixés sur la valeur nutritive du saccharose, nous pouvons et devons conclure, avec M. Chauveau et M. Grandeau, que les pouvoirs publics et les consommateurs n'ont nullement raison de traiter le sucre comme un aliment de luxe et qu'il conviendrait, au contraire, de le mettre à la portée de toutes les bourses et d'en étendre considérablement l'usage. Tous ceux qui se seront bien pénétrés des faits et des idées que nous venons d'accumuler dans ce chapitre sentiront de suite ce qu'il y a d'irrationnel dans les mesures fiscales et les préjugés qui tendent à restreindre la consommation du sucre.

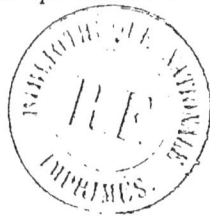

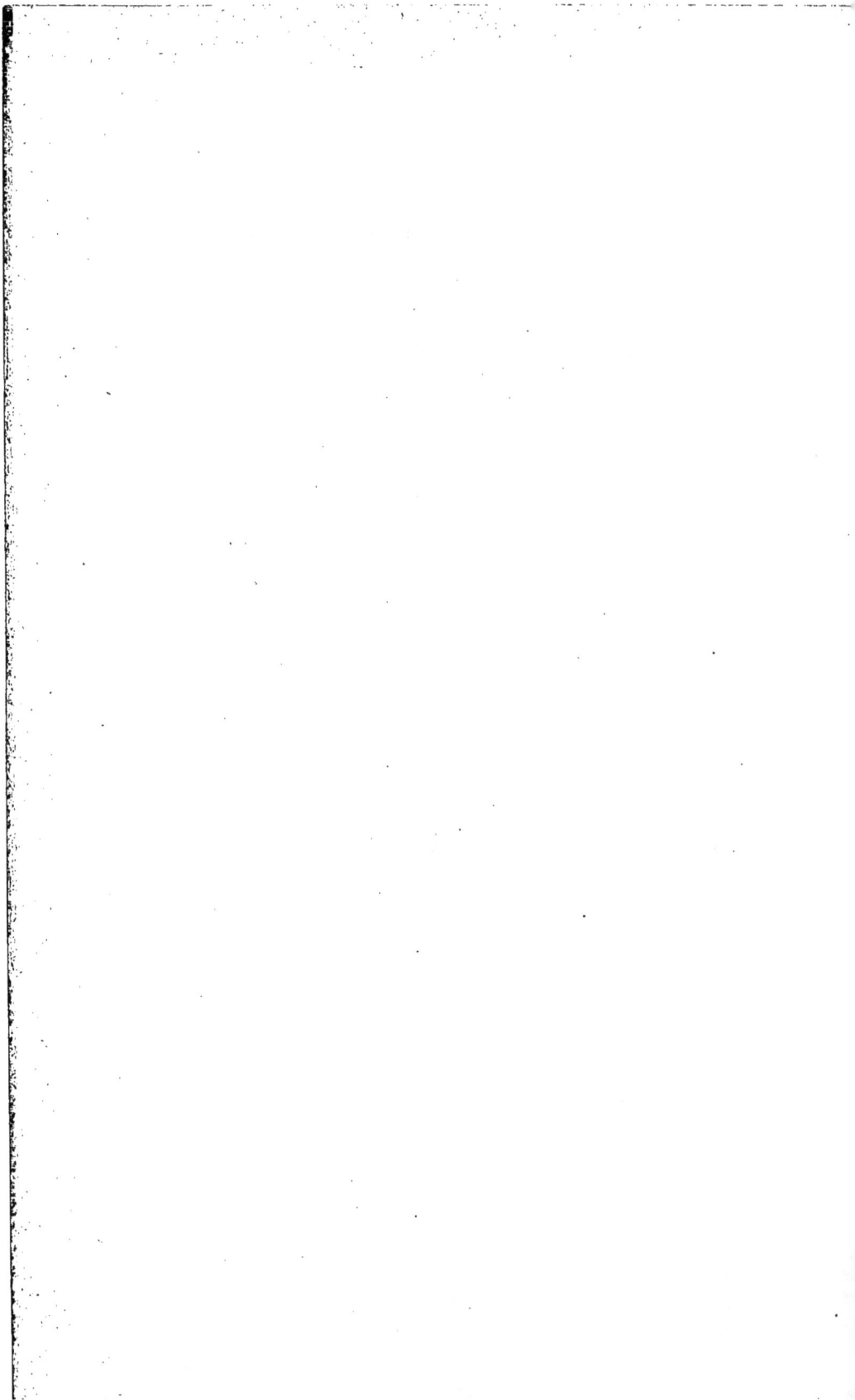

TABLE DES MATIÈRES

CHAPITRE III

SOURCES ET MODES DE FORMATION DES HYDRATES DE CARBONE DE L'ÉCO-
NOMIE ANIMALE. UTILISATION ET MODES D'UTILISATION PAR L'ORGANISME
DES DIVERSES MATIÈRES SUCRÉES.

CHAPITRE IV

DÉPENSE PAR L'ORGANISME DE SON SUCRE PHYSIOLOGIQUE. LES HYDROCAR-
BONÉS, SOURCE CHIMIQUE DE LA CHALEUR ANIMALE ET DE L'ÉNERGIE
MUSCULAIRE.

CHAPITRE V

CONSÉQUENCES PRATIQUES DES DONNÉES PHYSIOLOGIQUES PRÉCÉDENTES.
RÔLE DES ALIMENTS HYDROCARBONÉS. DE L'ACTION DU SUCRE DE CANNE
SUR L'ORGANISME ET DE SON UTILISATION DANS LA NUTRITION ANIMALE.

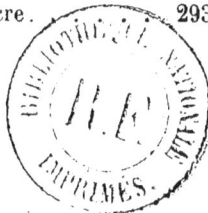

Nancy, imprimerie Berger-Levrault et Cⁱᵉ.

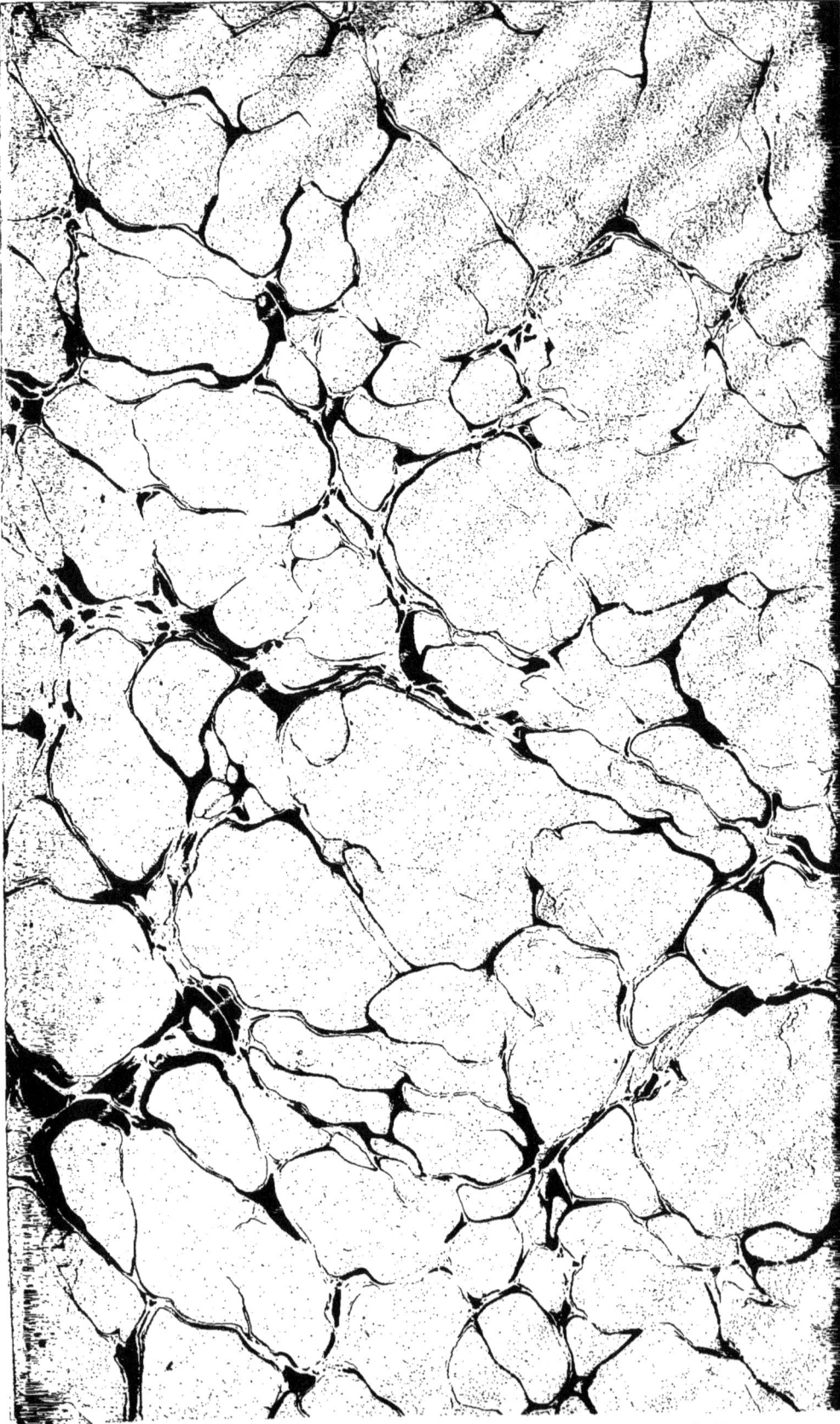

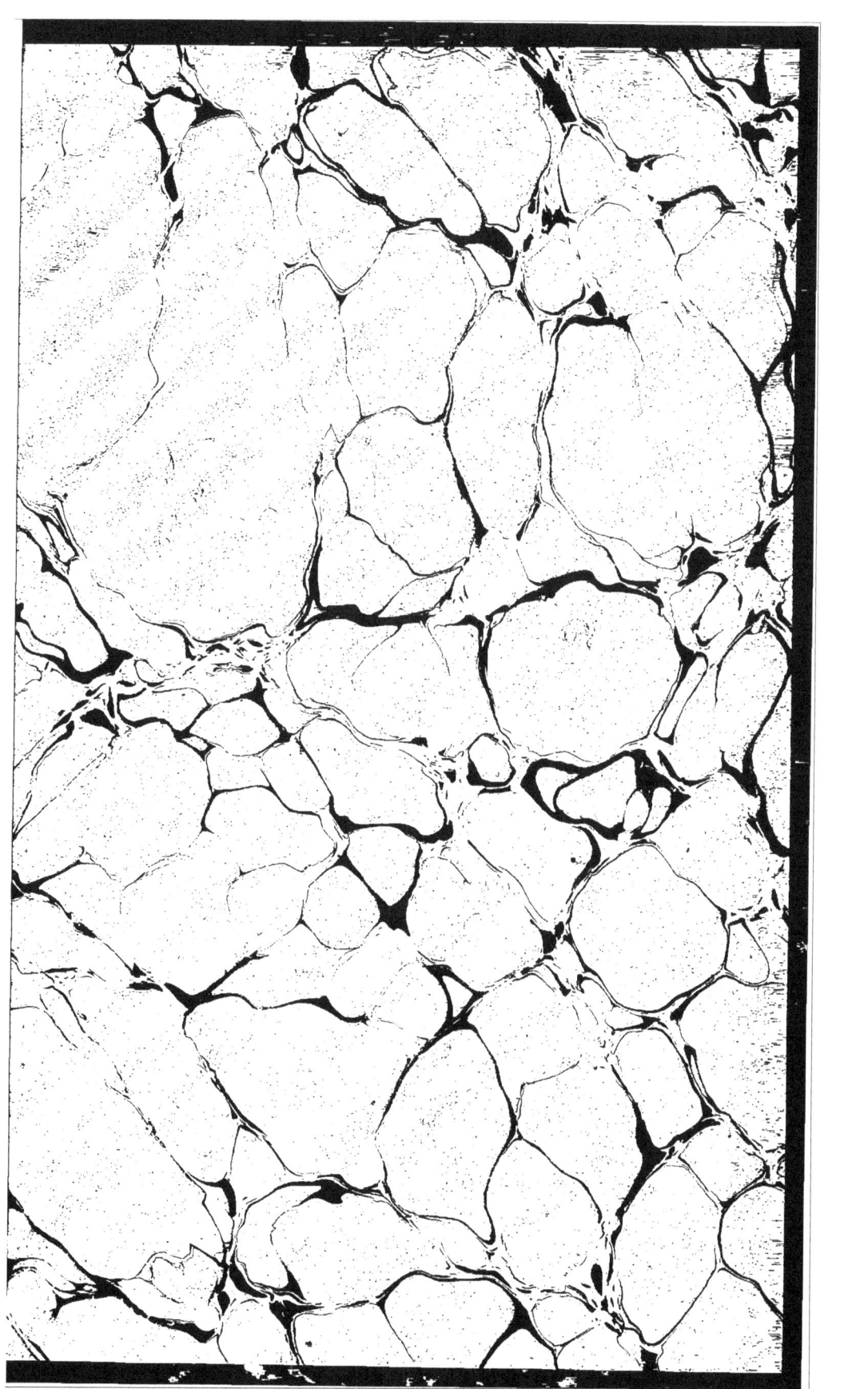